運動・からだ図解

新版

筋肉・関節・骨の動きとしくみ

オールカラー

早稲田大学
スポーツ科学学術院教授
村岡 功（監修）

マイナビ

はじめに

健康志向の高まりから、生活にスポーツを取り入れる人が増えています。高齢化社会を迎え、国も健康づくりのためにスポーツの習慣づけを奨励しています。スポーツに取り組もうという気運は、今後ますます高まっていくことでしょう。

これと並行して、スポーツに関する科学的知識の需要も高まってきています。プロ選手や大学・実業団のトップアスリートが、解剖学や生理学に裏づけられたトレーニングを実践していることは以前からよく知られていますが、中学・高校の部活動や市民スポーツ、さらには家庭での体操や軽運動にも、科学的な知識・理論が活用されつつあるようです。何かにつけ精神論ばかりが唱えられていた昔を思えば、まさに隔世の感があります。

しかし、一般の人々がスポーツ科学を体系的に学ぼうとしたとき、そのソースは期待するほど多くはありません。インターネット上の情報は膨大ですが玉石混淆ですし、一般書籍も満足できるものは数少ないのが現状です。

そこで、スポーツ科学を学ぶうえで必要となる基本知識を網羅した参考書の決定版を作ろう、だれもが容易に理解でき、関連する周辺情報も盛り込んだ実用的な書籍を作ろう……そんな思いから本書は企画されました。

身体運動の本質は筋と関節の動きです。そのため本書は、前半でこれらのメカニズムについて解剖学と生理学の視点で詳説し、後半で個々のパーツの動きが身体の運動にどう関係しているかを解説する、という構成にしました。いわば前半が基礎編、後半が応用編です。自らスポーツに取り組む方々はもちろん、理学療法士や作業療法士、柔道整復師、トレーナーや健康運動指導士など、スポーツ関連領域の資格取得を目指す皆さんにも、大いに参考になることでしょう。

本書がスポーツに携わる多くの方々の役に立つよう願ってやみません。

村岡　功

目　次

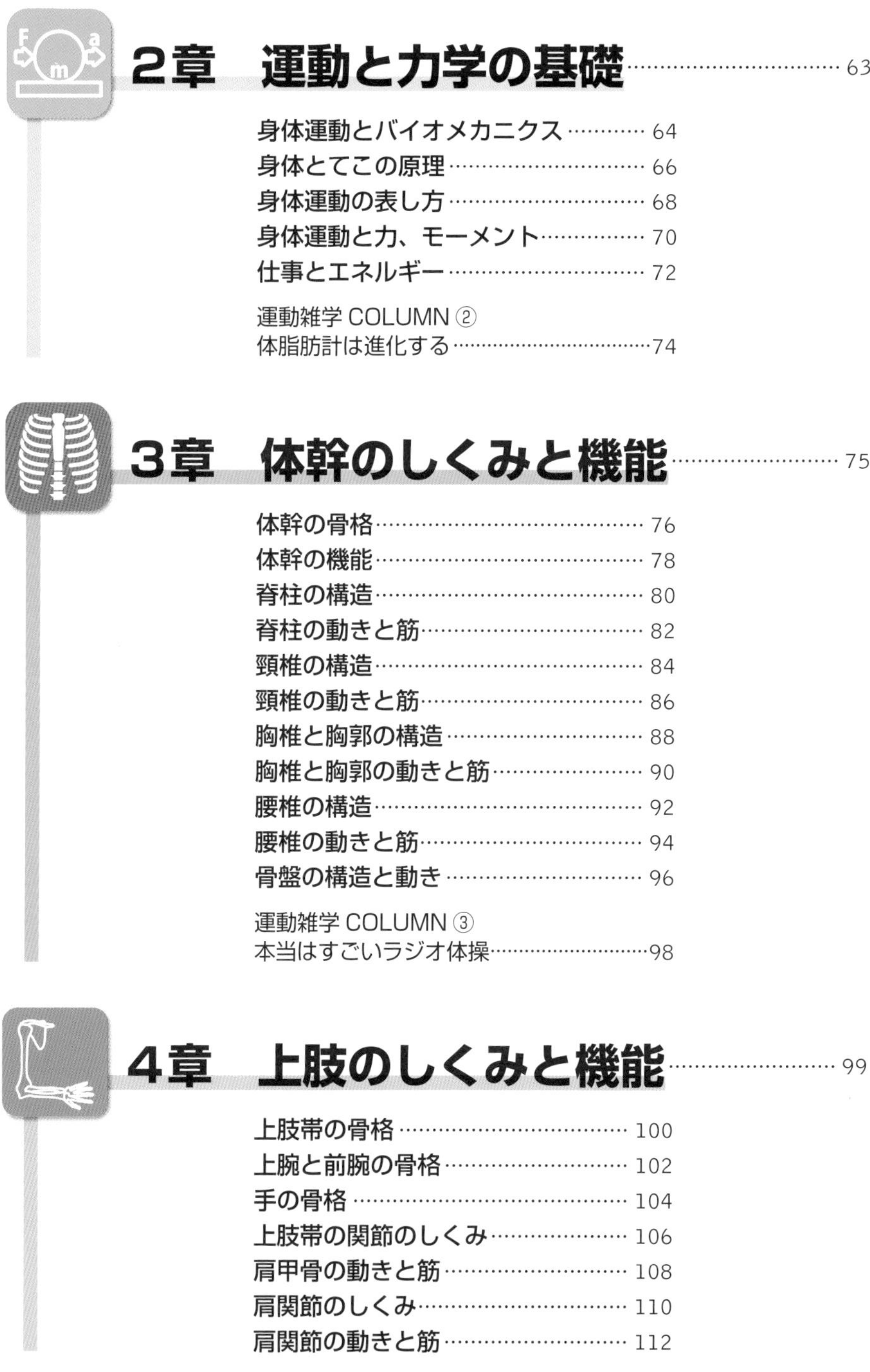

ヒトの骨格の概要

人体は大小の骨が連結して「骨格」という構造を形づくっています。骨格の主軸は「脊柱（せきちゅう）」で、26 個の椎骨（ついこつ）が連結して形成しています。

骨と骨の連結部分は「関節」といい、膝や肘など大きく動かすことができる関節は特に「可動連結」と呼ばれます。この関節の近くには筋肉（筋（きん））が付着しており、それが収縮することによって骨が動きます。

人体骨格の構造

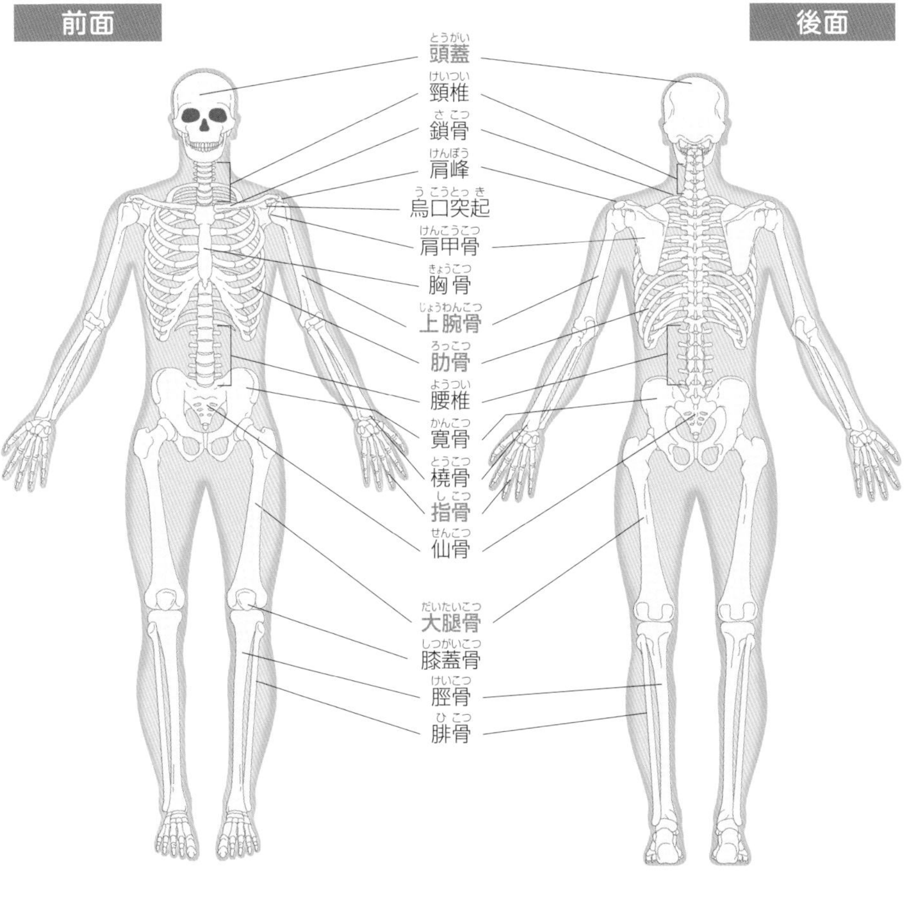

前面　　後面

頭蓋（とうがい）
頸椎（けいつい）
鎖骨（さこつ）
肩峰（けんぽう）
烏口突起（うこうとっき）
肩甲骨（けんこうこつ）
胸骨（きょうこつ）
上腕骨（じょうわんこつ）
肋骨（ろっこつ）
腰椎（ようつい）
寛骨（かんこつ）
橈骨（とうこつ）
指骨（しこつ）
仙骨（せんこつ）
大腿骨（だいたいこつ）
膝蓋骨（しつがいこつ）
脛骨（けいこつ）
腓骨（ひこつ）

ヒトの筋肉の概要

全身の筋肉

前面

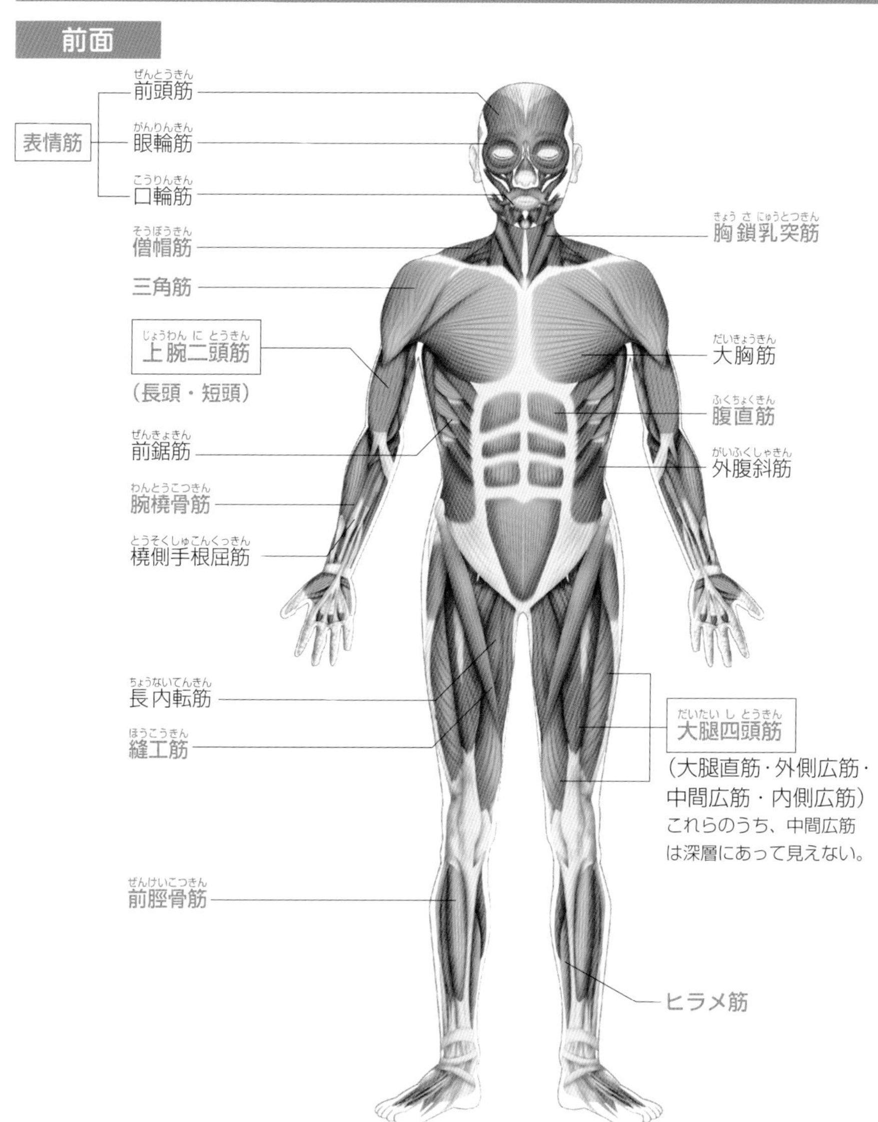

体の中で、動きが必要なところには必ず筋肉があります。筋肉は、組織学的には「横紋筋」と「平滑筋」に大別でき、機能的には意識して動かすことができる「随意筋」と意識的に動かすことができない「不随意筋」に分けられます。また、解剖学的には「骨格筋」、「心筋」、「平滑筋」の３つに分類されます。骨格筋と心筋はともに横紋筋ですが、骨格筋は運動神経にコントロールされる随意筋、心筋は自律神経に支配される不随意筋です。また、平滑筋は不随意筋で、内臓や血管壁などを形成します。

全身の筋肉

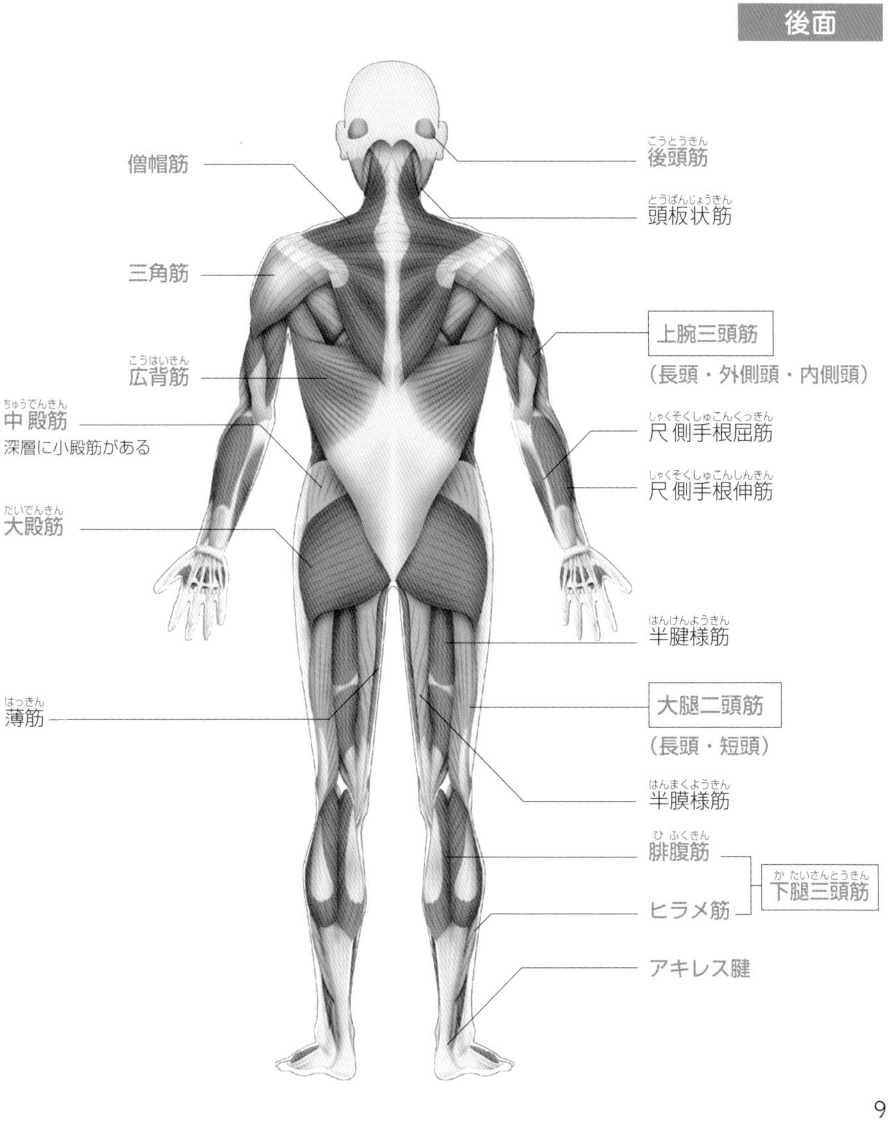

後面

僧帽筋
三角筋
広背筋
中殿筋
深層に小殿筋がある
大殿筋
薄筋
後頭筋
頭板状筋
上腕三頭筋
（長頭・外側頭・内側頭）
尺側手根屈筋
尺側手根伸筋
半腱様筋
大腿二頭筋
（長頭・短頭）
半膜様筋
腓腹筋
ヒラメ筋
下腿三頭筋
アキレス腱

本書の使い方

ポイント
ここで学習する内容のポイントをまとめています。

試験に出る語句
各種資格試験の出題率が高い語句をピックアップしています。

キーワード
本文の中で重要な用語や難しい用語を解説しています。

メモ
本文の用語をさらに詳しく解説しています。

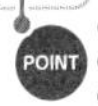

呼吸と運動

POINT
- ●酸素を取り入れ、二酸化炭素を排出する過程を呼吸という。
- ●呼吸器系は、肺、上気道、下気道から構成されている。
- ●運動すると酸素摂取量は上昇するが、一定時間後はプラトーになる。

酸素はエネルギーを得るための燃焼剤

生物は取り入れた栄養素を化学変化させてエネルギーを得ますが、その際には酸素が必要なので、外からどんどん取り入れなければなりません。一方、化学反応の過程では二酸化炭素が生成されますが、生命活動には不要なので、体外へ排出する必要があります。こうした、酸素と二酸化炭素の出し入れにかかる一連の過程を呼吸といいます。

呼吸に働く諸器官を呼吸器系といい、肺、上気道（鼻腔、咽頭、喉頭から成る）、下気道（気管と気管支から成る）で構成されています。肺は肺胞という微細な袋構造の集合体で、表面積は合計60～80㎡（人によっては100㎡）にもなります。肺胞への空気の出入りは、肺が収まる胸腔の内部の圧力変化に伴って起こりますが、これは横隔膜の上下運動や胸郭の拡大・縮小運動によります（呼吸運動）。

運動を行なうと呼吸は激しくなり心拍数も上がります。骨格筋がエネルギー源であるATPを多量に欲するため、ATPの合成に必要な酸素を次々に供給しなければならないからです。酸素摂取量（1分間に体内に摂取される酸素量）は運動に伴い上昇しますが、同じ強度の運動を一定時間続けると、それ以降はプラトーを示すことが知られています。これはその運動に必要な酸素供給が満たされたことを意味し、運動強度が高いほど、プラトーに達するまでの時間と酸素摂取量は大きくなります。しかしプラトーにおける酸素摂取量は、ある運動強度に達すると、それ以上に強度を上げても増加しなくなります。これを最大酸素摂取量といい、この量が得られる運動強度を最大強度といいます。

試験に出る語句

肺胞
呼吸細気管支末梢部の壁に連なる径0.1～0.2mmの袋状構造。表面を毛細血管が覆い、肺胞壁を通して酸素と二酸化炭素の交換が行なわれる。ブドウの房状に連なっており、肺全体では3～5億個ある。

キーワード

肺
肺胞の集合体。左右1対あり、右肺は左肺より10%ほど大きい。右肺は上葉、中葉、下葉の3つに分けられるが、左肺は上葉と下葉しかない。

横隔膜
胸腔と腹腔を区切る、ドーム形をした膜状の筋。胸郭外縁に起始し、中央部（腱中心）に停止する。

酸素摂取量
体内に取り込まれる1分当たりの酸素量。運動に伴い増加していくが、ある程度の時間が経過すると、一定値を維持するようになる。

メモ

二酸化炭素の生成
エネルギー代謝のうち、TCA回路系でATPを合成する際、反応の過程で酸素が使われ、二酸化炭素が生成される。

40

カラー図解イラスト
人体の部位やしくみをリアルで緻密なイラストで解説しています。

部位の解説
イラストで示した部位をより詳しく解説しています。

ワンポイント
用語やしくみをクローズアップし、より詳しく解説しています。

2種類のコラム

COLUMN
学習する内容の付随情報を紹介し、本文のより深い理解を促します。

Athletics Column
特に運動に関する知識を掘り下げて紹介しています。

呼吸器系の構造

身体のしくみと機能

上・中・下鼻甲介
鼻腔の外壁からせり出している。これらの構造により鼻腔内の粘膜の表面積が大きくなり、加温、加湿の効果を高めている。

鼻毛
鼻腔に生えている。入ってくる空気からちりやほこりを除去する。

上気道：鼻腔、咽頭、喉頭

喉頭蓋
口から食道に入る飲食物が、気管に入らないように喉頭にふたをする。

下気道：気管、気管支、細気管支

肋骨
肋間筋
心臓
胸膜：臓側胸膜、壁側胸膜
横隔膜

ワンポイント

最大酸素摂取量と最大強度
運動強度と酸素摂取量は比例関係にあるが、ある運動強度に達すると、強度をそれ以上に高めても、酸素摂取量は増加しなくなる。このときの酸素摂取量を最大酸素摂取量といい、この最大酸素摂取量が得られる運動強度を最大強度という。

Athletics Column
トレーニングと呼吸機能
呼吸機能はトレーニングによって向上する。最大酸素摂取量は、一般的な成人の場合、ややきつく感じる強度の運動を30分間×週2～3回×2～3カ月継続すると、明らかな向上が認められる。また、持久的トレーニングを一定期間続けた後は、同じ酸素摂取量を得るために必要な換気量が少なくなる。すなわち、肺の換気効率が高まったことになる。

41

1章

身体のしくみと機能

骨のしくみ
骨の形成
関節の結合組織
関節のしくみと種類
関節の可動性
筋のしくみ
骨格筋の機能と役割
筋収縮の様式
筋収縮とエネルギー
筋とトレーニング
神経系の構造
ニューロンとシナプス
中枢神経系
末梢神経系
呼吸と運動
換気とガス交換
血液
体循環と肺循環
心臓のしくみと働き
動脈系と静脈系
体温
栄養素
消化と吸収
エネルギー代謝
有酸素運動と無酸素運動

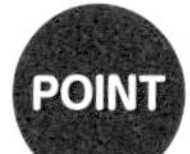

骨のしくみ

POINT
- 骨は緻密質と海綿質からなり、全体は骨膜で覆われている。
- 緻密質は骨単位と介在層板からなる硬い構造。
- 海綿質は骨梁（骨小柱）が入り組んだスポンジ状の構造。

骨の外側は硬く、内側は軟らかい

ヒトの身体を支えている骨格（こっかく）の主軸は、約30個の椎骨（ついこつ）から成る脊柱（せきちゅう）、すなわち背骨です。これに大小さまざまな骨（形状により長骨（ちょうこつ）、短骨（たんこつ）、扁平骨（へんぺいこつ）、不規則骨、含気骨（がんきこつ）、種子骨（しゅしこつ）などに分類される）が複雑に連結しています。

骨と骨の連結には可動連結（動かせる連結）と不動連結（動かせない連結）があります。関節は可動連結で、筋肉の収縮で動きます。これが身体運動のしくみの基本です。

骨を形成する骨組織は支持組織の一種で、細胞間質（かんしつ）にハイドロキシアパタイト（カルシウム化合物の一種）が沈着しているため、歯のエナメル質に次ぐ硬さがあります。全体的には2層構造で、緻密で硬い外側の層（緻密質（ちみつしつ））と、スポンジ状で軟らかい内側の層（海綿質（かいめんしつ））に分けられます。

緻密質は骨単位と介在層板（かいざいそうばん）から成ります。骨単位は円柱状の構造で、血管が通るハバース管と、その周囲を取り巻く骨層板（ハバース層板）で構成されています。

骨全体を外側から覆っているのが骨膜（こつまく）です。骨膜には血管が通っており、フォルクマン管を介して骨単位のハバース管とつながって、骨の内部に栄養を送り届けています。骨膜には神経も通っているため、骨折すると激しい痛みを伴います。骨膜は骨細胞をつくる役割も担っています。新しい骨が表層から生成されていくのはこのためです。

骨は身体の支持や運動、臓器の保護、カルシウム代謝といった役割を担うほか、造血（ぞうけつ）も行なっています。それは髄腔（ずいくう）と骨内層の海綿質で、複雑に入り組んだ骨梁（こつりょう）（骨小柱（こつしょうちゅう））と呼ばれる構造の間を満たす赤色骨髄で行なわれます。

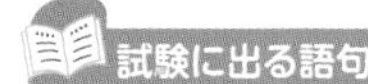

試験に出る語句

骨の総数
成人で約200個、新生児は約350個にもなる。

キーワード

可動連結
動かすことができる骨の連結。関節が該当する。

不動連結
動かすことができない骨の連結。骨性連結、軟骨性連結、線維性連結がある。

カルシウム代謝
骨はカルシウム（Ca）を貯蔵し、必要に応じて血液中に放出する。

造血
赤血球、白血球、血小板は骨髄で生成される。

骨の形態

不規則骨
不規則な形状の骨。
短骨
複数の骨から成る
立方体に近い骨。
長骨
棒状の長い骨。
含気骨
粘膜で覆われた
空洞が内部にある骨。
種子骨
腱の中に生じる小骨。
扁平骨
板状の骨。

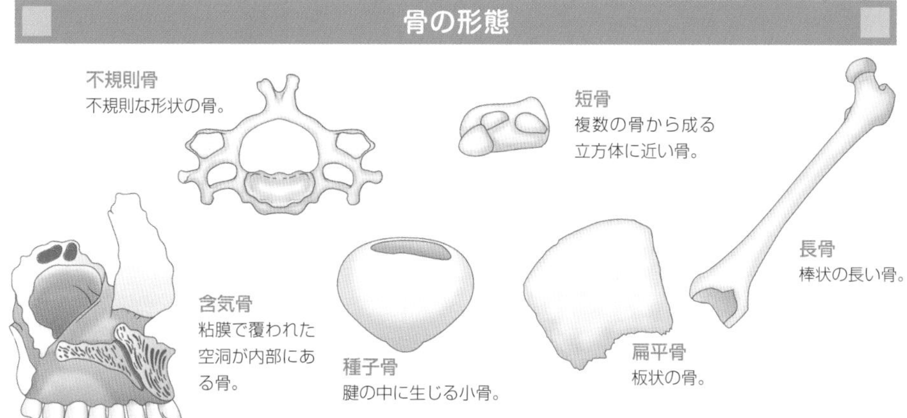

骨の構造

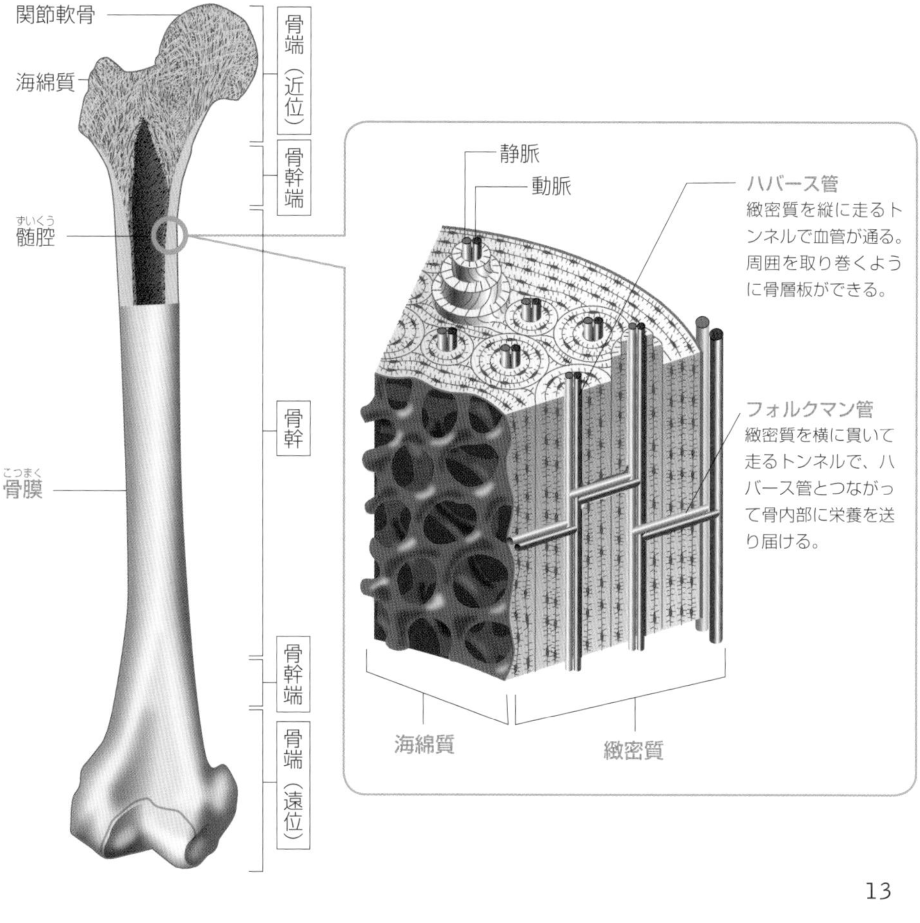

関節軟骨
海綿質
髄腔（ずいくう）
骨膜（こつまく）
骨端（近位）
骨幹端
骨幹
骨幹端
骨端（遠位）
静脈
動脈
ハバース管
緻密質を縦に走るトンネルで血管が通る。周囲を取り巻くように骨層板ができる。
フォルクマン管
緻密質を横に貫いて走るトンネルで、ハバース管とつながって骨内部に栄養を送り届ける。
海綿質
緻密質

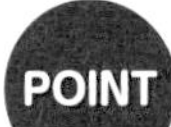

身体

骨の形成

POINT
- 骨の形成過程は膜内骨化と軟骨内骨化の２通り。
- 骨はリモデリングによって新陳代謝している。
- 幼児期に複数だった骨が成長過程で合体する場合がある。

骨ができるしくみは２通り

骨がつくられる場所は骨膜(こつまく)や長骨両端の骨端軟骨(こったんなんこつ)（X線写真では線状に写るため骨端線とも呼ばれる）ですが、それぞれにおける生成のしくみは大きく異なります。骨膜で進むのは膜内骨化(まくないこつか)で、骨膜内層の骨芽細胞(こつがさいぼう)が成長して骨組織に入り骨細胞になるという経過をたどります（膜内骨化でできた骨を付加骨(ふかこつ)という）。これは頭蓋や鎖骨などで顕著です。もう一つは長骨に見られる軟骨内骨化(なんこつないこつか)です。まず初めに軟骨芽細胞(なんこつがさいぼう)から軟骨組織が形成されますが、これはやがて破軟骨細胞(はなんこつさいぼう)によって破壊され、骨芽細胞と置き換わって骨組織が形成されます。これによって生成された骨を置換骨(ちかんこつ)といい、長骨の長軸方向に伸びていきます。

骨の新陳代謝とリモデリング

新しい骨が形成される一方、古くなった骨は破骨細胞(はこつさいぼう)によって破壊されます。すなわち新陳代謝が行なわれ、これを骨改築（リモデリング）と呼びます。古い骨に含まれていたカルシウムやリンなどは血液中に放出されますが、これによって、血中のカルシウム濃度などが調節されます。

連結する複数の骨は、後に合体することがあります。典型例は成人の寛骨で、幼児期に分かれていた腸骨、坐骨、恥骨の３つが一体化したものです。骨をつないでいた軟骨が成長過程で骨になったため（軟骨性連結(なんこつせいれんけつ)が骨性連結(こつせいれんけつ)に変化）です。骨の連結には、ほかに線維性連結(せんいせいれんけつ)（線維による連結）と滑膜性連結(かつまくせいれんけつ)（滑膜で包まれた袋で連結。関節が該当）があり、線維性連結も骨性連結に変化する場合があります。

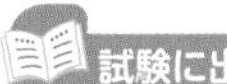

試験に出る語句

骨端軟骨
長骨の両端にある、骨幹端と骨端を仕切る軟骨の層。

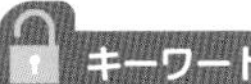

キーワード

膜内骨化
骨膜内層の骨芽細胞が成長、骨組織内で骨細胞化する。できた骨を付加骨という。

軟骨内骨化
軟骨芽細胞からつくられた軟骨細胞が破軟骨細胞に破壊され、骨芽細胞を経て骨細胞へと置き換わる。できた骨を置換骨という。

骨がつくられるしくみ

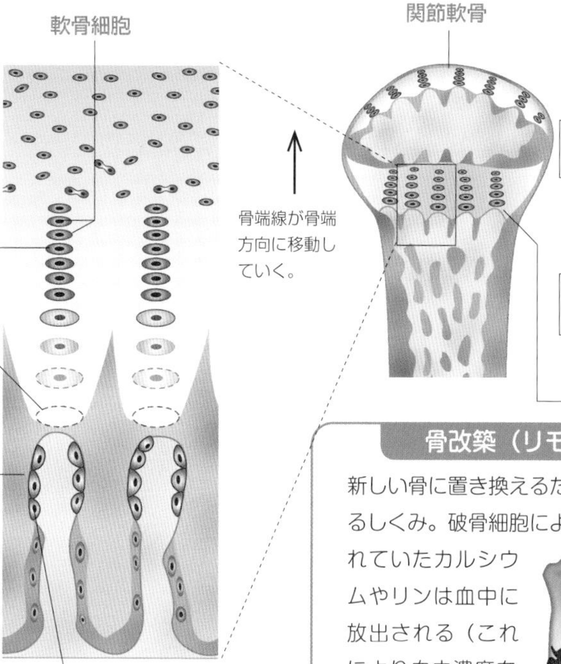

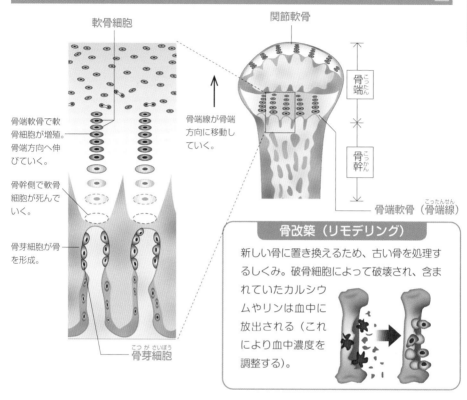

軟骨細胞

関節軟骨

骨端

骨幹

骨端軟骨で軟骨細胞が増殖。骨端方向へ伸びていく。

骨端線が骨端方向に移動していく。

骨幹側で軟骨細胞が死んでいく。

骨芽細胞が骨を形成。

骨端軟骨（骨端線）

骨芽細胞

骨改築（リモデリング）

新しい骨に置き換えるため、古い骨を処理するしくみ。破骨細胞によって破壊され、含まれていたカルシウムやリンは血中に放出される（これにより血中濃度を調整する）。

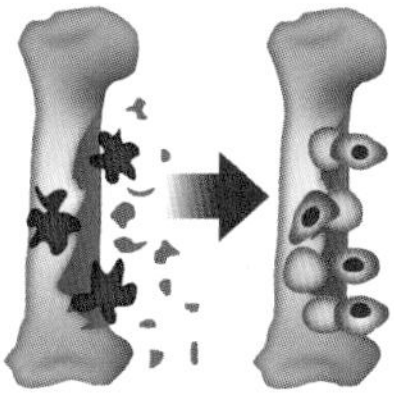

骨の連結

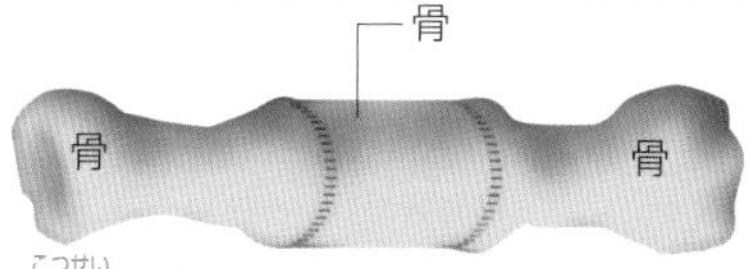

骨性連結

骨による骨同士の連結。不動連結。成人の寛骨が代表例。

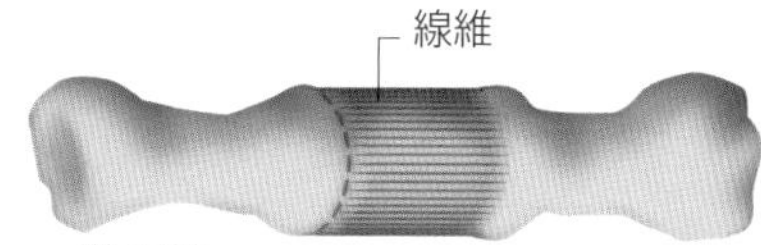

線維性連結

線維による骨同士の連結。不動連結。頭蓋の縫合が代表例。

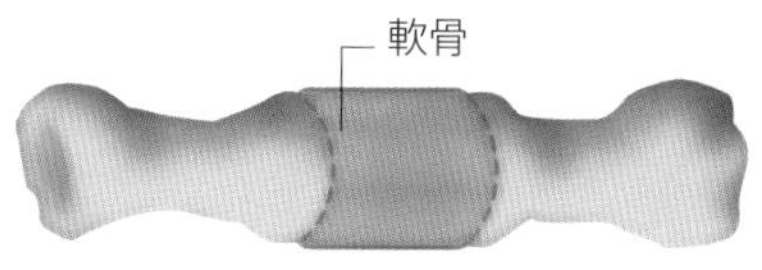

軟骨性連結

軟骨による骨同士の連結。不動連結。頭蓋底や恥骨の結合が代表例。

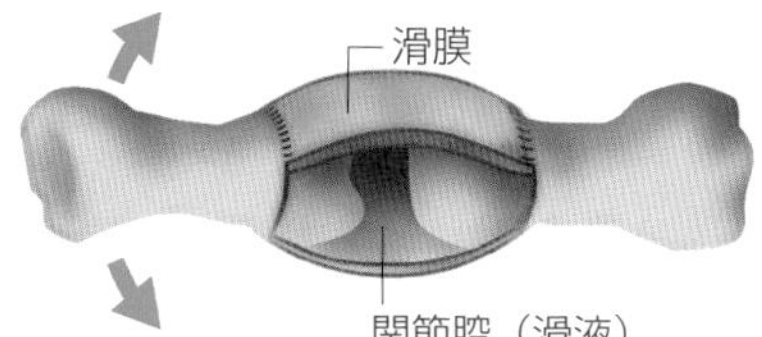

滑膜性連結

滑液を含んだ滑膜の袋による骨同士の連結。可動連結。関節はこれに該当する。

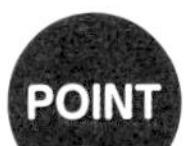

関節の結合組織

POINT
- 関節は滑液を内包した関節包で連結されている。
- 関節で相対する骨の面は凹凸の関係にある。
- 関節は靱帯や関節半月、関節円板によって補強されている。

滑液が入った袋で連結

骨の可動連結である**関節**は、連結部を滑膜の袋（**関節包**）が覆っている**滑膜性連結**です。関節包の内部（**関節腔**）は、**滑膜**（関節包内層）から分泌された滑液で満たされ、スムーズな動きが得られるしくみになっています。

また、関節包の外層は、丈夫な**線維膜**からできています。線維膜は骨質に食い込むように連結している**シャーピー線維**に連なり、骨にしっかりと固定されています。

関節で相対する骨面は凹凸の関係にあります。凸側を**関節頭**、凹側を**関節窩**といい、双方の接触面（**関節面**）は、表面が滑らかな軟骨によって覆われています。これは**硝子軟骨**あるいは**関節軟骨**と呼ばれます。

関節をさらに強化するつくり

関節を形成する２本の骨は、可動性を得るため、直接連結していないので、常に脱臼のリスクを内包しています。これを防止しているのが結合組織でできた**靱帯**で、関節包を外側から補強しています。なかには関節腔の内側から補強することで、連結をさらに強化している靱帯もあります。これを**関節内靱帯**といい、股関節の大腿骨頭靱帯、膝関節の膝十字靱帯が代表的な例として知られています。

膝関節や顎関節、胸鎖関節などでは、関節腔の内部に板状の構造が見られます。これも関節の適合性を高めているつくりで、中央の隙間で関節内靱帯を通しているものを**関節半月**、関節腔内部を完全に仕切っているものを**関節円板**と呼びます。どちらも“素材”は線維軟骨です。

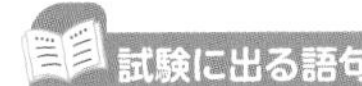

関節包
関節を包む滑膜の袋。内部は滑液で満たされる。

シャーピー線維
骨質内に食い込むように連結している線維。

硝子軟骨
骨の関節面を覆う滑らかな軟骨。関節軟骨ともいう。

靱帯
関節を補強する結合組織の帯。関節包を外側から補強するものと、内部から補強するものがある。

関節頭・関節窩
関節頭は凸側の関節面。関節窩は凹側の関節面。

関節半月・関節円板
関節内部にあって適合性を高めている板状の軟骨。

滑膜性連結のしくみ

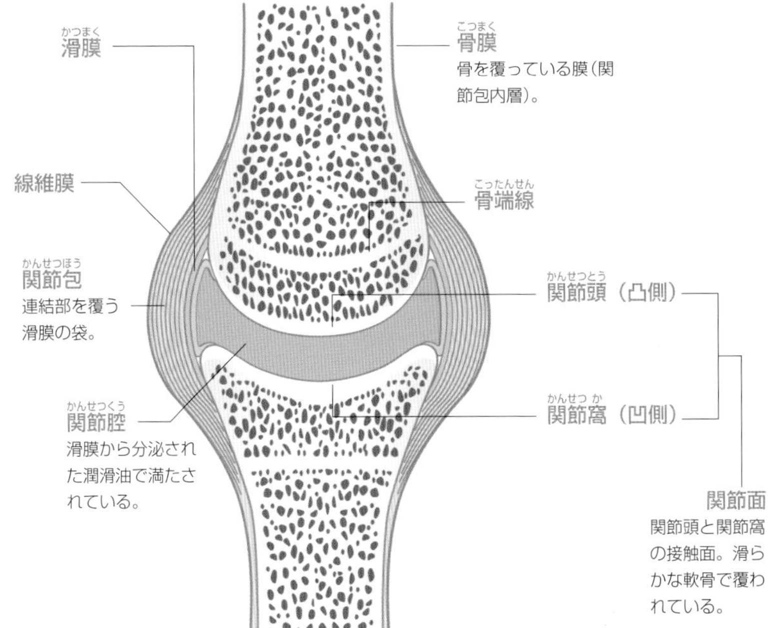
かつまく
滑膜
こつまく
骨膜
骨を覆っている膜（関節包内層）。
線維膜
こったんせん
骨端線
かんせつほう
関節包
連結部を覆う滑膜の袋。
かんせつとう
関節頭（凸側）
かんせつくう
関節腔
滑膜から分泌された潤滑油で満たされている。
かんせつ か
関節窩（凹側）
関節面
関節頭と関節窩の接触面。滑らかな軟骨で覆われている。

関節の構造

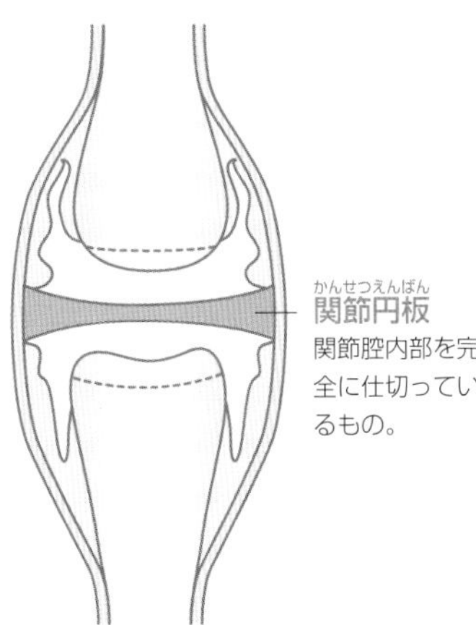
関節円板を持つ型
かんせつえんばん
関節円板
関節腔内部を完全に仕切っているもの。

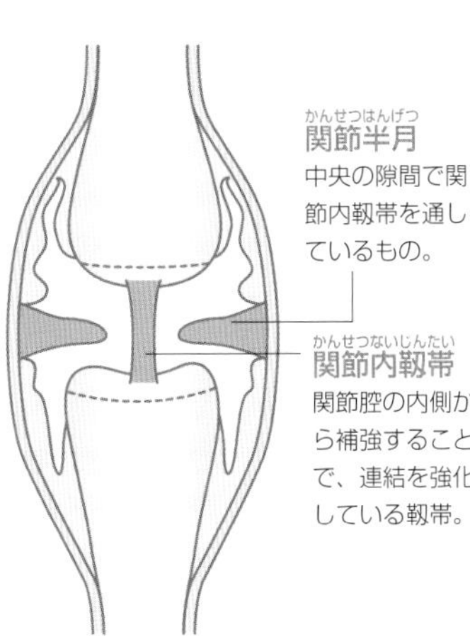
関節内靭帯や関節半月を持つ型
かんせつはんげつ
関節半月
中央の隙間で関節内靭帯を通しているもの。
かんせつないじんたい
関節内靭帯
関節腔の内側から補強することで、連結を強化している靭帯。

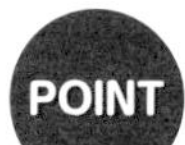

身体 関節のしくみと種類

POINT
- 関節はその形状によって主に6種類に分けられる。
- 基本形にバリエーションを考慮した分類もある。
- 関節が動く際には、関節包内でも構成運動が起こる。

関節面の形状によって多様に分類

関節で相対する骨面は凸（関節頭）と凹（関節窩）の関係にありますが、その形状から次の6種類に分けられます。

球関節：関節頭が球状、関節窩が椀形になっている関節。運動域が大きく、回転運動もできる。肩関節など。

蝶番関節：関節頭が円柱、関節窩がハーフパイプ形の蝶番状の関節。運動方向は限られる。肘の腕尺関節など。

双顆関節：関節頭が対になった関節で、関節窩が浅く、揺りかごのような動きをする。顎関節、膝関節など。

楕円関節：球関節に似ているが、関節頭が楕円形のため、運動は縦横だけで回旋はできない。手関節など。

鞍関節：相対する骨面がともに馬の鞍のような形をしている関節。運動性は比較的高い。母指の手根中関節など。

車軸関節：関節頭側の骨を主軸に、関節窩側の骨が回旋する関節。正中環軸関節、上・下橈尺関節など。

上記のうち、球関節で関節窩が深くなっているものを臼状関節（運動性はやや低い。股関節など）、蝶番関節の変形で螺旋状に運動するものを螺旋関節と呼ぶ場合もあります。また、運動性に乏しい平面関節（関節面が平面で、ずれ程度の動きしかできない。椎間関節、手根間関節など）と半関節（関節面の凹凸が小さく、関節包と靱帯で強く連結される。仙腸関節など）を分類に加えることもあります。

関節が運動する際、関節面も関節包内で小さく動きます。これを構成運動といい、滑り、転がり、軸回旋の複合運動になります。このほか、外部的な力による関節の遊びと呼ばれる動きもあります（前述の3つに牽引と圧迫が加わる）。

キーワード

臼状関節
球関節の一種。関節窩が深く、運動性がやや小さい。

螺旋関節
蝶番関節の変形バージョン。螺旋のような動きをする。

平面関節
関節面が平面の関節。ずれ程度の動きしかできない。

半関節
平面関節に似ているが、関節面に小さな凹凸がある。

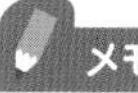

メモ

構成運動
関節が運動する際に関節包内で起こる関節面の相対運動。滑り、転がり、軸回旋の組み合わせ。

関節の遊び
外部から力を加えたときに関節包内で起こる動き。牽引（離間とも）、圧迫、滑り、転がり、軸回旋の5つ。

関節の種類

球関節 関節頭が球形、関節窩が椀形。運動域が大きい。肩関節など。	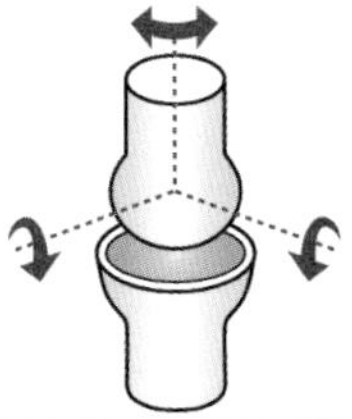	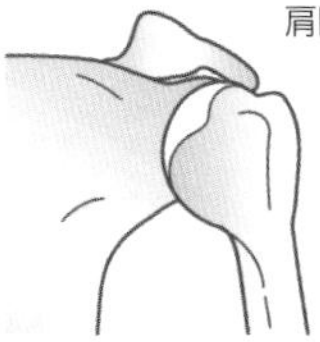 肩関節など
蝶番関節 蝶番状の関節。運動域は比較的大きいが、方向は限定。	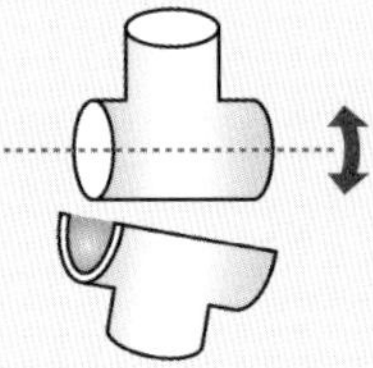	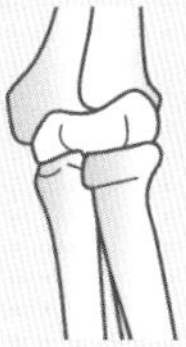 腕尺関節など
双顆関節 対になった関節頭を持つ、揺りかごのような動きの関節。	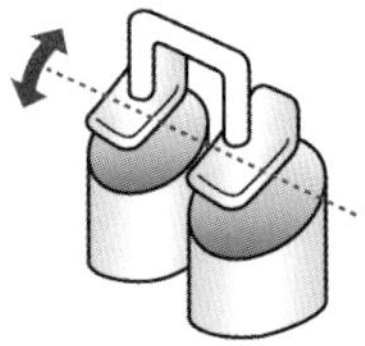	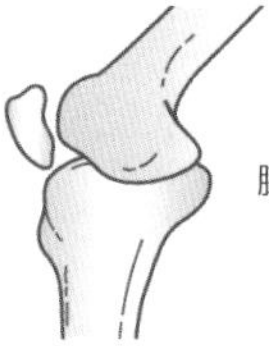 膝関節など
楕円関節 関節頭が楕円形をした球関節の変形。運動は縦と横のみ。	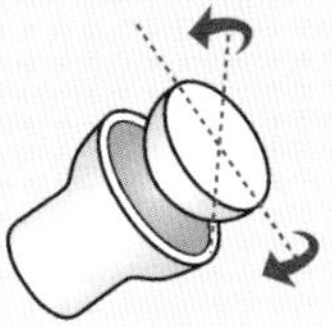	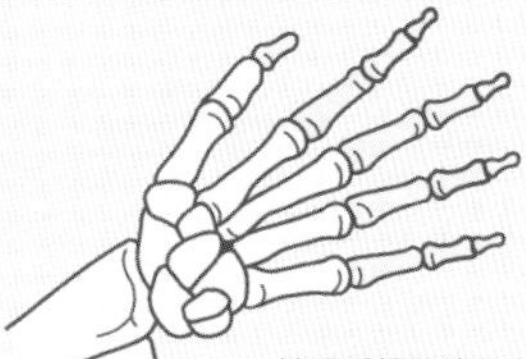 橈骨手根関節など
鞍関節 双方の骨面が馬の鞍のような形状をした関節。	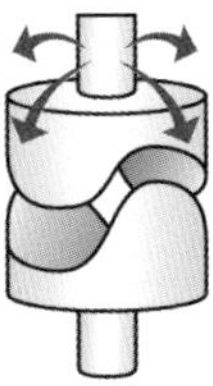	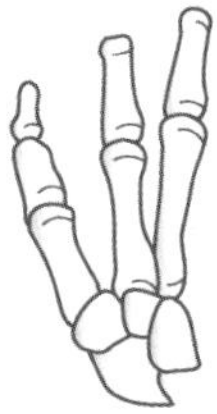 母指の手根中手関節など
車軸関節 一方の骨を主軸に、もう一方が回旋して動く関節。	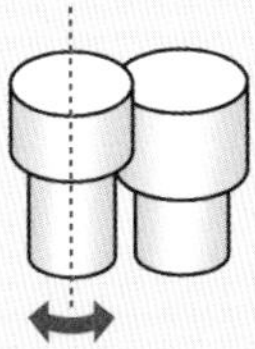	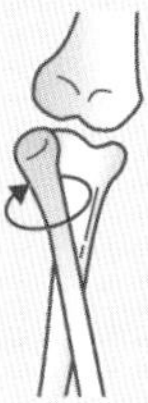 上橈尺関節など

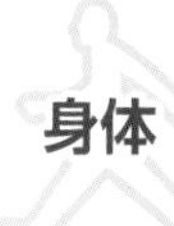

身体

関節の可動性

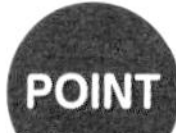

- 関節は運動軸の数で３種類に分けられる。
- 関節を動かせる範囲を関節可動域という。
- 関節可動域は角度で表されるが絶対的な数値ではない。

関節は運動軸の数で３つに分類される

関節は、その運動軸の数によっても分類されます。運動軸は垂直軸、矢状—水平軸、前額—水平軸の３つがあります（P.68参照）が、どの方向に動かせるかによって、一軸性関節、二軸性関節、多軸性関節の３種類に分類されます。一軸性関節は１つの方向にのみ動かせる関節で、蝶番関節や車軸関節がこれに該当します（代表例は指節間関節）。二軸性関節は２方向に動かせる関節で、楕円関節や鞍関節など（代表例は手関節）。多軸性関節は３方向すべての運動が可能な関節で、球関節が典型です（肩関節など）。平面関節もこれに含めて考えることがあります。

関節可動域は角度で表す

関節を動かすことができる範囲を関節可動域といい、角度で計測・表示します。基準は正面を向いて立って腕を下ろし、手のひらを体側に向け、両つま先をそろえて前に向けた姿勢（機能的基本肢位）で、これを0°として、運動の方向（屈曲、伸展、外転、内転、外旋、内旋、水平屈曲、水平伸展など。P.68参照）ごとに表します。関節可動域が最も大きいのは球関節で、特に肩関節は前方の挙上（屈曲）と側方の挙上（外転）がともに最大180°、前方水平内側のひねり（水平屈曲）が最大135°を示すなど、内転を除く全方向に大きな可動域を持っています。

ただし、関節可動域は関節の種類（構造）だけでなく、筋や腱、靱帯などの状態、さらに年齢、性別、肥満度も影響し、個人差も大きいため、絶対的な値ではありません。

試験に出る語句

運動軸
運動の基準となる軸。垂直軸、矢状—水平軸、前額—水平軸の３つがある。

一軸性関節
１つの方向にしか動かせない関節。指節間関節など。

二軸性関節
２つの方向に動かせる関節。手関節など。

多軸性関節
３方向すべてに動かせる関節。肩関節など。

関節可動域
関節を動かせる範囲。解剖学的正位を基準に角度で表す。

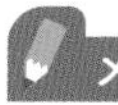

メモ

機能的基本肢位
身体運動を表す際の基準姿勢。正面を向いて直立、両腕は下ろし、手掌は体側に向け、つま先はそろえて前に向ける。

関節可動域

屈曲・伸展

屈曲：上腕の前方挙上。
0～180°
伸展：上腕の後方挙上。
0～50°

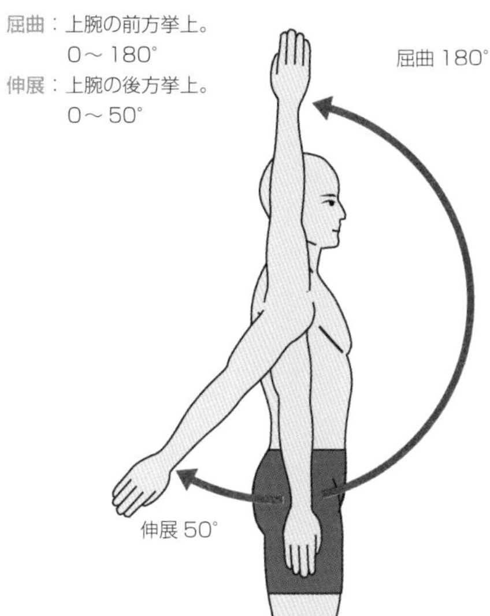

外転・内転

外転：上腕の側方挙上。0～180°
内転：上腕を正中線に近づける動き。0°

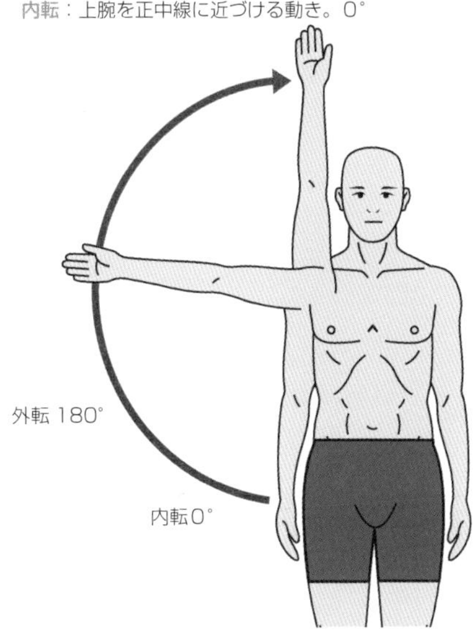

外旋・内旋

外旋：上腕を外側にねじる動き。0～60°
内旋：上腕を内側にねじる動き。0～80°

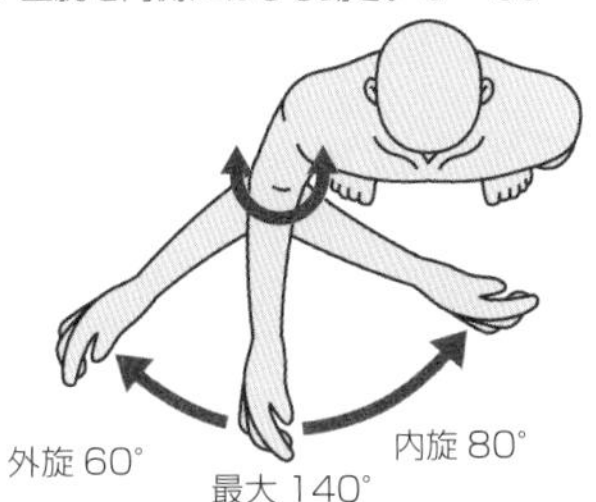

正面から見た図

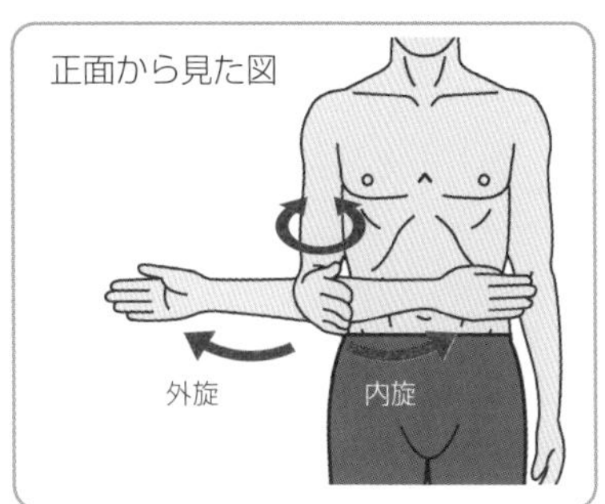

水平屈曲・水平伸展

水平屈曲：肩関節を 90°屈曲した状態から上肢を前方に動かす。0～135°
水平伸展：肩関節を 90°屈曲させた状態で上腕を後方に動かす。0～30°

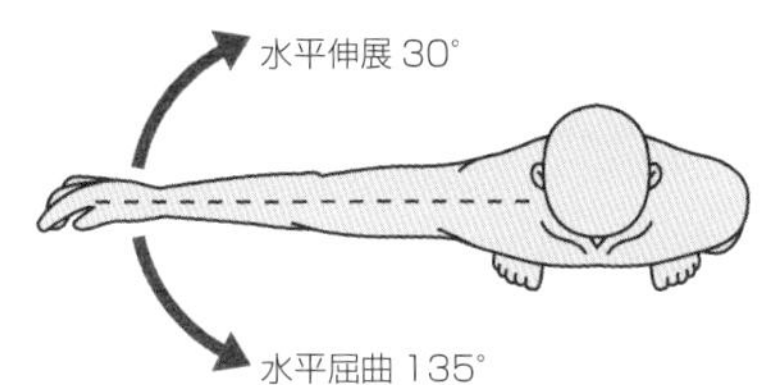

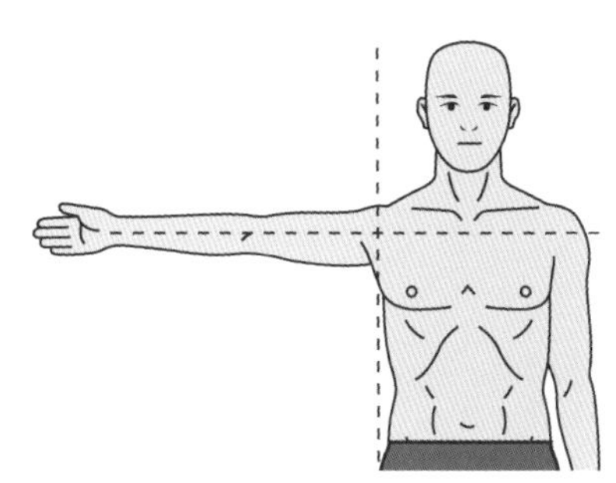

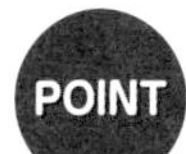
身体

筋のしくみ

POINT
- 筋は組織の違いによって、横紋筋と平滑筋に分けられる。
- 筋は意識的に動かせるか否かで、随意筋と不随意筋に分けられる。
- 筋は形状・形態によっても多様に分類できる。

筋は組織の違い、随意性で2つに大別される

筋はいわば「人体の駆動装置」といえる器官で、動きが必要な部位には必ず存在します。形づくる筋組織は収縮・伸展能力を持ち、これによりさまざまな動きを発現します。

筋は筋組織の違いにより横紋筋と平滑筋に大別できます。横紋筋は筋フィラメントの規則的な配列に起因する横縞模様が視認できる筋で、骨に付着して関節を動かす骨格筋や、心臓を形成する心筋がこれに該当します。一方、平滑筋は紡錘形をした筋細胞の集合体で、横縞は見られません。内臓や血管壁などの器官を形成しています。

筋は意識的に動かせるか否かにより、随意筋と不随意筋にも分けられます。骨格筋は随意筋ですが（運動神経に支配される）、心筋や内臓筋は意思を反映できないので不随意筋です（自律神経に支配される）。

筋はその姿形もいろいろある

筋は形状・形態によっても次のように分類できます。

紡錘状筋：両端が細くて中央部が太い形状をした筋。
羽状筋：中央部の腱に向かって筋線維が斜めに走る筋。
半羽状筋：羽状筋の変形で、筋線維が片側しかない。
多羽状筋：複数の羽状筋によって形成されている筋。
二頭筋：筋頭が2つに分かれている筋。
多腹筋：複数の腱によって分画されている筋。
鋸筋：ノコギリの歯のような形状をした筋。
板状筋：板状の筋。
方形筋：四角形をした筋。

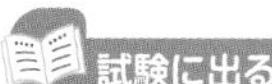
試験に出る語句

横紋筋
筋フィラメントの規則的配列による横縞が見られる筋。筋細胞が線維状に一体化している。骨格筋や心筋など。

平滑筋
紡錘形をした筋細胞が集まって形成されている筋。横縞は見られない。内臓筋など。

心筋
心臓壁の筋。横紋筋だが不随意筋で、収縮・伸展を同時に行なうため、筋線維同士をつなぐ構造（介在板）を備える。

随意筋
収縮・伸展を意識的に行なえる筋。運動神経に支配される。骨格筋など。

不随意筋
収縮・伸展に意思を反映できない筋。自律神経に支配される。心筋や内臓筋など。

メモ

筋組織
2種類の筋フィラメント（ミオシンフィラメントとアクチンフィラメント）から成る筋原線維が、束になって融合、形成された線維状の細胞（筋線維あるいは筋細胞）によって構成されている組織。

筋の形状による分類

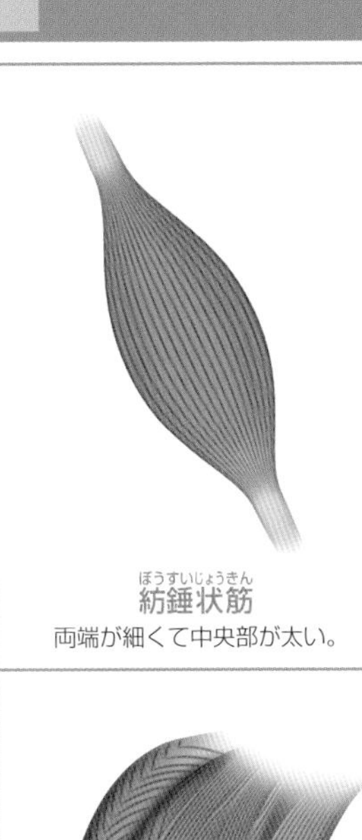

紡錘状筋
両端が細くて中央部が太い。

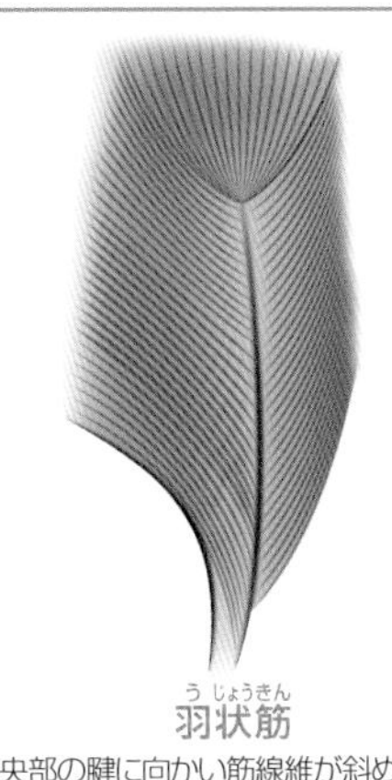

羽状筋
中央部の腱に向かい筋線維が斜めに走る。

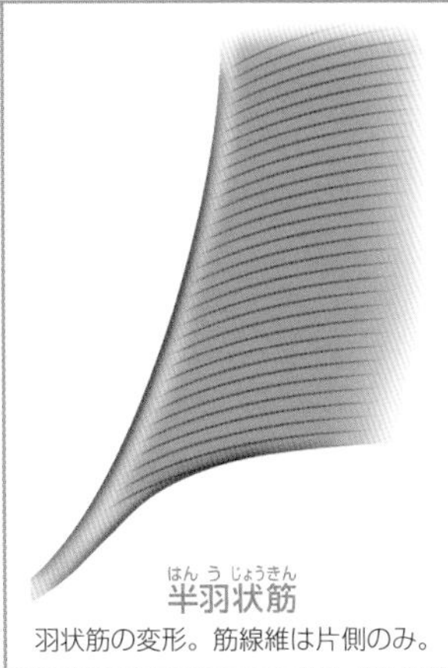

半羽状筋
羽状筋の変形。筋線維は片側のみ。

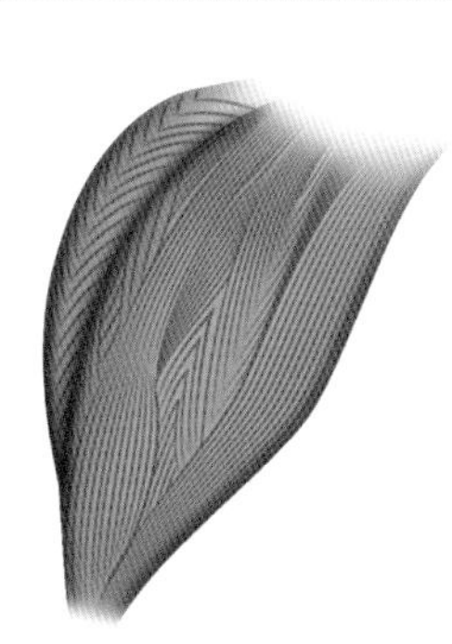

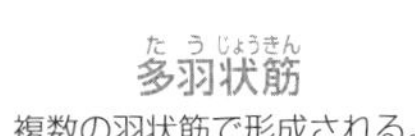

多羽状筋
複数の羽状筋で形成される。

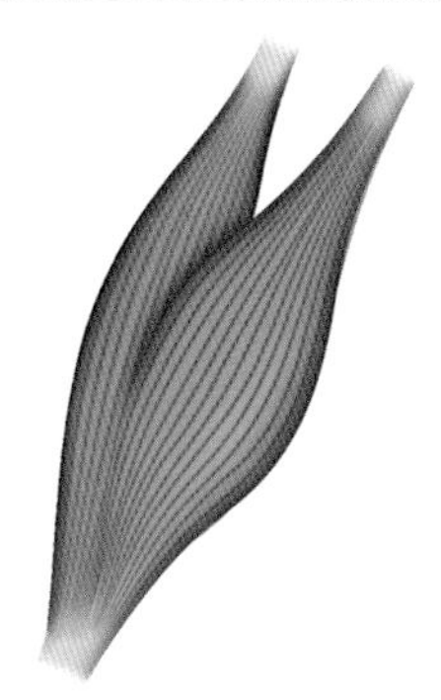

二頭筋
筋頭が2つに分かれている。

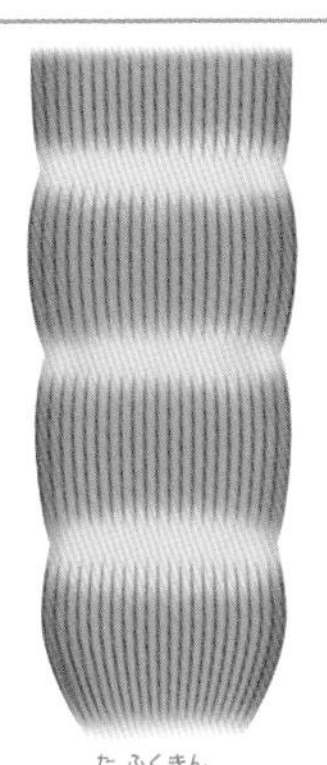

多腹筋
複数の腱によって分画される。

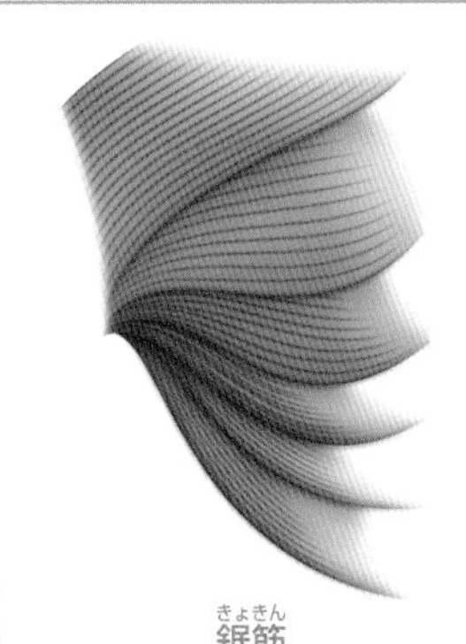

鋸筋
ノコギリの歯のような
形状をしている筋。

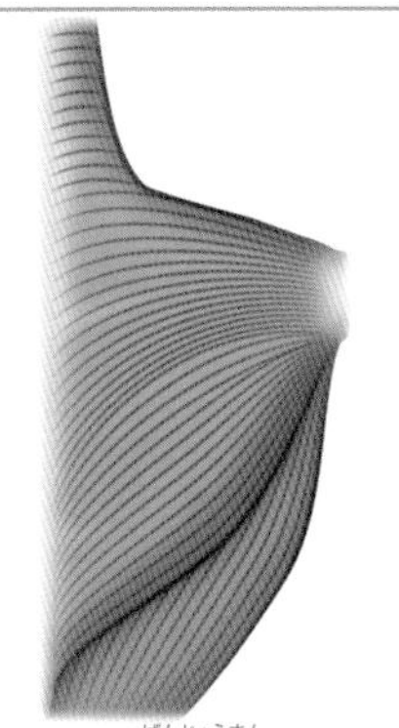

板状筋
板状の筋。

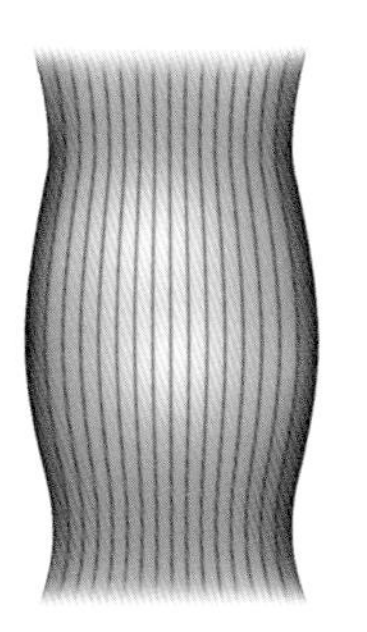

方形筋
四角形をした筋。

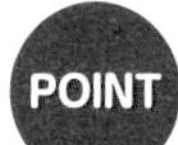

身体 骨格筋の機能と役割

POINT
- 骨格筋の付着部位を起始、停止と呼ぶ。
- 骨格筋は筋頭、筋尾、筋腹に分けられる。
- 関節を動かす筋は動筋、その補助に働く筋は協力筋という。

起始・停止、筋頭・筋腹・筋尾

骨格筋は関節の駆動装置として重要です。関節を構成する2つの骨に関節をまたいで付着し（付着部位を腱という）、収縮・伸展して運動を発現しています。このとき、関節には相対的に動きの大小が生じますが、動きが大きい側の付着部位を起始、小さい側のそれを停止と呼びます。ただし、運動は相対的で大小の差が明瞭でない場合も多いため、一般的には体幹に近い側を起始、遠い側を停止としています。

筋の起始側は筋頭、停止側は筋尾、その間は筋腹といいます。筋頭は1つとは限らず、複数ある場合も多く（複数の部位に起始する）、その数によって二頭筋、三頭筋、四頭筋と分類します。また筋腹が複数ある筋もあり（中間腱で分画されている）、二腹筋、多腹筋などと呼びます。

1つの関節には複数の筋が働く

1つの関節には、通常、複数の骨格筋が付着しています。関節を伸ばした状態から曲げるとき、曲げ方向にある筋肉は縮み、反対側の筋肉は伸びます。前者を屈筋、後者を伸筋と呼びます（元に戻るときは屈筋が伸び、伸筋が縮む）。また、ある運動を発現する筋を動筋といいますが、別の筋も共同または補助的に働く場合があります。これを協力筋（共同筋）といいます（反対に作用する筋は拮抗筋という）。

1つの骨格筋は1つの関節だけに働くとは限らず、複数の関節にまたがって働く場合もあります。前者を単関節筋、後者を多関節筋といいます。さらに、運動時に関節の動きではなく、固定と安定に働く筋もあります（固定筋）。

腱
筋と骨を連結する結合組織。強靭性と高い弾力性を持つ。

動筋
関節運動を発現する際に主要な働きをする筋。

協力筋（共同筋）
動筋と一緒に（あるいは補助的に）働く筋。例えば肘関節では、上腕筋と上腕二頭筋が協力筋の関係にある。

拮抗筋
1つの運動において逆の作用をする筋肉。上腕筋と上腕二頭筋から見た場合、上腕三頭筋は拮抗筋にあたる。

固定筋
安定筋ともいう。ある運動において、関節を固定して安定を保つために働く筋。例えばアームカールでは、三角筋や僧帽筋が固定筋として働き、肩関節を安定化させている。

メモ

二頭筋、三頭筋、四頭筋の例
上腕二頭筋、上腕三頭筋、大腿四頭筋。

二腹筋、多腹筋の例
二腹筋の代表例は顎二腹筋。多腹筋の代表例は腹直筋。

骨格筋の起始と停止

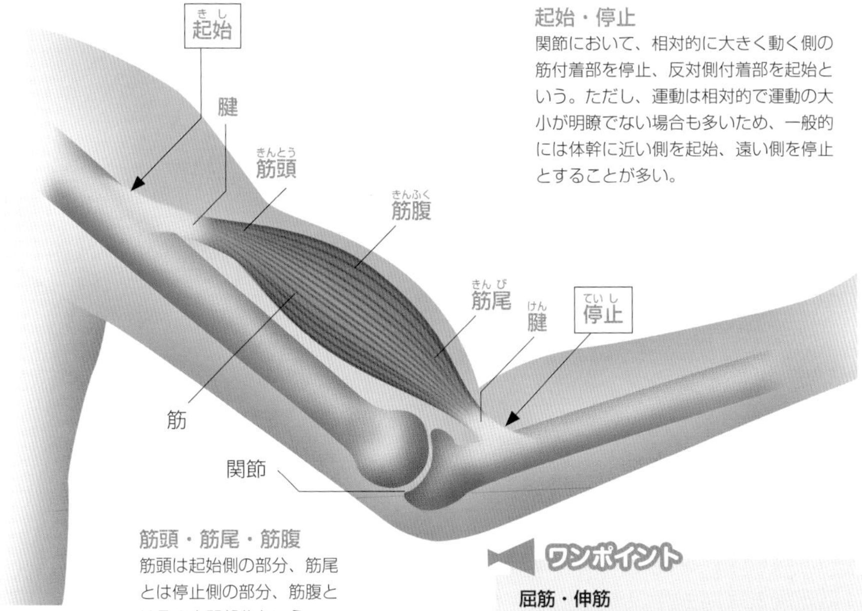

起始

腱

筋頭

筋腹

筋尾

腱

停止

筋

関節

起始・停止

関節において、相対的に大きく動く側の筋付着部を停止、反対側付着部を起始という。ただし、運動は相対的で運動の大小が明瞭でない場合も多いため、一般的には体幹に近い側を起始、遠い側を停止とすることが多い。

筋頭・筋尾・筋腹

筋頭は起始側の部分、筋尾とは停止側の部分、筋腹とはその中間部分をいう。

ワンポイント

屈筋・伸筋

1つの関節運動を発現する際、収縮する筋を屈筋、伸展する筋を伸筋と呼ぶ。元の状態に戻る際には、屈筋が伸展し、伸筋が収縮する。

複数の筋頭・筋腹を持つ筋肉

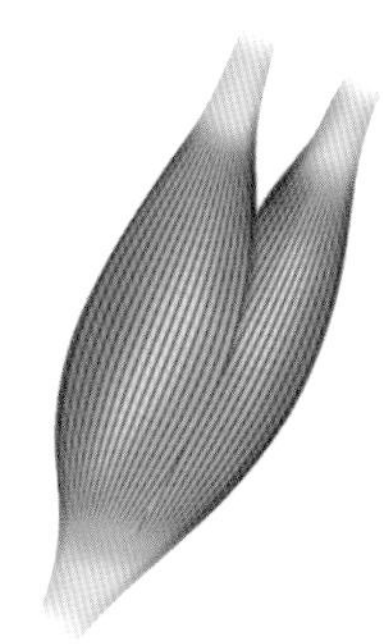

二頭筋（にとうきん）

筋頭が 2 つある筋肉。上腕二頭筋が代表例。

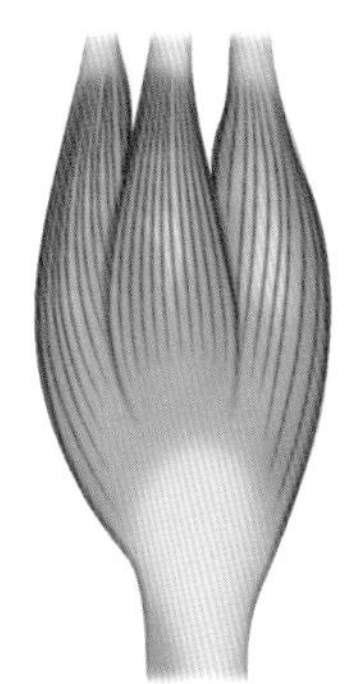

三頭筋（さんとうきん）

筋頭が 3 つある筋肉。上腕三頭筋が代表例。

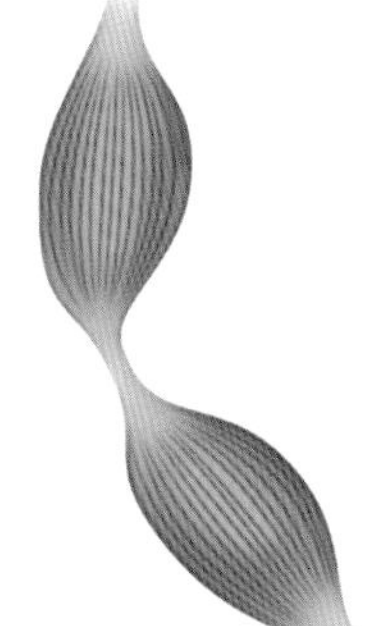

二腹筋（にふくきん）

筋腹が中間腱を介して2つ連なっている筋肉。顎二腹筋が代表例。

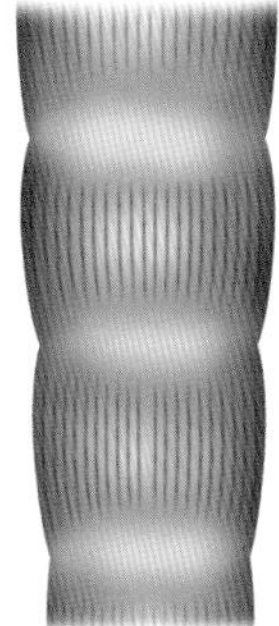

多腹筋（たふくきん）

筋腹が複数連なっている筋肉。腹直筋が代表例。

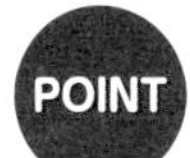

筋収縮の様式

POINT
- 骨格筋は多数の筋線維が束になって形成されている。
- 筋収縮の原動力は筋原線維におけるフィラメントの滑走である。
- 筋収縮は、その性質や様式によっても分類される。

筋フィラメントがスライドして筋は収縮する

骨格筋の最小単位は筋線維(きんせんい)です。筋線維は筋原線維(きんげんせんい)と呼ばれる要素が集束・融合した細長い多核細胞で、筋内膜(きんないまく)に覆われています。これが十数個集まって筋線維束(きんせんいそく)（筋束）を形成し、さらに集まって筋膜(きんまく)に包まれ、筋となります。

筋線維を形づくる筋原線維は、２種類の筋フィラメント（太いミオシンと細いアクチン）からできています。アクチンとミオシンは互いに重なり合った構造を成し、その重なりによって縞模様を描いています。この縞には規則的なパターンがあり、その単位を筋節(きんせつ)と呼びます。この筋節ごとに発現するフィラメント相互のスライドが、筋収縮のメカニズムとして説明されます（フィラメント滑走説）。

骨格筋は収縮の性質により遅筋(ちきん)と速筋(そっきん)に大別されます。遅筋はタイプⅠ、または色から赤筋(せっきん)とも呼ばれ、収縮の速度は遅いものの持久力に優れています。速筋は白筋(はっきん)とも呼ばれますが、さらにタイプⅡａ（収縮速度は中ほどで持久力も備える）とタイプⅡｂ（速く収縮するが持久力に乏しい）に分類されます。これらの違いはミオシンの違いによります。

筋収縮は等尺性収縮(とうしゃくせいしゅうしゅく)（アイソメトリック収縮）、等張性(とうちょうせい)収縮（アイソトニック収縮）、等速性(とうそくせい)収縮（アイソキネティック収縮）にも分類されます。等尺性収縮は筋の長さを変えずに力を発揮する収縮で、静止した物体に力を加える際に発現されます。等張性収縮は筋が長さを変えながら一定の張力を発揮する収縮で、物体を一定の動作で動かす際などに発現されます。等速性収縮は一定の収縮速度で行なわれる筋収縮で、専用の運動機器を使用する際に発現されます。

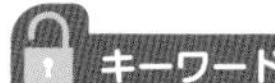

キーワード

筋節
筋原線維の構成単位。アクチンとミオシンは相互に重なり合って、両端のＺ膜の間にＡ帯、Ｉ帯、Ｈ帯、Ｍ帯から成る縞模様が描かれる。

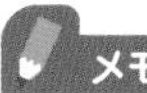

メモ

遅筋と速筋の比率
遅筋と速筋は１つの筋に混在するが、その比率は部位や個人の運動量・運動歴などによって異なる。例えば、赤筋は姿勢を保持する筋に多く、白筋は運動筋に多い。また、持久力が必要な長距離ランナーは遅筋の比率が高く、瞬発力が必要な短距離ランナーは速筋の比率が高くなる。

骨格筋の構造

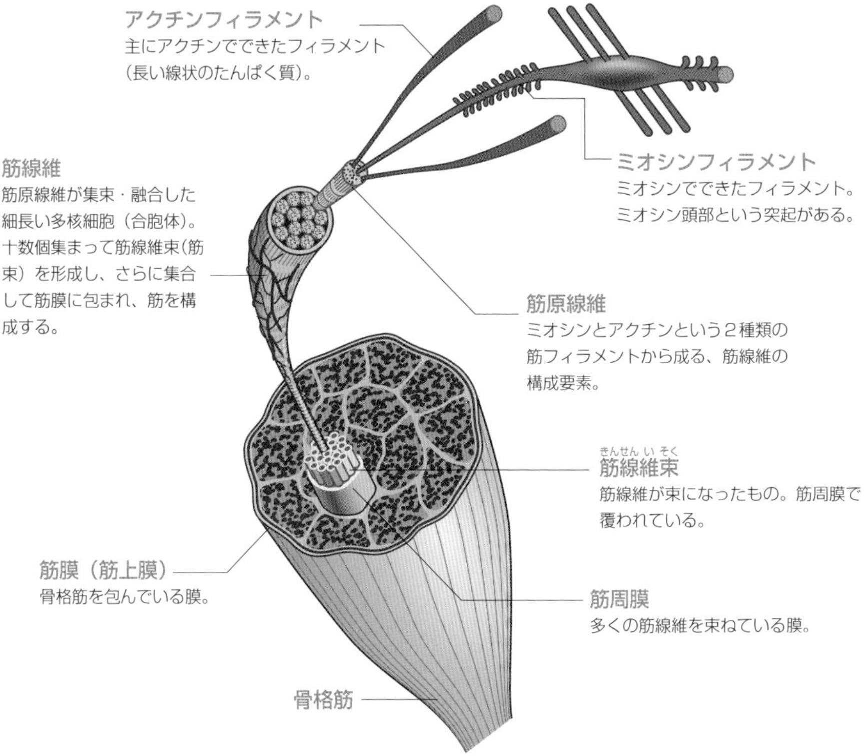

アクチンフィラメント
主にアクチンでできたフィラメント（長い線状のたんぱく質）。
ミオシンフィラメント
ミオシンでできたフィラメント。ミオシン頭部という突起がある。
筋線維
筋原線維が集束・融合した細長い多核細胞（合胞体）。十数個集まって筋線維束(筋束）を形成し、さらに集合して筋膜に包まれ、筋を構成する。
筋原線維
ミオシンとアクチンという２種類の筋フィラメントから成る、筋線維の構成要素。
筋線維束（きんせんいそく）
筋線維が束になったもの。筋周膜で覆われている。
筋膜（筋上膜）
骨格筋を包んでいる膜。
筋周膜
多くの筋線維を束ねている膜。
骨格筋

筋収縮のしくみ

筋組織を構成する最小単位である筋原線維は、アクチンフィラメントとミオシンフィラメントの２種類の筋フィラメントが重なり合う構造になっている。

筋線維
I 帯
H 帯
A 帯
Z 膜
M 帯
Z 膜
アクチンフィラメント
ミオシンフィラメント

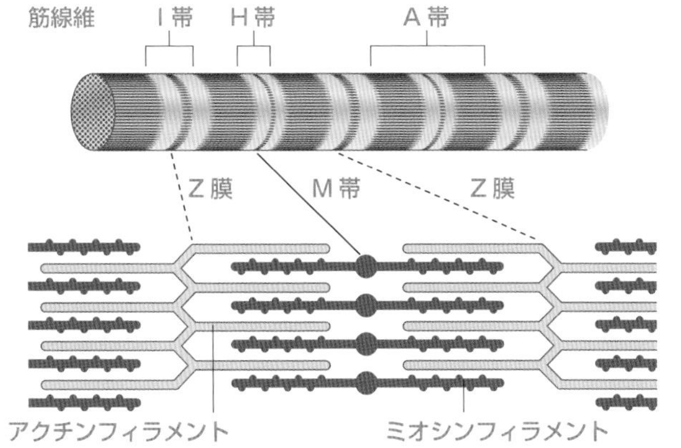

ワンポイント

フィラメント滑走説
筋収縮のメカニズム。相互に重なり合ったアクチンとミオシンの層がスライドすることで筋節の長さが変化し、筋全体の収縮が発現する。

身体 筋収縮とエネルギー

POINT
- ●縮みながら縮む求心性収縮と、伸びながら縮む遠心性収縮がある。
- ●筋収縮のエネルギーはATPの加水分解によって得られる。
- ●ATPは3系統の化学反応によって体内で合成される。

持ち上げるときと下ろすときの収縮様式

骨格筋の収縮様式は、先述した等尺性収縮、等張性収縮、等速性収縮のほか、求心性収縮(きゅうしんせい)と遠心性収縮(えんしんせい)に分ける分類もあります。求心性収縮は筋全体が縮まりながら収縮する様式で、加わった負荷以上の力を発揮する際に発現します。ダンベルで行なうアームカールで言えば、肘関節を直角位からゆっくり体の方向へ持ち上げる動きをしたときの上腕二頭筋がこれに該当します。一方、遠心性収縮は筋全体が伸びながら収縮する様式で、加わった負荷が発揮した力よりも大きい場合に発現します（ダンベルをゆっくり下げる運動のときの上腕二頭筋が該当）。

筋収縮のエネルギー源はATP

筋が収縮のエネルギー源としている物質はアデノシン三リン酸（ATP）です。ATPは水と反応するとアデノシン二リン酸（ADP）とリン酸に分解されますが（加水分解）、この際に大きなエネルギーが放出されます。

ATPは通常、筋の内部に貯蔵されていますが、収縮で消費されると枯渇してしまうため、糖質や脂質、たんぱく質を“原料”として体内で合成されます。そのしくみは3系統あり、ATP-CP系（クレアチンリン酸の分解による合成）、解糖系(かいとうけい)（糖質の分解による合成）、TCA回路系（クエン酸に始まる円環的な化学反応による合成）と呼ばれます。このうち、ATP-CP系と解糖系は、反応に酸素を必要としないため無酸素系と総称されます。一方、TCA回路系は酸素を使うため有酸素系と呼ばれます（P.58、P.60参照）。

試験に出る語句

等速性収縮
アイソキネティック収縮ともいう。一定の収縮速度を維持して力を発揮する収縮だが、通常の動作では発現しにくい。多くは専用の運動機器などを用いたときに発現する。

アデノシン三リン酸
生体エネルギーの源となるリン酸化合物で、ATPと略称される。水と反応してアデノシン二リン酸（ADP）とリン酸に分解される際、大きなエネルギーが放出される。筋フィラメントはこのエネルギーを利用して滑走し、筋は収縮する。

キーワード

ATP-CP系
筋内のクレアチンリン酸（CP）の分解によってATPを合成する化学反応系。酸素は使わない。短時間しか持続できない。

解糖系
糖質の分解によってATPを合成する化学反応系。酸素は使わない。

TCA回路系
クエン酸に始まる円環的な化学反応系。P.59参照。

筋の収縮様式

等尺性収縮（アイソメトリック収縮）

筋の長さを変えずに力を発揮する収縮。筋が収縮する一方で腱が伸びるため、見た目の全長は変わらない。肘を直角に曲げてダンベルを持った姿勢を維持しているとき、壁を手で押しているときなどが該当。

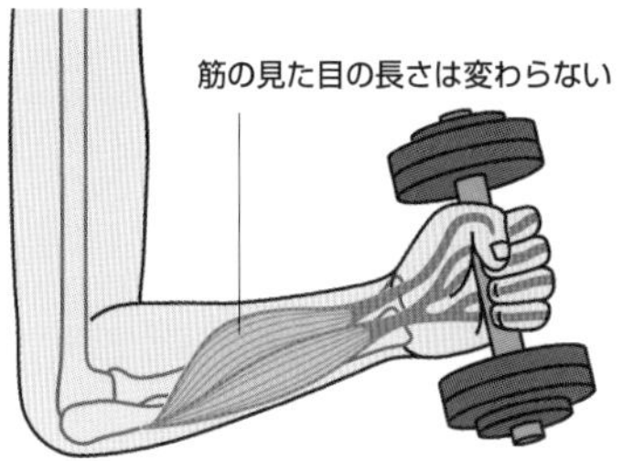

等張性収縮（アイソトニック収縮）

筋が長さを変えながら一定の張力を発揮する収縮。ダンベルを持って肘をゆっくり上げる動作における上腕二頭筋などが該当。ただし、実際には筋の張力は常に変化しているため、厳密な意味での等張性収縮は存在しない。

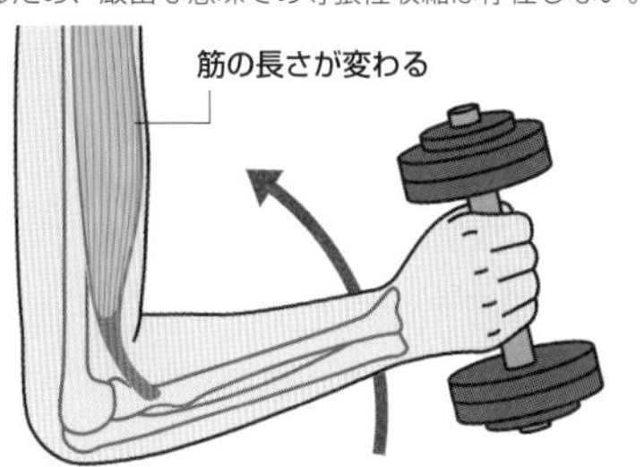

求心性収縮

筋が全体の長さを縮小しながら（縮めながら）行なう収縮。加わった負荷以上の力を要するときに発現する。

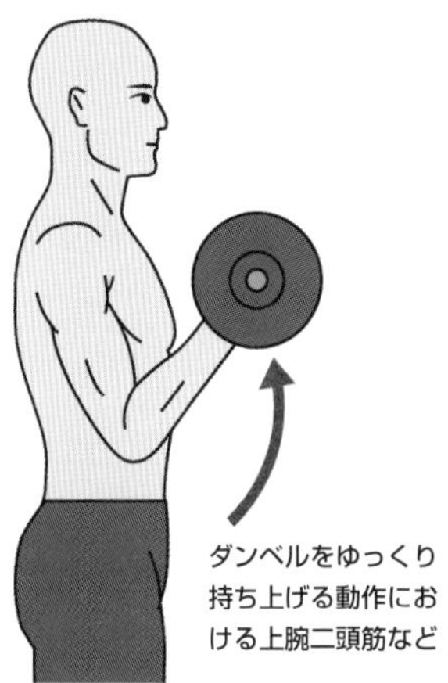

遠心性収縮

筋が全体の長さを伸ばしながら、収縮する様式。加わった負荷が発揮した力よりも大きい場合。

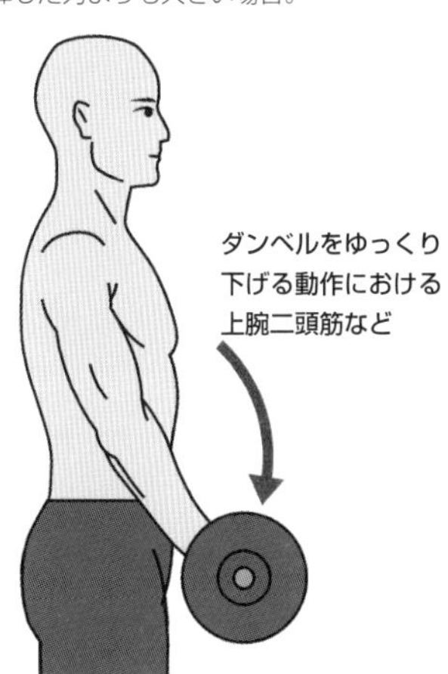

筋収縮のためのエネルギー調達

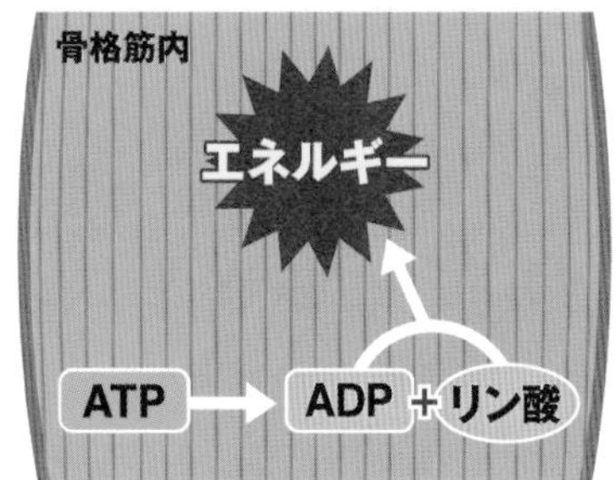

ＡＴＰからエネルギーを取り出す

骨格筋に貯蔵されているアデノシン三リン酸（ＡＴＰ）は水と反応するとアデノシン二リン酸（ＡＤＰ）とリン酸に分解される（加水分解）が、その際に大きなエネルギーが放出される。

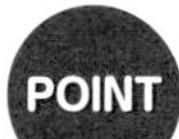

筋とトレーニング

POINT
- 速筋を鍛えるにはレジスタンストレーニングを行なう。
- 遅筋を鍛えるには持久力トレーニングを行なう。
- トレーニングの効果を高めるには「原理・原則」に従う。

短距離には速筋、長距離には遅筋を鍛えよ

遅筋（ちきん）と速筋（そっきん）は別々に存在せず、同じ筋に混在しています。比率はほぼ半々と言われますが、トレーニングを工夫することで、どちらかの面積比率を上げることができます。

短距離走など瞬発力を要するスポーツには速筋の比率を高めることが必要ですが、それには常時一定以上の負荷を加えて行なうレジスタンストレーニングが有効です。

一方、長距離走など持久力を要するスポーツには、遅筋の比率を高めることが必要になります。これには、中〜高強度の負荷をかけて長時間行なう持久力トレーニングが有効です（ランニングマシンやエアロバイクなどが該当）。

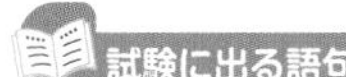

レジスタンストレーニング
筋に常時一定以上の負荷をかけて行うトレーニング。速筋を鍛える。

持久力トレーニング
筋に中〜高強度の負荷をかけて長時間実施するトレーニング。ランニングマシンやエアロバイクなど。

筋のトレーニングには「原理・原則」がある

筋のトレーニングは、収縮のしくみやエネルギー代謝を理解したうえで行なうと、高い効果が期待できます。そのため、次のような「トレーニングの原理・原則」が奨励されています（P.200参照）。

〈トレーニングの三大原理〉

過負荷の原理	筋力が向上したら、かける負荷もアップさせる。
特異性の原理	目的に適合したトレーニングを行なう。
可逆性の原理	トレーニングをやめたら元に戻る。

〈トレーニングの五大原則〉

全面性の原則	すべての面でバランスよくトレーニングする。
反復性の原則	ある程度の期間、繰り返し取り組む。
意識性の原則	鍛える部位や目的を意識して行なう。
個別性の原則	一人ひとりに合ったプログラムを行なう。
漸進性の原則	トレーニングの質と量は徐々に上げる。

速筋と遅筋

速筋
速筋線維ともいう。色から白筋とも呼ばれる。収縮がやや速くて持久力もあるタイプⅡａと、速く収縮するが持久力に乏しいタイプⅡｂがある。

遅筋
遅筋線維ともいう。タイプⅠ、またその色から赤筋とも呼ばれる。収縮速度は遅いが持久力に富む。

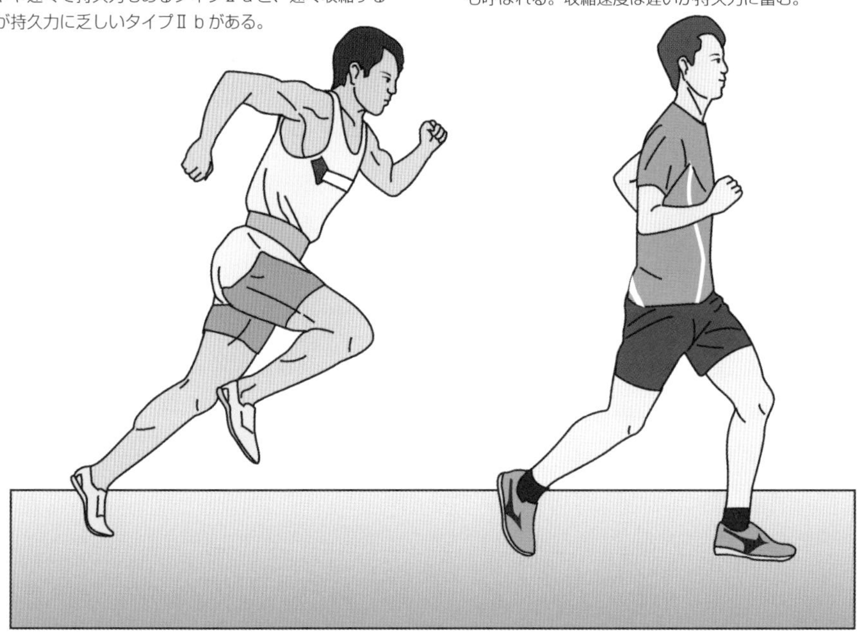

筋線維の特徴

筋線維の種類	遅筋線維	速筋線維	
	タイプⅠ線維	タイプⅡａ線維	タイプⅡｂ線維
	赤筋、緩徐筋	白筋	白筋、敏速筋
	SO	FOG	FG
筋線維の太さ	細い	普通	太い
収縮の速度	遅い	速い	速い
収縮力	低い	やや強い	強い
持久力	ある	ややある	ほとんどない
疲労しやすさ	疲労しにくい	やや疲労しやすい	疲労しやすい
色	赤	ピンク	白
特徴	収縮速度は遅いが、持久性があり疲労しにくい。	タイプⅠとタイプⅡｂの両方の性質を持つ。収縮速度も速く、持久性に富む。	収縮速度は速く、発生する張力は大きいが疲労しやすい。

身体

神経系の構造

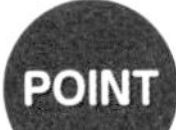

- 神経系は生体機能の維持・制御にかかわる情報を伝達する構造である。
- 神経系は中枢神経系と末梢神経系に大別される。
- 末梢神経系には感覚神経、運動神経、自律神経がある。

神経系は全身に張りめぐらされた情報ネット

神経系とは、生体の機能を恒常的に維持・制御するため全身に張りめぐらされた、情報伝達網として機能する構造のことです。脳と脊髄から成る中枢神経系と、これに連絡する末梢神経系に大別され、それぞれ役割が異なります。

中枢神経系は入ってくる情報を統合・整理し、処理方法を判断して身体の該当部位に命令を発する“コントロールセンター”の役割を担っています。一方、末梢神経系は、外部からの情報を中枢神経系に伝えたり、中枢神経系から発せられた命令を伝達したりする伝導路として機能します。

例えば「落ちている物を拾う」という行動は、目で得られた視覚情報が末梢神経（この場合は視神経）を通じて中枢神経系に伝わり、どう処理するかが判断され、そのうえで「拾う」という行動を起こすよう、別の末梢神経を通じて命令信号が筋などに伝達されます。感覚器（この場合は目）から中枢神経系へ情報が向かうことを求心性、中枢神経系から効果器（筋など）へ命令が向かうことを遠心性といい、求心性にかかわる末梢神経を感覚神経（求心性神経）、遠心性にかかわる末梢神経を運動神経（遠心性神経）といいます。両者を体性神経系と総称することもあります。

末梢神経系には臓性神経系もあります。文字通り内臓や器官の調整・制御に働く神経で、心筋や平滑筋、腺に分布するものを特に自律神経系と呼びます。亢進状態に働く交感神経と抑制状態に働く副交感神経にも分類されます。

末梢神経系はさらに、連絡している中枢神経系の部位によって脳神経と脊髄神経に分けられます。

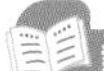

試験に出る語句

中枢神経系
刺激や情報の整理や処理の判断などを行ない、全身に指令を発する神経系。脳と脊髄で構成される。

末梢神経系
中枢神経系に刺激・情報を伝達したり（感覚神経・求心性神経）、中枢神経系から発せられた命令などを生体各部に伝達したり（運動神経・遠心性神経）、内臓や器官のコントロールに働いたり（自律神経系）といった役割を担う。中枢神経系のどの部位に連絡しているかで、脳神経と脊髄神経にも分けられる。

交感神経・副交感神経
自律神経系のサブカテゴリーで、交感神経は行動状態・亢進状態に働き、また副交感神経は安静状態・抑制状態に働く。

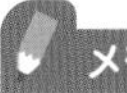

メモ

「神経」の語意
「神気（超自然的な力）が伝わる経脈」の意で、杉田玄白による造語。『解体新書』で初めて用いられた。日本生まれの用語だが、漢字文化圏では共通に使用されている。

中枢神経系と末梢神経系

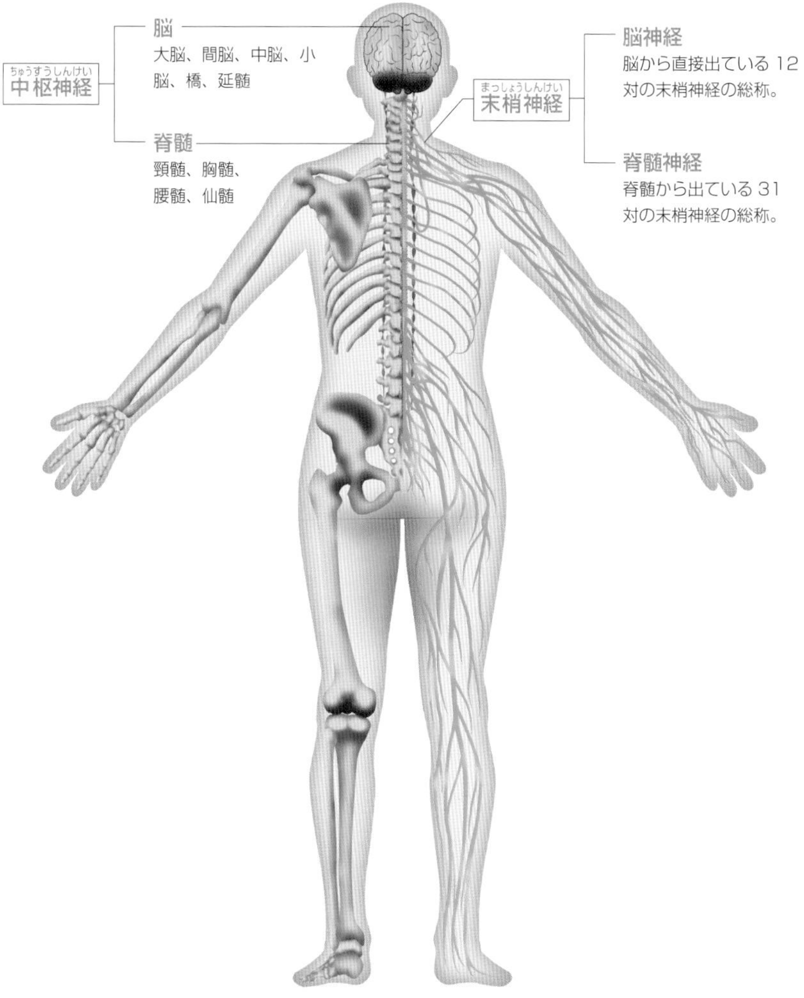

中枢神経（ちゅうすうしんけい）
- 脳
  大脳、間脳、中脳、小脳、橋、延髄
- 脊髄
  頸髄、胸髄、腰髄、仙髄

末梢神経（まっしょうしんけい）
- 脳神経
  脳から直接出ている 12 対の末梢神経の総称。
- 脊髄神経
  脊髄から出ている 31 対の末梢神経の総称。

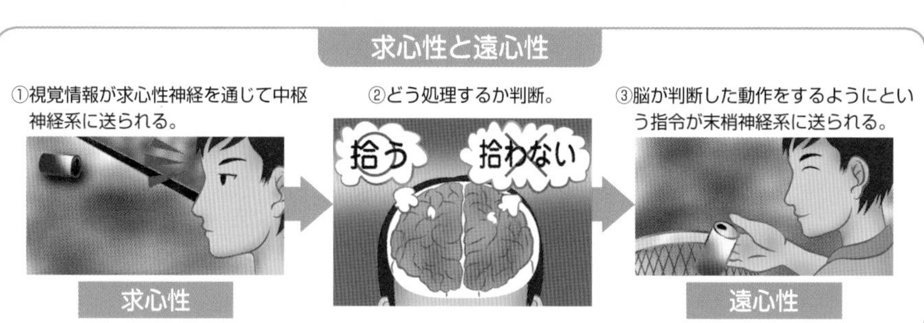

求心性と遠心性

①視覚情報が求心性神経を通じて中枢神経系に送られる。
②どう処理するか判断。
③脳が判断した動作をするようにという指令が末梢神経系に送られる。

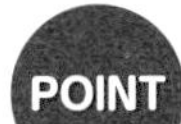

身体

ニューロンとシナプス

POINT

- 神経細胞は特異な形状をしており、ニューロンと呼ばれる。
- ニューロンの基本構成要素は、細胞体、樹状突起、軸索突起の３つ。
- ニューロン同士の連結部（シナプス）で、伝達信号は化学的に伝わる。

神経細胞は独特のフォルムをしている

神経系を形づくる神経細胞は特異な形状をしており、特にニューロンと呼称されます。核を持つ細胞体を本体に、そこから延びる枝状の樹状突起（情報の収集に働く）とひも状の軸索突起（情報の伝達に働く）の３つが基本構成要素ですが、形状にはバリエーションがあります（単極性ニューロン、双極性ニューロン、偽単極性ニューロン、多極性ニューロン）。軸索突起は神経線維ともいい、これに髄鞘（希突起膠細胞やシュワン細胞から成る）が巻き付いているか否かで、ニューロンは有髄神経と無髄神経に大別されます。有髄神経は無髄神経より信号が速く伝わる特徴があります。

電気信号が化学物質に変換されて伝達される

神経系は多数のニューロンが連結して形成されています。軸索突起の末端は枝状に分かれ、別のニューロンの細胞体や樹状突起に連なってシナプスと呼ばれる接続部位を形成していますが、ここには隙間（シナプス間隙）があって直結していないため、ニューロンを伝わってきた信号（電位変化）は、次のニューロンに直接伝導されません。

軸索突起末端のシナプス終末に電気信号が到達すると、その刺激を受けてシナプス小胞という微細な構造から神経伝達物質がシナプス間隙に放出されます。これを次のニューロンのシナプス後細胞の細胞膜にある神経伝達物質受容体が受け、シナプス後細胞に電気的興奮を喚起します。興奮は電気信号としてニューロンを伝わり、シナプスに達すると、次のニューロンに信号を渡します。

試験に出る語句

神経組織
神経系は神経組織と髄膜、血管で構成されている。神経組織はニューロンと神経膠細胞から成る。神経膠細胞はグリア細胞ともいい、神経細胞以外の細胞の総称。

メモ

跳躍伝導
ニューロンは、軸索突起が髄鞘（ミエリン鞘）に囲まれた有髄細胞と、髄鞘がない無髄細胞に大別される。髄鞘は希突起膠細胞（中枢神経系の場合）やシュワン細胞（末梢神経系の場合）により形成された鞘状構造で、脂質に富む。有髄細胞は髄鞘が一定間隔でくびれて「ランビエ絞輪」を形成しており、電気的興奮はこの部位で起こる。そのため、信号はランビエ絞輪ごとにジャンプするように伝わる。これを跳躍伝導といい、伝導速度は秒速 100 mと高速である（無髄神経の伝導速度は秒速数m程度）。

神経伝達物質
シナプス終末にあるシナプス小胞から放出される化学物質。ニューロンの種類によって神経伝達物質の種類も異なる（アセチルコリン、ドーパミン、ノルアドレナリン、βエンドルフィンなど60種以上が知られる）。

ニューロン

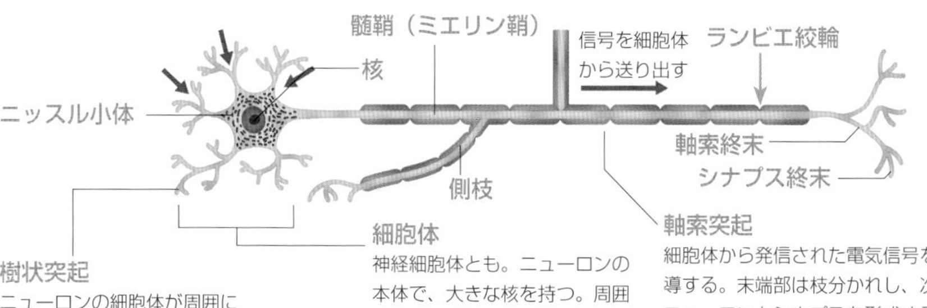

樹状突起
ニューロンの細胞体が周囲に伸ばす突起で、情報を集め、細胞体に伝える役割を担う。

細胞体
神経細胞体とも。ニューロンの本体で、大きな核を持つ。周囲に樹状突起と軸索突起を伸ばす。

軸索突起
細胞体から発信された電気信号を伝導する。末端部は枝分かれし、次のニューロンとシナプスを形成する。

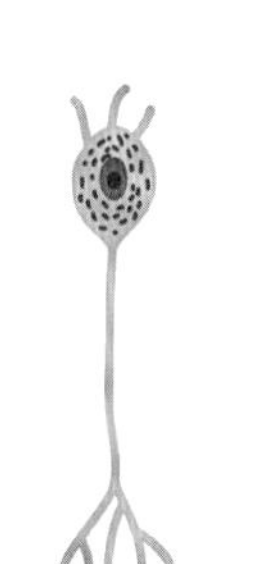

単極性ニューロン
樹状突起を欠く。嗅上皮細胞など。

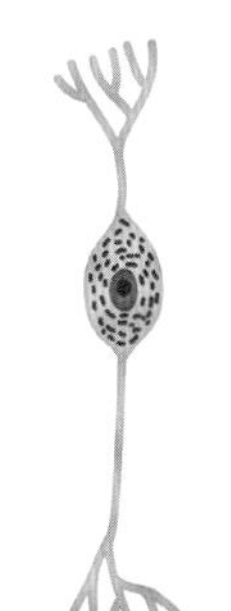

双極性ニューロン
樹状突起と軸索突起を1本ずつ出す。網膜のニューロンなど。

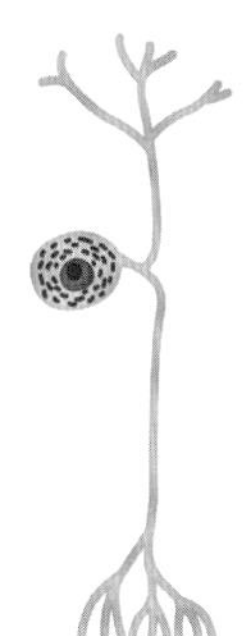

偽単極性ニューロン
樹状突起基部と軸索突起が合流している。脊髄神経節細胞など。

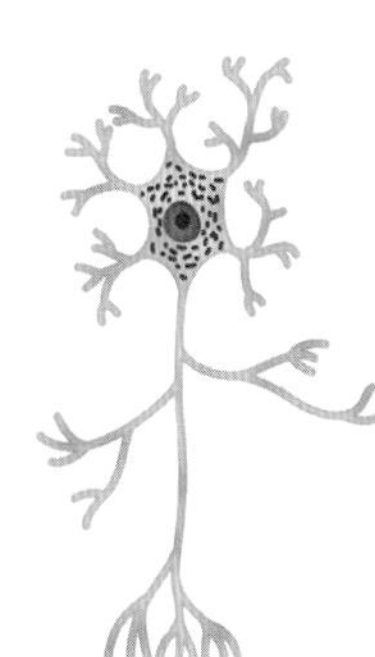

多極性ニューロン
樹状突起が複数ある。脊髄運動ニューロンなど。

シナプスと神経伝達物質

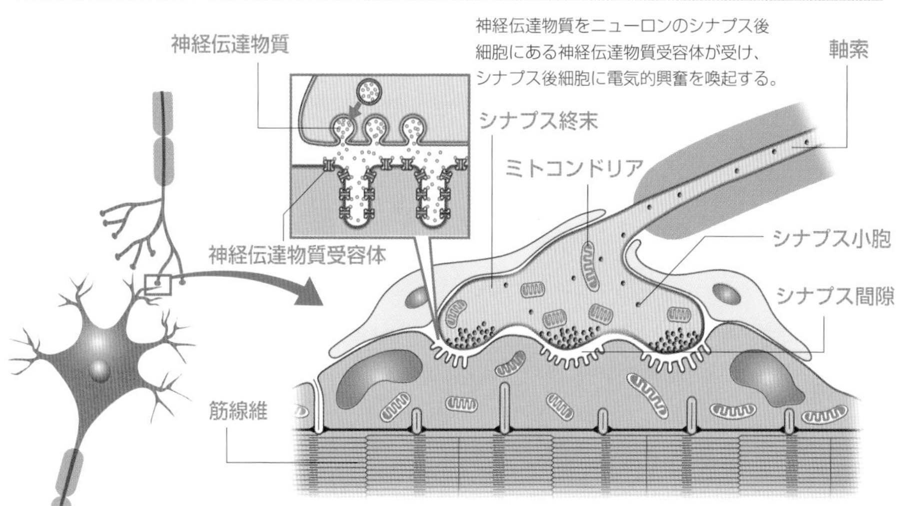

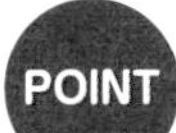

中枢神経系

POINT
- 中枢神経系は脳と脊髄で構成され、身体の諸機能を司る役割を担う。
- 脳は大脳、小脳、間脳、脳幹に分けられ、担当する機能も異なる。
- 脊髄は脳の命令や末梢神経系の信号を中継・伝達する役割を担う。

脳は役割ごとに「専門部署」がある

中枢神経系は、外部から入ってくる刺激や情報を統合・整理し、処理方法を判断して身体各部に対応を指令したり、内臓の働きを管理して制御・調整したりする、身体の諸機能の監督役を担っています。大きく脳と脊髄に区分されますが、脳はさらに次のような部位に分けられます。

大脳：左右の大脳半球から成り、思考や感情、記憶、外部刺激の判断（感覚）、本能的欲求（食欲や性欲など）といったさまざまな機能の発現や制御に関与する。

小脳：機能的に前庭小脳、脊髄小脳、橋小脳の３つに区分される。運動機能の調整やバランスの調整に働く。

間脳：視床、視床上部、視床下部から成り、嗅覚を除く感覚の中継や、自律神経のコントロールに働く。

脳幹：間脳の下にある部位で、次の３つに分けられる。

中脳：視覚や聴覚に関する反射、運動機能の制御などにかかわる。

橋：中脳の下に位置し、脳内各部の情報の橋渡し役を担うほか、呼吸調整や表情変化などにも関与する。

延髄：橋の下にある部位で、呼吸や循環、嚥下、嘔吐など、生命維持に必要な活動のコントロールを担う。

脊髄は命令伝達のメインケーブル

延髄に続いて脊髄が伸び脊柱の脊柱管の中を上・下行しています。脳が運動神経に伝える指令や、感覚神経が脳に伝える刺激信号の中継を担い、いわば情報伝達のメインケーブルといえます。脊髄反射の中枢としても機能します。

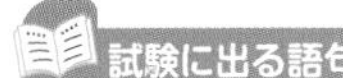

大脳辺縁系
左右の大脳半球をつなぐ脳梁の周辺部位をいい、嗅球、帯状回、海馬、扁桃体、乳頭体などから成る。嗅覚や情動（恐れ、怒り、快・不快など）、本能的欲求（食欲、性欲など）などを司る。

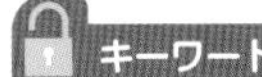

前庭小脳（原小脳）
脳幹に近接する部位で、内耳の前庭からの平衡情報を受け、身体のバランス維持に働く。

脊髄小脳（古小脳）
虫部と傍虫部に相当し、骨格筋の緊張を制御して姿勢を保つ。

橋小脳（新小脳）
左右の小脳半球に相当し、橋を通じて大脳や延髄と連絡し、運動機能全般を司る。

視床
間脳の約80%を占める卵形の灰白質塊で、嗅覚を除く感覚ニューロンの、大脳皮質への中継局。

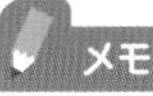

脊髄反射
脊髄が中枢となって発現する不随意反応。感覚神経の刺激情報が大脳に向かわず、介在ニューロンを経由して運動神経に送られて起こる。

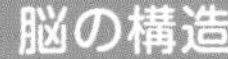

脳の構造

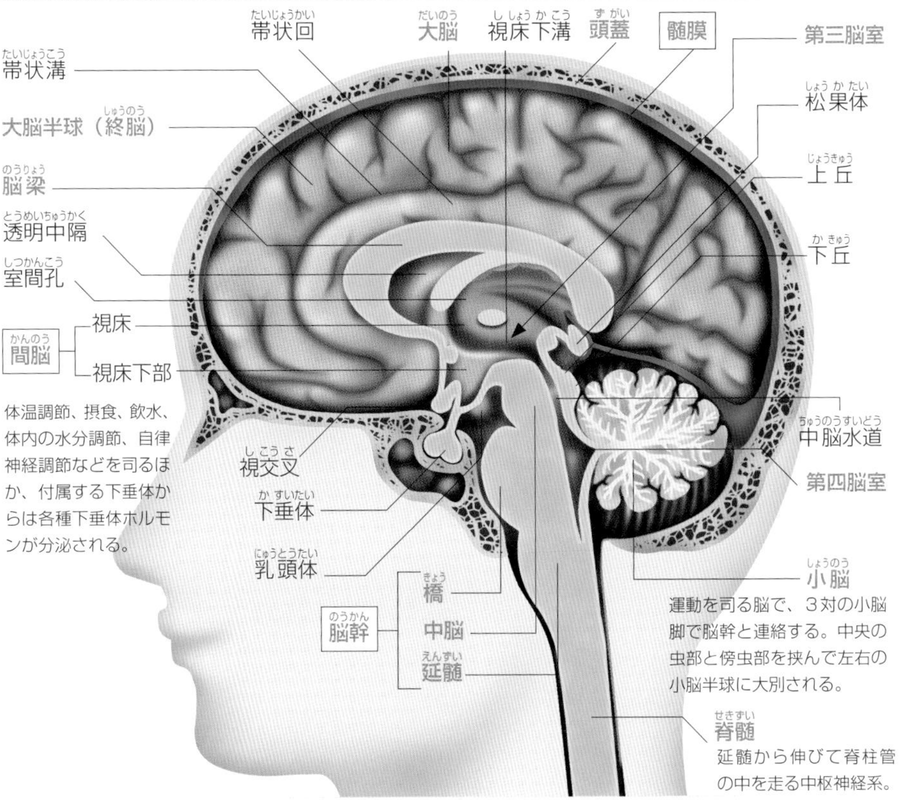

帯状回
大脳
視床下溝
頭蓋
髄膜
第三脳室
帯状溝
松果体
大脳半球（終脳）
上丘
脳梁
透明中隔
下丘
室間孔
視床
間脳
視床下部
体温調節、摂食、飲水、体内の水分調節、自律神経調節などを司るほか、付属する下垂体からは各種下垂体ホルモンが分泌される。
中脳水道
視交叉
第四脳室
下垂体
乳頭体
小脳
運動を司る脳で、３対の小脳脚で脳幹と連絡する。中央の虫部と傍虫部を挟んで左右の小脳半球に大別される。
橋
脳幹
中脳
延髄
脊髄
延髄から伸びて脊柱管の中を走る中枢神経系。

大脳縦裂
脳溝
脳回
島葉
外側溝
大脳皮質
（灰白質）
外套
大脳髄質
（白質）
レンズ核
扁桃核
橋

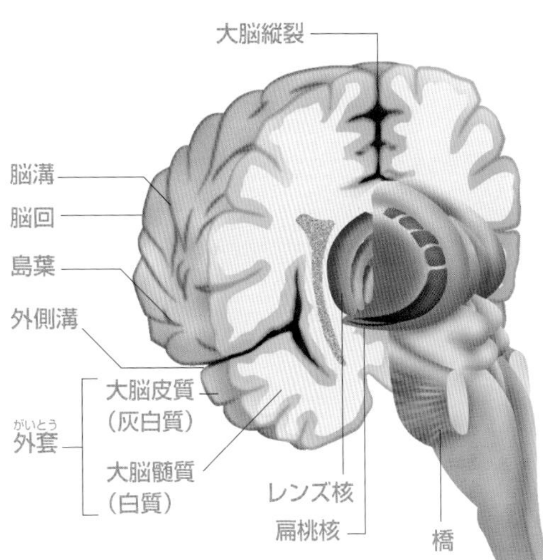

斜め後ろから見た脳

ワンポイント

大脳皮質の機能局在

大脳皮質は場所によって担当する役割が異なり、それぞれ名称がつけられている。

一次運動野：運動を指令する部位。その内側は下肢、頭頂部は体幹、側頭部は顔面など、場所によって担当も異なる。

一次体性感覚野：皮膚や関節などの感覚を処理する。

運動性言語野：ブローカ野ともいい、発語機能を担当する。

感覚性言語野：ウェルニッケ野ともいい、言語の読み取りと聞き取りを担当する。

一次聴覚野：聴覚情報を処理。

一次視覚野：視覚情報を処理。

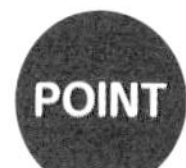

末梢神経系

POINT

- 末梢神経系は感覚器の刺激情報や脳の指令の伝達路として働く。
- 連絡している中枢神経系により、脳神経と脊髄神経に大別される。
- 臓器に不随意的な指令を送る末梢神経系を自律神経系と呼ぶ。

末梢神経系は様々な基準によって分類される

末梢神経系は、**感覚器**が受けた刺激情報を**中枢神経系**へ送ったり、**脳**の指令を身体各部に伝えたりといった、情報伝達路の役割を担っている神経系です。中枢神経系のどこにつながっているかで**脳神経**（脳に出入りする。全12対）と**脊髄神経**（脊髄に出入りする。全31対）に大別されます。

末梢神経系は分布する場所によっても分類されます。骨格筋や皮膚にあるものを**体性神経**、内臓にあるものを**臓性神経**といいます。体性神経は情報の伝達方向によって、さらに**感覚神経**（**感覚器**が受容した刺激を脳に伝達する。**求心性神経**とも）と**運動神経**（脳の指令を骨格筋などの**効果器**に伝達する。**遠心性神経**とも）にも大別されます。

また、臓性神経のうち、心筋や平滑筋、腺に分布するものは**自律神経系**と呼ばれ、意識に上らない不随意的な指令を各器官に伝達します。自律神経系はさらに、身体各部を興奮状態にする指令を送る**交感神経**と、安静・安定させる指令を送る**副交感神経**に分けられます。

以上の分類は基準ごとに混同しないよう注意する必要があります。例えば、目の**視神経**と**動眼神経**はともに脳神経ですが、視神経は感覚神経、動眼神経は運動神経です。また、動眼神経には、瞳孔の開閉と水晶体厚の調整に働く自律神経も含まれており、これは副交感神経に分類されます。

なお、脊髄神経の感覚神経は後頭部から下を支配していますが（顔面の感覚は脳神経の**三叉神経**が支配）、一つひとつの感覚神経が支配する範囲は、体表に帯状の分布を示すことが知られています。これを**デルマトーム**といいます。

試験に出る語句

脳神経
主に頭部にある末梢神経。頭蓋孔を通って脳に出入りする。左右に12対存在する。

脊髄神経
脊髄に出入りする末梢神経。左右に31対ある。上方の神経は頭頸部や上肢を、下方の神経は下腹部や下肢を支配する。

キーワード

神経叢
脊髄神経（胸神経を除く）に見られる、神経線維が網目状に交錯した構造。頸神経叢、腰神経叢、仙骨神経叢、尾骨神経叢がある。

前根・後根
脊髄の前角から脊髄神経が出る部分を前根、後角から出る部分を後根という。前根は運動神経と自律神経、後根は感覚神経が通る。

二重支配
大半の臓器・器官は、機能的に相反する、交感神経と副交感神経の2つの神経によって制御されている、これを二重支配という。

脳神経

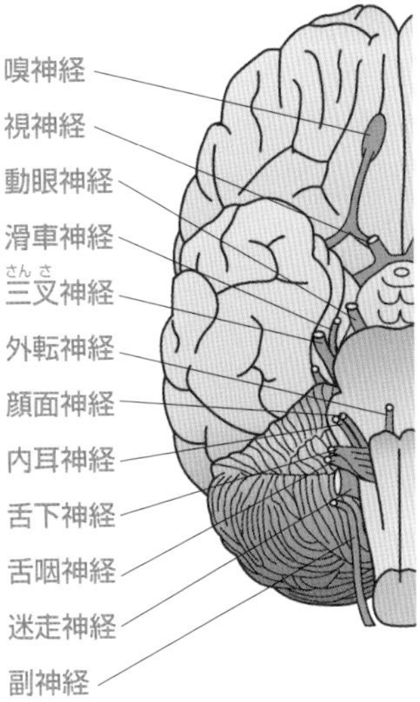

嗅神経
視神経
動眼神経
滑車神経
三叉神経
外転神経
顔面神経
内耳神経
舌下神経
舌咽神経
迷走神経
副神経

脊髄神経

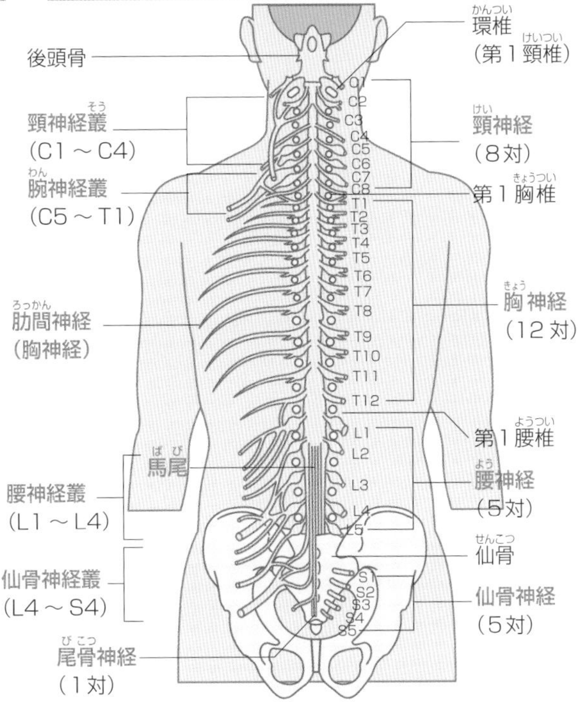

後頭骨
環椎
（第1頸椎）
頸神経叢
（C1～C4）
腕神経叢
（C5～T1）
肋間神経
（胸神経）
馬尾
腰神経叢
（L1～L4）
仙骨神経叢
（L4～S4）
尾骨神経
（1対）
C1
C2
C3
C4
C5
C6
C7
C8
T1
T2
T3
T4
T5
T6
T7
T8
T9
T10
T11
T12
L1
L2
L3
L4
L5
S1
S2
S3
S4
S5
頸神経
（8対）
第1胸椎
胸神経
（12対）
第1腰椎
腰神経
（5対）
仙骨
仙骨神経
（5対）

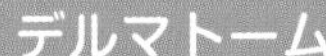

デルマトーム

皮膚分節ともいう。脊髄神経の感覚神経が支配する領域が、体表で横方向の帯状に分布することをいう。

三叉神経
C2
C3
C4
C5
C6
C7
C8
T1
T2
T3
T4
T5
T6
T7
T8
T9
T10
T11
T12
L1
L2
L3
L4
L5
S1
S2
S3
S4
S5
C：頸神経
T：胸神経
L：腰神経
S：仙骨神経

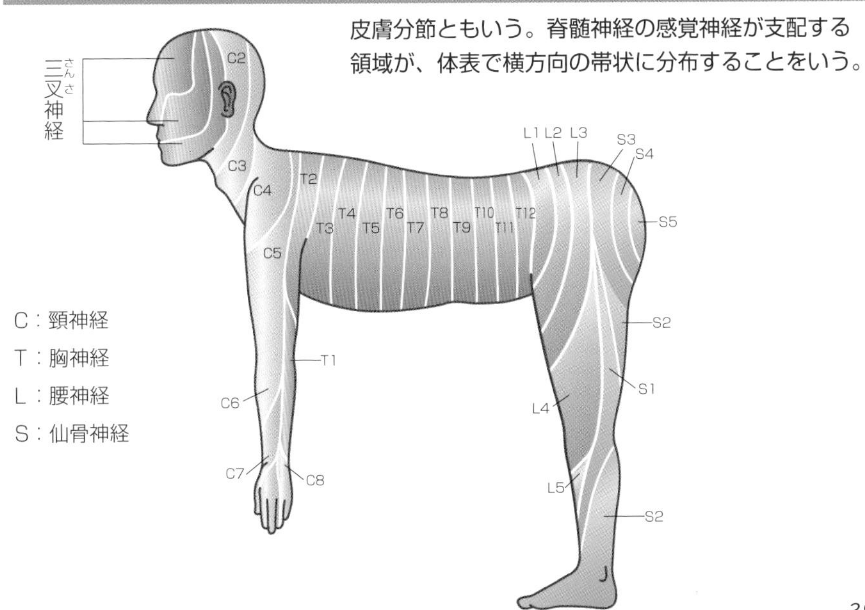

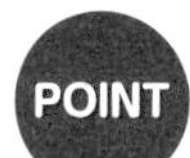
身体

呼吸と運動

POINT
- 酸素を取り入れ、二酸化炭素を排出する過程を呼吸という。
- 呼吸器系は、肺、上気道、下気道から構成されている。
- 運動すると酸素摂取量は上昇するが、一定時間後はプラトーになる。

酸素はエネルギーを得るための燃焼剤

生物は取り入れた栄養素を化学変化させてエネルギーを得ますが、その際には**酸素**が必要なので、外からどんどん取り入れなければなりません。一方、化学反応の過程では**二酸化炭素**が生成されますが、生命活動には不要なので、体外へ排出する必要があります。こうした、酸素と二酸化炭素の出し入れにかかる一連の過程を**呼吸**といいます。

呼吸に働く諸器官を**呼吸器系**といい、**肺**、**上気道**（**鼻腔**、**咽頭**、**喉頭**から成る）、**下気道**（**気管**と**気管支**から成る）で構成されています。肺は**肺胞**という微細な袋構造の集合体で、表面積は合計 60 ～ 80㎡（人によっては 100㎡）にもなります。肺胞への空気の出入りは、肺が収まる**胸腔**の内部の圧力変化に伴って起こりますが、これは**横隔膜**の上下運動や**胸郭**の拡大・縮小運動によります（**呼吸運動**）。

運動を行なうと呼吸は激しくなり心拍数も上がります。骨格筋がエネルギー源である ATP を多量に欲するため、ATP の合成に必要な酸素を次々に供給しなければならないからです。**酸素摂取量**（1 分間に体内に摂取される酸素量）は運動に伴い上昇しますが、同じ強度の運動を一定時間続けると、それ以降は**プラトー**を示すことが知られています。これはその運動に必要な酸素供給が満たされたことを意味し、運動強度が高いほど、プラトーに達するまでの時間と酸素摂取量は大きくなります。しかしプラトーにおける酸素摂取量は、ある運動強度に達すると、それ以上に強度を上げても増加しなくなります。これを**最大酸素摂取量**といい、この量が得られる運動強度を**最大強度**といいます。

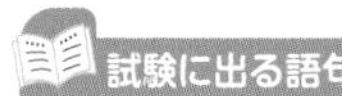
試験に出る語句

肺胞
呼吸細気管支末梢部の壁に連なる径 0.1 ～ 0.2mm の袋状構造。表面を毛細血管が覆い、肺胞壁を通して酸素と二酸化炭素の交換が行なわれる。ブドウの房状に連なっており、肺全体では 3 ～ 5 億個ある。

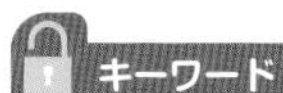
キーワード

肺
肺胞の集合体。左右 1 対あり、右肺は左肺より 10%ほど大きい。右肺は上葉、中葉、下葉の3つに分けられるが、左肺は上葉と下葉しかない。

横隔膜
胸腔と腹腔を区切る、ドーム形をした膜状の筋。胸郭外縁に起始し、中央部（腱中心）に停止する。

酸素摂取量
体内に取り込まれる 1 分当たりの酸素量。運動に伴い増加していくが、ある程度の時間が経過すると、一定値を維持するようになる。

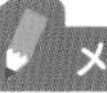
メモ

二酸化炭素の生成
エネルギー代謝のうち、TCA 回路系で ATP を合成する際、反応の過程で酸素が使われ、二酸化炭素が生成される。

呼吸器系の構造

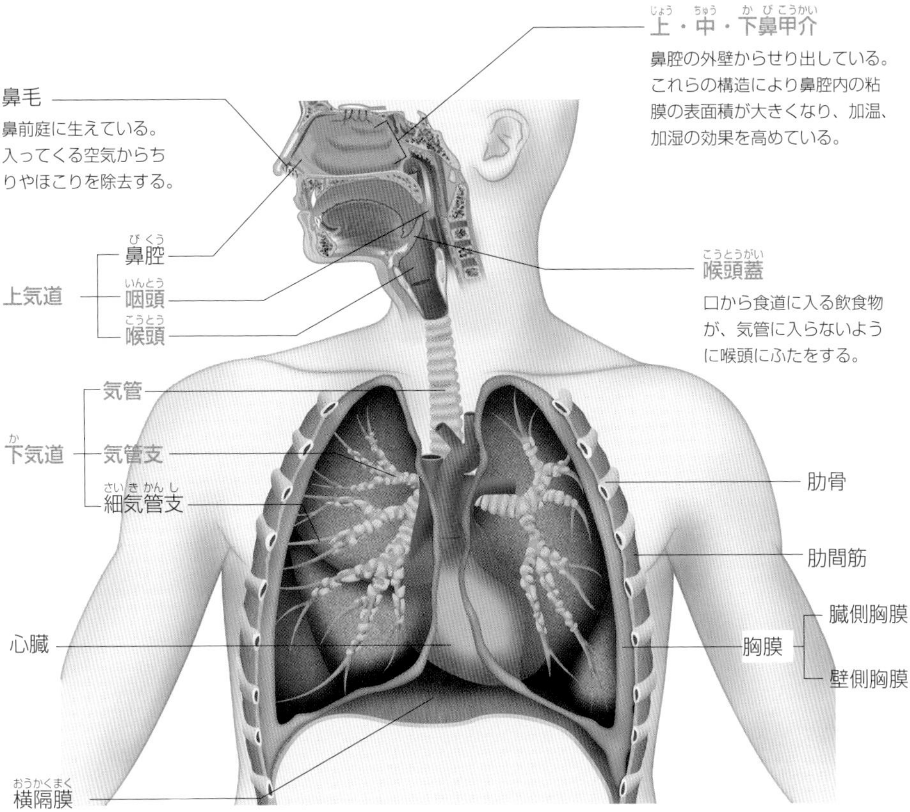

上・中・下鼻甲介
鼻腔の外壁からせり出している。これらの構造により鼻腔内の粘膜の表面積が大きくなり、加温、加湿の効果を高めている。

鼻毛
鼻前庭に生えている。入ってくる空気からちりやほこりを除去する。

上気道
鼻腔
咽頭
喉頭

喉頭蓋
口から食道に入る飲食物が、気管に入らないように喉頭にふたをする。

下気道
気管
気管支
細気管支

肋骨
肋間筋
胸膜
臓側胸膜
壁側胸膜
心臓
横隔膜

ワンポイント

最大酸素摂取量と最大強度
運動強度と酸素摂取量は比例関係にあるが、ある運動強度に達すると、強度をそれ以上に高めても、酸素摂取量は増加しなくなる。このときの酸素摂取量を最大酸素摂取量といい、この最大酸素摂取量が得られる運動強度を最大強度という。

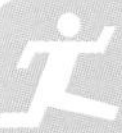

Athletics Column

トレーニングと呼吸機能

呼吸機能はトレーニングによって向上する。最大酸素摂取量は、一般的な成人の場合、ややきつく感じる強度の運動を 30 分間×週 2 ～ 3 回× 2 ～ 3 カ月継続すると、明らかな向上が認められる。また、持久的トレーニングを一定期間続けた後は、同じ酸素摂取量を得るために必要な換気量が少なくなる。すなわち、肺の換気効率が高まったことになる。

身体

換気とガス交換

- 呼吸運動は横隔膜による腹式呼吸と胸郭による胸式呼吸の組み合わせ。
- 肺胞と静脈血の、酸素と二酸化炭素の濃度差からガス交換が行なわれる。
- 全身に送られた血液と細胞の間でもガス交換が行なわれる。

呼吸運動は腹式と胸式の“合わせ技”

肺に空気が出入りすることを**換気**といいます。空気の吸い込み（**吸気**）と吐き出し（**呼気**）が交互に繰り返されますが、その原動力になるのは**横隔膜**と**胸郭**の**呼吸運動**です。

横隔膜による呼吸は**腹式呼吸**といいます。横隔膜が収縮して中央部が下がると、**胸腔**の内部の圧力が低下して肺胞に空気が流れ込みます。横隔膜が緩んで元に戻ると、胸腔内の圧力も元に戻るので、自然に呼気が行なわれます。

胸郭の拡張・収縮も呼吸に働きます。**胸式呼吸**といい、**外肋間筋**が縮んで胸郭が外側に広がり、吸気が行なわれます（緩むと胸郭は元に戻って呼気に働く）。通常、呼吸運動全体に占める胸式呼吸の割合は約10％ですが、妊婦は横隔膜の運動範囲が狭いため、胸式呼吸の割合が多くなります。

体の細胞一つひとつも呼吸をしている

肺胞内に吸気されると、酸素と二酸化炭素の交換（**ガス交換**）が行なわれます。全身から送られてきた**静脈血**は酸素濃度が低いため、濃度が高い肺胞内の空気から血液へ向けて酸素が**拡散**します（血液に入ると**赤血球**の**ヘモグロビン**と結合する）。一方、二酸化炭素（**血漿**に溶けている）は、濃度が高い血液から濃度が低い肺胞内の空気へ拡散します。

内部に酸素を取り込んだ赤血球は、**動脈血**に乗って全身の組織まで運ばれます。ここでも血液中と細胞内の濃度の違いから酸素と二酸化炭素のガス交換が行なわれますが、これを体内における呼吸として**内呼吸**ともいいます。これに対し肺で行なわれる呼吸は**外呼吸**といいます。

試験に出る語句

ガス交換
血液と肺胞、あるいは血液と組織の間で行なわれる酸素と二酸化炭素の交換。ヒトは安静時において毎分約250mLの酸素を取り入れ、約200mLの二酸化炭素を排出する。

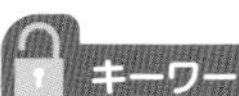

キーワード

胸腔
胸郭（肋骨、胸骨、胸椎から成るかご状の骨格）と横隔膜で囲まれた空間。

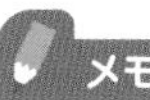

メモ

酸素濃度・二酸化炭素濃度
酸素濃度、二酸化炭素濃度は、通常、ガス分圧（混合気体を構成する個々の気体の圧力）で表す。単位はmmHgが多用されてきたが、近年はTorr（トル）を使うことが多い（1mmHg＝1Torr）。酸素分圧は動脈血では100Torrだが、静脈血では40Torrほどに低下する。一方、二酸化炭素分圧は、大気中ではほぼ0Torrだが、静脈血では45Torrにもなる。

換気のしくみ

吸気時 / 呼気時

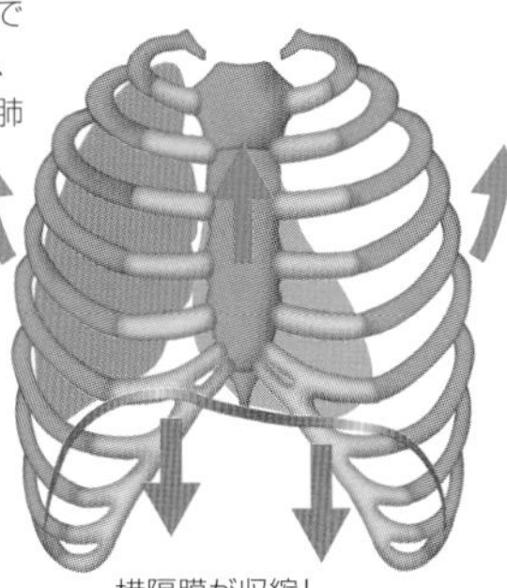

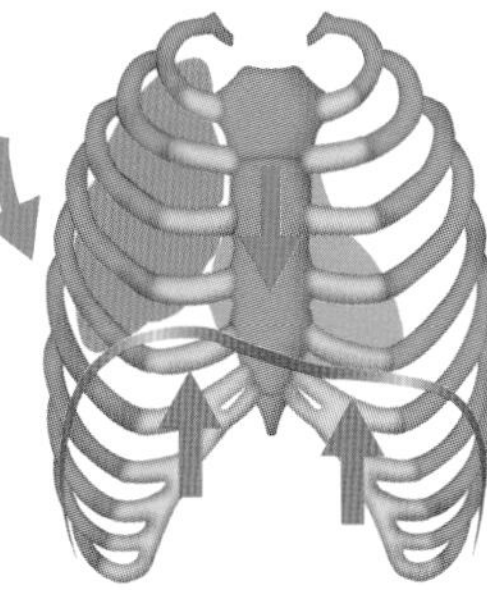

吸気
外肋間筋が縮んで肋骨を引き上げ、胸郭が拡張して肺が広がる。
横隔膜が収縮し、胸腔の容積が大きくなる。
外肋間筋が弛緩して胸郭が元に戻る。
呼気
肺の縮小によって横隔膜が弛緩し（位置が上がり）、胸腔の容積が小さくなる。

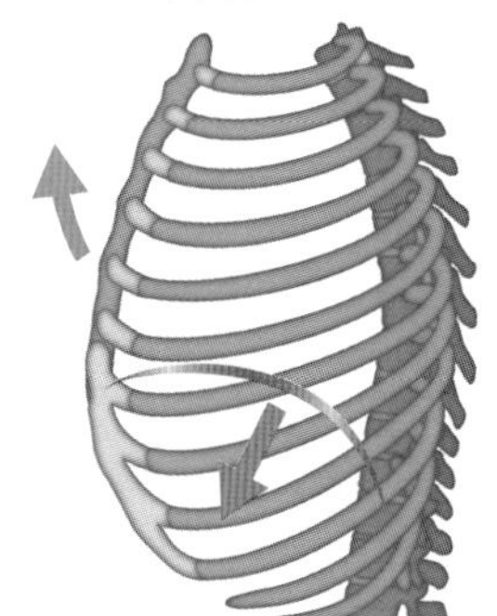
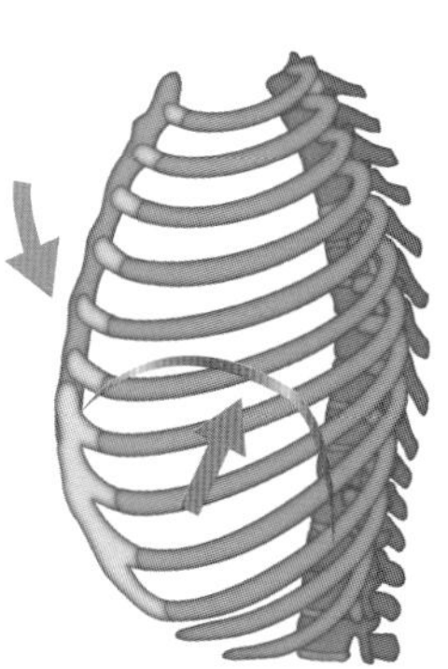

ガス交換のしくみ

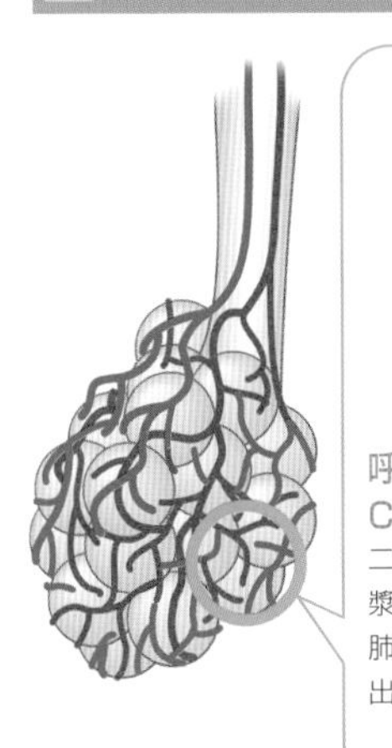
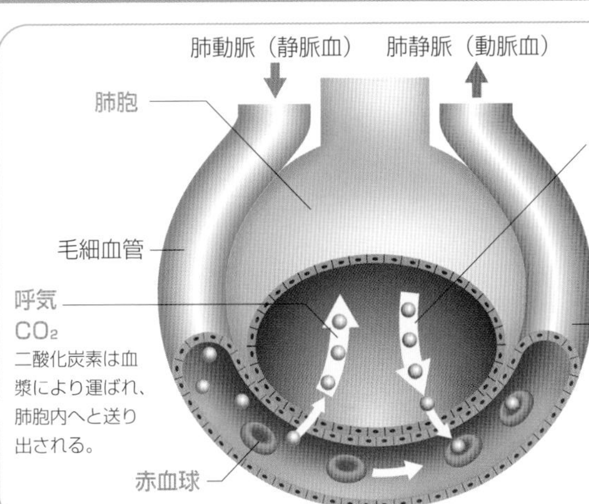

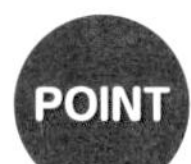
身体

血液

POINT
- 血液の最も重要な役割は、物質の輸送である。
- 血液の成分は、細胞成分と液体成分に大別される。
- 細胞成分は、赤血球、白血球、血小板から成る。

血液は細胞成分と液体成分で構成される

全身をめぐる血液の最も重要な役割は、物質の輸送です。肺で取り入れた酸素を全身に運び、ガス交換した二酸化炭素を肺へ戻します。小腸で吸収された栄養分を肝臓に運ぶのも、組織で出された老廃物を腎臓へ運ぶのも血液です。

血液の成分は固形の細胞成分と液体成分に大別されます。血液を試験管に入れて遠心分離機にかけると沈渣(ちんさ)と上澄み液に分かれますが、沈渣が細胞成分に相当します。内訳は次のような血球(けっきゅう)と血小板(けっしょうばん)ですが、99%以上は赤血球です。

赤血球：中央が凹んだ円盤形の無核細胞で、含まれる赤い色素ヘモグロビン（血色素）が酸素の運搬に働く。

白血球：免疫機能を担う細胞で、次のような種類がある。

- 好中球(こうちゅうきゅう)…最も多く存在する白血球。体内に侵入した細菌を取り込んで殺す貪食(どんしょく)作用がある。
- 単球…血管内では球状。血管の外に出るとアメーバ状のマクロファージに姿を変える。貪食作用が強い。
- リンパ球…T細胞（Tリンパ球）、B細胞（Bリンパ球）などのタイプがある。免疫機能に関与する。
- 好酸球(こうさんきゅう)…寄生虫への攻撃などにかかわる。数は少ない。
- 好塩基球(こうえんききゅう)…免疫に関与すると考えられる。数は少ない。

血小板：無核の小さな細胞片で、止血に作用する。

血液の55～60%を占める液体成分は血漿(けっしょう)といいます。90%以上は水分で、ほかにミネラル（ナトリウム、カルシウムなど）やたんぱく質（アルブミン、グロブリン、フィブリノーゲン）、栄養素や代謝物、ホルモンなどを含みます。

血液の細胞成分は、骨髄の造血幹細胞(ぞうけつかんさいぼう)から生成されます。

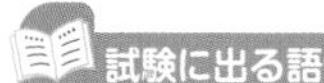
試験に出る語句

ヘモグロビン
鉄とポルフィリン（有機化合物の一種）の結合体であるヘムが、グロビン（たんぱく質の一種）に組み込まれた物質。高濃度の酸素下では酸素と結合し、低濃度の酸素下では酸素を分離する。

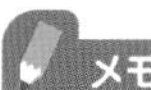
メモ

好酸球と好塩基球
好酸球は寄生虫やその卵に対して強い攻撃性を示し、寄生虫に感染すると増加する。アレルギー反応にもかかわる。好塩基球もアレルギー反応に関係していると考えられるが、いまだに不明な点が多い。

血液の役割
物質輸送のほかにも、体温調節、免疫機能（主に白血球が体内への侵入異物を排除する）、pH 値の調整（およそ pH7.4 に維持）、体液量維持（血液と組織液との間の水分移動を調節）、止血（血管損傷の際、血小板や血漿中の血液凝固因子が働いて損傷部位からの血液流出を阻止する）といった機能もある。

血液の種類

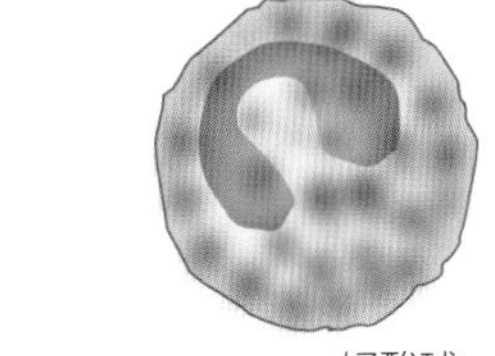
好酸球
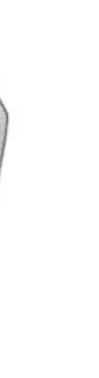
白血球
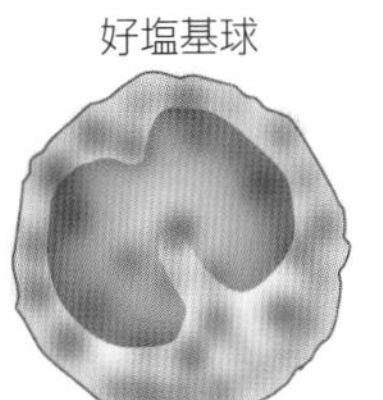
好塩基球
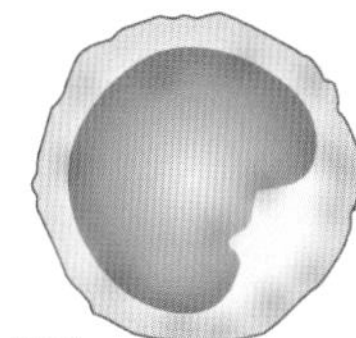

好中球

白血球
基本形は 10 〜 30 μ m ほどの球状だが、自身で運動するため、多くの場合、アメーバのような不定形を示す。種類別内訳は好中球 60%、リンパ球 30%、単球 5%、好酸球 3%、好塩基球 1%以下。

単球
白血球の中で最も大きく、30 μ m に達することもある。

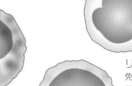

リンパ球
免疫機能で中心的役割を担う白血球。B リンパ球（B 細胞／ 20 〜 30%）と T リンパ球（T 細胞／ 70 〜 80%）に大別される。

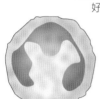

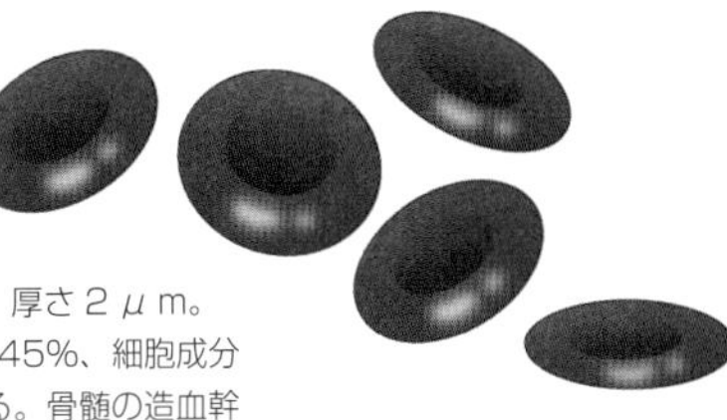

赤血球
直径 7 〜 8 μ m、厚さ 2 μ m。血液全体の 40 〜 45%、細胞成分の 99%強を占める。骨髄の造血幹細胞から生成され、約 120 日働いた後、脾臓（ひぞう）などで破壊される。

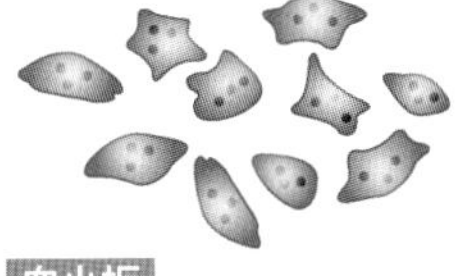

血小板
2 〜 3 μ m の円盤状構造で、造血幹細胞から分化した巨核球が粉砕されてできる。

マクロファージの貪食作用

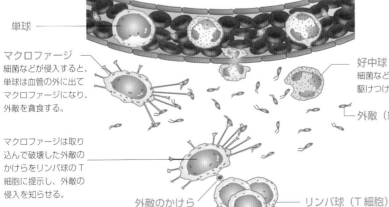

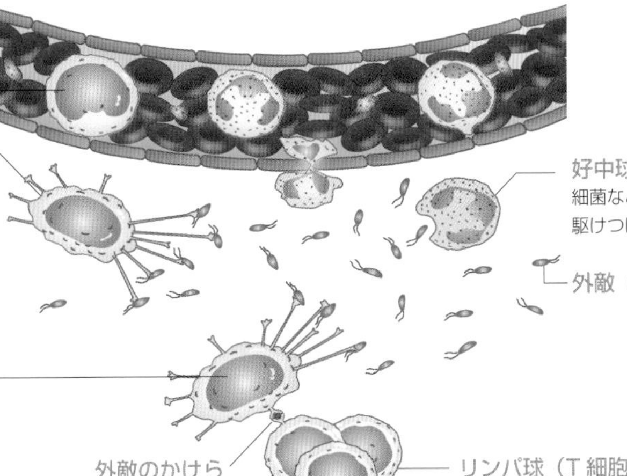
単球
マクロファージ
細菌などが侵入すると、単球は血管の外に出てマクロファージになり、外敵を貪食する。
好中球
細菌などが侵入すると駆けつけて、貪食する。
外敵（細菌など）
マクロファージは取り込んで破壊した外敵のかけらをリンパ球の T 細胞に提示し、外敵の侵入を知らせる。
外敵のかけら
リンパ球（T 細胞）

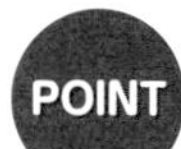

身体

体循環と肺循環

POINT

- 血液を全身に循環させるしくみを循環器系と呼ぶ。
- 血管は動脈、静脈、毛細血管に分けられる。
- 循環は大きく体循環と肺循環の2ルートに分けられる。

血液の流れには大きく2つのルートがある

血液を全身に行き渡らせるしくみを循環器系(じゅんかんきけい)と呼びます。具体的には、血液を送り出すポンプとして機能する心臓と、血液の輸送路である血管で構成されますが、これとは別に、リンパ（リンパ液）が流れるリンパ管も循環器系に含まれます（前者を心血管系(しんけっかんけい)、後者をリンパ系と呼ぶ）。

血管は大きく、動脈、静脈、毛細血管に分けられます。動脈は心臓から排出された血液が通る血管、静脈は心臓へ戻る血液が通る血管です。毛細血管は動脈系と静脈系の間に位置し、網状に分岐して組織の中を走る血管を指します。

このように血液は心臓を起点に循環していますが、そのルートは大きく２つに分けられます。１つは心臓から全身をめぐって心臓に戻るルートで体循環(たいじゅんかん)（大循環）といい、もう１つは心臓から肺を経て心臓に戻るルートで肺循環(はいじゅんかん)（小循環）といいます。体循環は全身に酸素を送り届けるルート、肺循環は二酸化炭素を多く含んだ血液を肺へ送り、再び酸素を潤沢にして心臓に戻すルートです。体循環の動脈系を流れる酸素が豊富な血液を動脈血、静脈系を流れる二酸化炭素が多い血液を静脈血と呼びますが、動脈・静脈の定義により、肺循環では動脈（肺動脈）に静脈血、静脈（肺静脈）に動脈血が流れるという"逆転"が起こっています。

肺循環では血液はすべて肺へ送られますが、体循環では送られる血液の配分が組織ごとに違います。約13～15%は脳に送られ、以下、肝臓と消化管に約20～25%、骨格筋に約15～20%、腎臓に約20%、心臓の冠状動脈（冠動脈）に約4～5%、その他の部位に約10～15%という配分になっています。

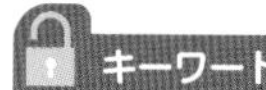

循環器系
体液の循環に関与する体内の構造で、血液循環にかかわる心血管系（心臓と血管）と、リンパ（リンパ液）の循環にかかわるリンパ系（リンパ管、リンパ節）に大別される。血管はさらに、動脈（心臓から出る血管）、静脈（心臓に戻る血管）、毛細血管（組織内を通る網状に分岐した血管）に分類される。

リンパ系
リンパ管とリンパ節で構成され、脂肪など血液では運べない物質の輸送を担う。リンパ管を流れるリンパは、液体成分のリンパ漿と、細胞成分のリンパ球から成り、毛細血管から組織に染み出た血漿（組織液）に由来する。心臓のような排出器官はなく、全身のリンパが胸部にある静脈との接続部へ向かう、一方通行の流れである。

泌尿器系
血液が組織から回収した二酸化炭素は肺で排出されるが、尿素などの老廃物などは腎臓へ送られ、濾過（ろか）されて尿として体外に排出される。このしくみにかかわる体内の構造を泌尿器系と総称する。

体循環と肺循環

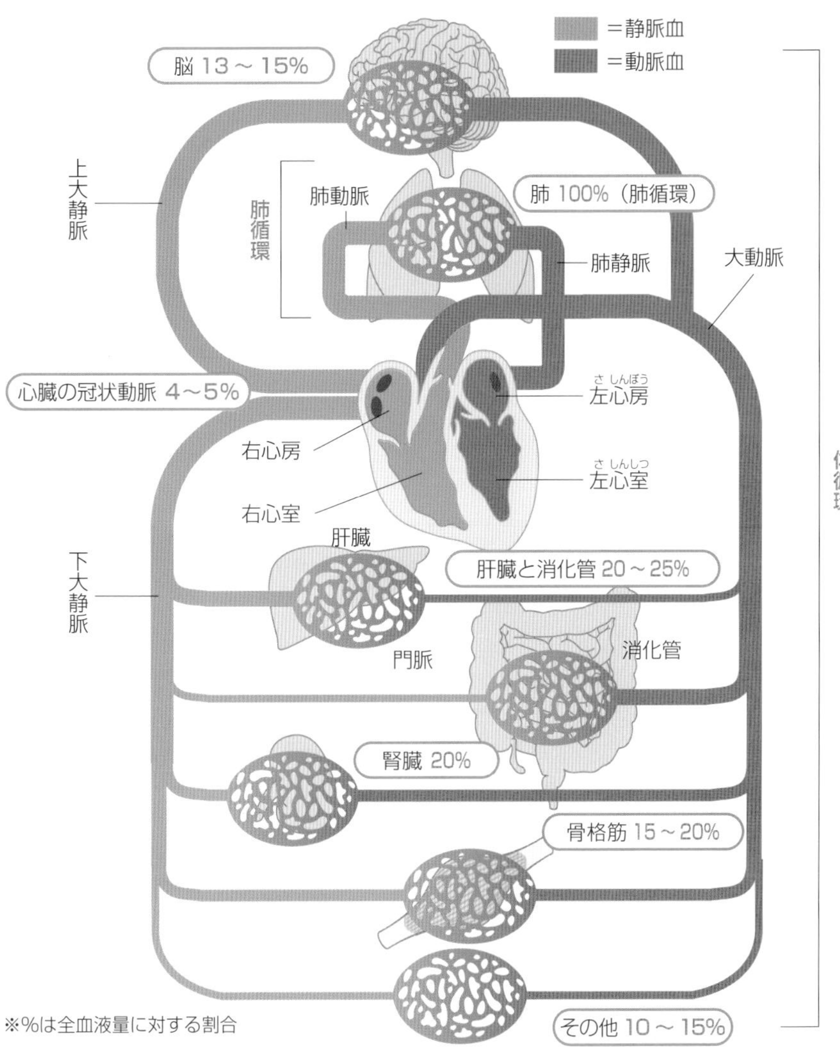

※%は全血液量に対する割合

ワンポイント

体循環

心臓の左心室から出て全身をめぐり、右心房に戻る循環。酸素を全身に送り届け、二酸化炭素を組織から回収する。

肺循環

心臓の右心室から出て肺を経由し、左心房に戻る循環。全身から回収した二酸化炭素を肺へ送り、酸素と交換して心臓に戻す。

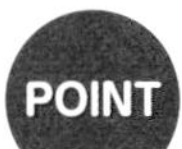

心臓のしくみと働き

POINT
- ●心臓の内部には左心房・左心室、右心房・右心室がある。
- ●心臓は多量の酸素を要するため、専用の動脈（冠状動脈）がある。
- ●心臓の拍動は、特殊心筋の緊張によってもたらされる。

心臓は強力な2シリンダーポンプ

血液循環の“要(かなめ)”である心臓は、体循環と肺循環に血液を送り出す強力なポンプで、心房(しんぼう)・心室(しんしつ)を左右に備えた2シリンダー構造を成しています（心房と心室の間には房室弁(ぼうしつべん)、右心室の肺動脈口と左心室の大動脈口にも動脈弁(どうみゃくべん)があり、ともに血液の逆流を防いでいる）。体循環は「左心房→左心室→大動脈→全身各組織→大静脈→右心房」、肺循環は「右心房→右心室→肺動脈→肺→肺静脈→左心房」の順で血液が流れるので、右の心房・心室は静脈血、左の心房・心室は動脈血で満たされていることになります。

心臓は多量の酸素を必要とするため、専用の血管を持っています。これを冠状血管(かんじょうけっかん)といいますが、動脈は冠状動脈（冠動脈）が明確に視認できるのに対し、静脈は主要な血管が見られません（細かく分岐した血管が心臓壁を走っている）。また､冠状動脈は大動脈から最初に分岐する動脈です。新鮮な血液は心臓に最優先で供給されているわけです。

拍動には「スタート地点」がある

心臓を形成している心筋(しんきん)は、普通心筋と特殊心筋に大別されます。普通心筋は心臓壁などを形づくる筋ですが、特殊心筋は自律的な収縮能力がある筋で、これにより心臓は拍動(はくどう)します。特殊心筋の緊張は、まず右心房上部にある洞房結節(どうぼうけっせつ)（キース・フラック結節）で起こり、右心房下部の房室結節(ぼうしつけっせつ)（田原結節）を経て左右の心室に及び心臓全体が収縮します。この緊張伝導経路を刺激伝導系といい、他の筋の緊張は影響しないため、周期的な拍動が保たれます。

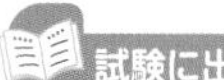

試験に出る語句

房室弁
心房と心室を分ける弁。右心房･右心室の弁は三尖弁、左心房・左心室の弁は僧帽弁と呼ばれる。

冠状動脈（冠動脈）
心臓に血液を供給する動脈。大動脈から最初に分岐する。右冠状動脈と左冠状動脈があり、右冠状動脈はさらに右外縁枝（鋭縁枝）と後室間枝（後下行枝）に、左冠状動脈は前室間枝（前下行枝）、回旋枝、左外縁枝（鈍縁枝）に分岐する。右冠状動脈からは洞房結節にも支線が延びる。

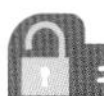

キーワード

心筋
骨格筋と同じく横紋筋に分類されるが、不随意筋であり、細胞も単円柱状であるなど、明瞭な特異性がある。心臓壁などを形づくる普通心筋と、刺激伝導系にかかわる特殊心筋に分けられる。

特殊心筋
刺激伝導系にかかわる心筋。自律収縮能力があり、その緊張が伝導されることで、心臓全体が収縮する。

心臓内腔のしくみと冠状血管

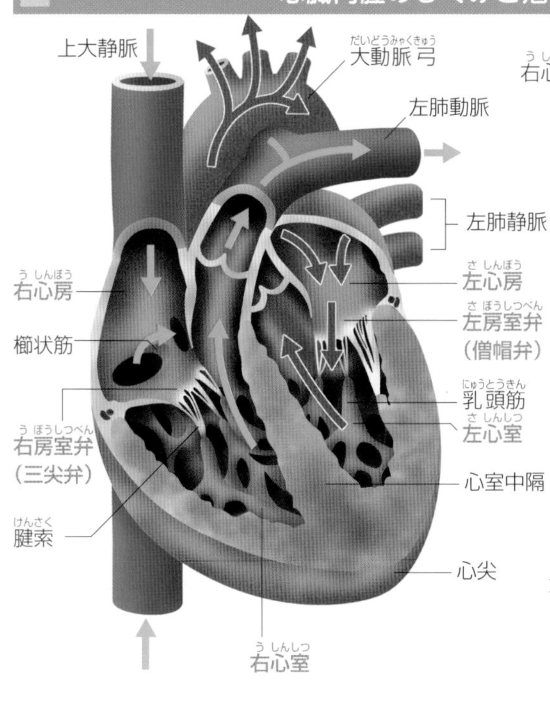

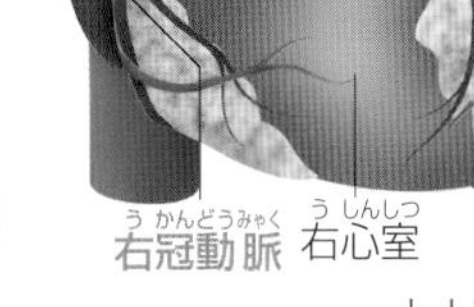

刺激伝導系

緊張は房室結節からヒス束に伝わり、左右に分岐後、網状のプルキンエ線維に乗って心室内面に広がる。

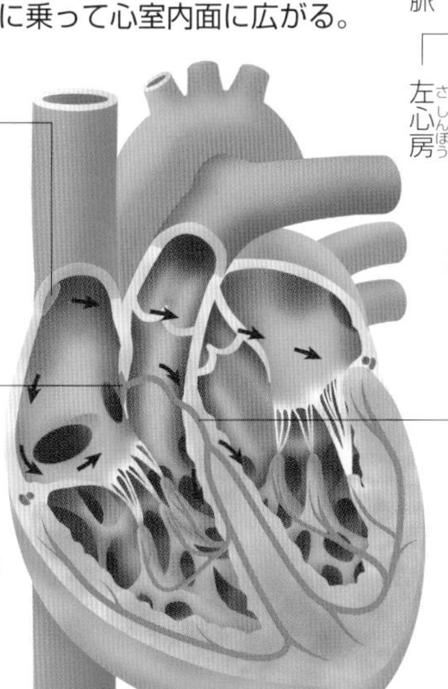

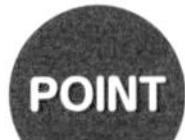

身体

動脈系と静脈系

POINT

- 動脈は高い血圧に対応するため、厚くて弾力のある壁を備えている。
- 静脈は血圧が低いため壁は薄く、逆流を防ぐ弁が備わっている。
- 静脈還流は、右心房の吸い上げ効果や筋のポンプ作用が促している。

酸素に富む血液を組織に送り届ける動脈

動脈は心臓を出発する血管です。血流の高圧力（血圧）に対応するため、厚く弾力性に富んだ壁を備えており、なかでも大動脈の壁の弾性は、ひときわ高くなっています。

大動脈は左心室を出て一度上方へ向かいますが（上行大動脈）、直後に大きくカーブし（大動脈弓）、下へ伸びて（下行大動脈）、骨盤上方で左右の総腸骨動脈に分かれます。ここに至るまでにも、いくつか主要な分岐点があります。最初の分岐は冠状動脈で、心臓を出た直後に分かれます。続いて大動脈弓で腕頭動脈、左総頸動脈、左鎖骨下動脈が分岐し、胸部で肋間動脈や気管支動脈などが、腹部で腹腔動脈や上・下腸間膜動脈、腎動脈などが分岐します。

ガス交換を終えた血液を回収する静脈

静脈は心臓に戻る血管です。血圧が低いため壁は動脈より薄い一方、逆流のおそれがあるため、ところどころ静脈弁があって、これを防いでいます。各組織の毛細血管でガス交換を終えた血液が合流して心臓に戻るわけですが（静脈還流）、動脈のように１つの主要血管があるのではなく、上大静脈（上半身の静脈血を集める）と下大静脈（下半身の静脈血を集める）が分担しています。この２本は直結していませんが、奇静脈を介し、間接的には連絡しています。

前述したように静脈の血圧は小さく、それだけでは血液を心臓に戻すことができません。そのため、胸郭や右心房の拡張に伴う吸い上げ効果、並行する動脈の拍動や下肢骨格筋の収縮に伴うポンプ作用などが血流を促しています。

試験に出る語句

血圧
血管の内壁が血液によって受ける圧力。心臓の拡張・収縮に伴い変化する。収縮時（血液の排出時）の血圧（収縮期血圧・最高血圧）が最も高く、大動脈で100mmHg、毛細血管でも15mmHgを示すが、上・下大静脈ではほぼ0である。拡張時の心臓内血圧はほぼ0だが、動脈では壁の弾力が働いて80mmHg程度が維持され（拡張期血圧・最低血圧）、正常な血流が保たれる。

上行大動脈
心臓から大動脈弓に至るまでの大動脈。心臓を出た直後に冠状動脈が分岐する。

下行大動脈
大動脈弓より後方の大動脈。横隔膜を境に、胸大動脈と腹大動脈に区分。

静脈弁
静脈内壁に見られる、血液の逆流を防ぐ弁。四肢の静脈で発達しているが、内臓の静脈には見られない。

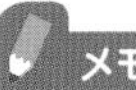

メモ

大動脈弓における分岐
腕頭動脈、左総頸動脈、左鎖骨下動脈の３本が分岐する。

主な動脈・静脈の分布

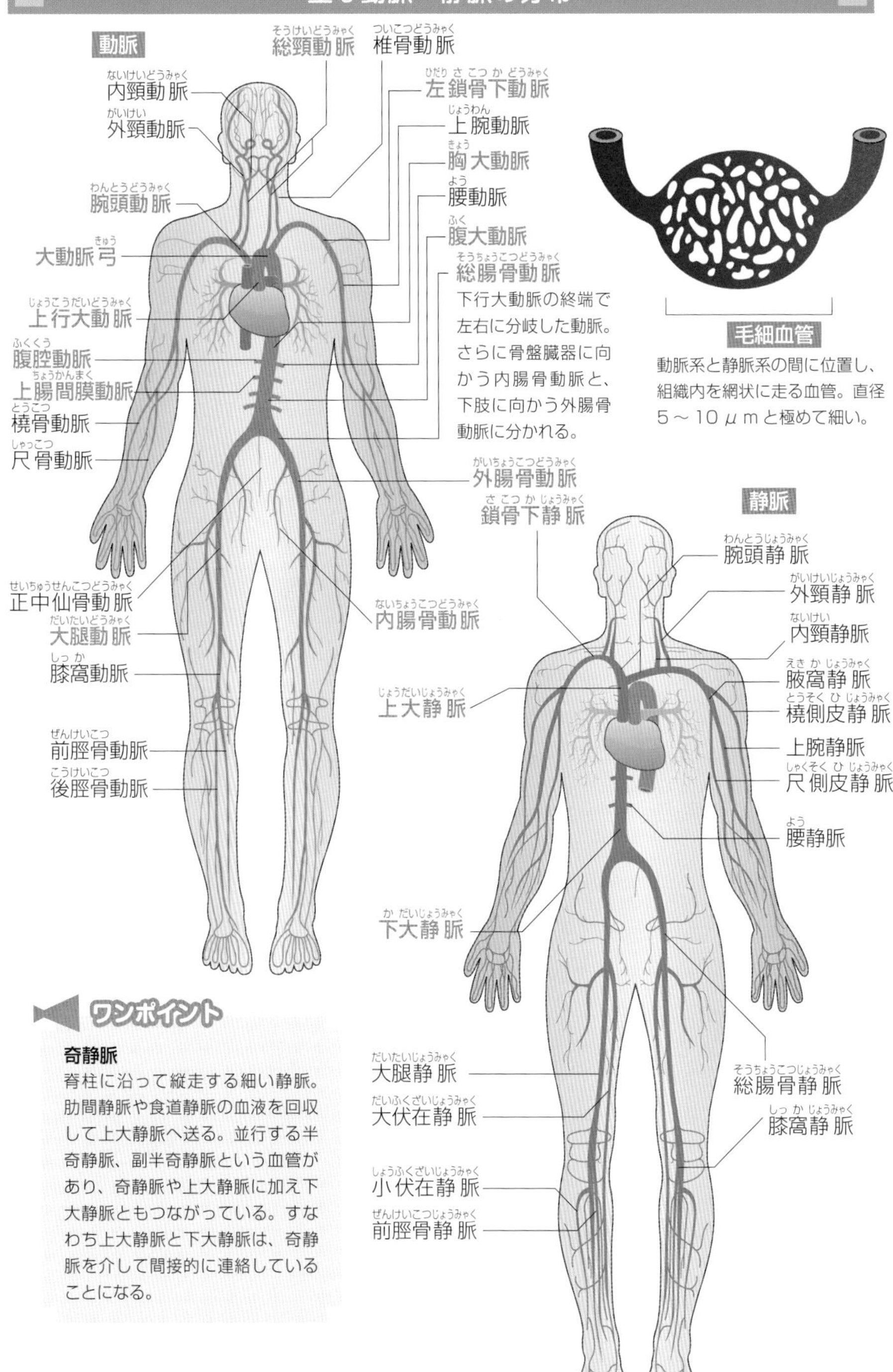

ワンポイント

奇静脈

脊柱に沿って縦走する細い静脈。肋間静脈や食道静脈の血液を回収して上大静脈へ送る。並行する半奇静脈、副半奇静脈という血管があり、奇静脈や上大静脈に加え下大静脈ともつながっている。すなわち上大静脈と下大静脈は、奇静脈を介して間接的に連絡していることになる。

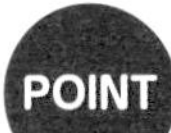

身体 体温

POINT
- ●体内で発生した熱は血液によって全身に広がる。
- ●身体内部の温度を核心温度、体表の温度を外殻温度と呼ぶ。
- ●熱産生と熱放散が平衡を保つ体温調節機能を備えている。

人体は体温を一定に保つ機能を備えている

体内で起こるエネルギー代謝（P.58参照）や筋の収縮は発熱を伴います。この体熱（たいねつ）は血液によって全身に運ばれ、結果、身体は温度を示すようになります。これが体温です。体温は、熱を産生する身体の深部ではほぼ一定値を保っていますが（核心温度（かくしん））、体表では外部気温の影響を受けて変化します（外殻温度（がいかく））。したがって、体温の基本値は核心温度ということになりますが（厳密には心臓の大動脈口における動脈血の温度）、測定は困難なので、直腸温や口腔温、腋窩温（えきか）で代用されます（日本では腋窩温が多用される）。

通常、ヒトの核心温度は約37℃ですが、これは生化学反応が最も効率よく起こる温度で、至適温度（してきおんど）と呼ばれます。ヒトなどの恒温動物は、至適温度を保つため、体内の熱産生と、輻射（ふくしゃ）や伝導（でんどう）、対流（たいりゅう）、不感蒸泄（ふかんじょうせつ）などによる外部への熱放散が平衡になるよう、体温調節の機能を備えています。

ヒトには次のような体温調節機能があります。その中枢は間脳の視床下部に存在します。

- ・筋の震え運動：外気温が低い状況下では、筋が細かく収縮することで体熱の産生を促し、体温は上昇に動く。
- ・皮膚血管の拡縮：外気温が低い状況下では収縮して熱放散を抑え、高い状況下では拡張して熱放散を促す。
- ・発汗：外気温が高いときは発汗し、その蒸発に伴う気化熱によって体表を冷却し、体温の下降を促す。
- ・ホルモンによる代謝促進：アドレナリンや甲状腺ホルモンを増加させて代謝を亢進し、体熱を産生させる。
- ・肝グリコーゲンの分解：血糖値を上昇させて体熱を生む。

試験に出る語句

アドレナリン
副腎髄質から分泌されるホルモンで、血管の収縮・拡張や血糖値上昇などに働く。

甲状腺ホルモン
甲状腺から分泌されるホルモンは、トリヨードサイロニンとサイロキシン（チロキシン）の2種が知られる。基礎代謝量の維持・促進に働く。

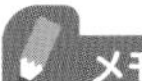

メモ

熱源栄養素の産生熱量
1g当たりの産生熱量は、糖質4.1kcal、脂質9.3kcal、たんぱく質4.1kcalとされる。

運動に伴う体温上昇
運動すれば骨格筋が活発に動くので、当然、熱産生が多くなり、体温は上昇に動く。酸素の摂取量から見た運動強度と体温上昇は比例する。

核心温度と外殻温度

外気温 20℃のとき

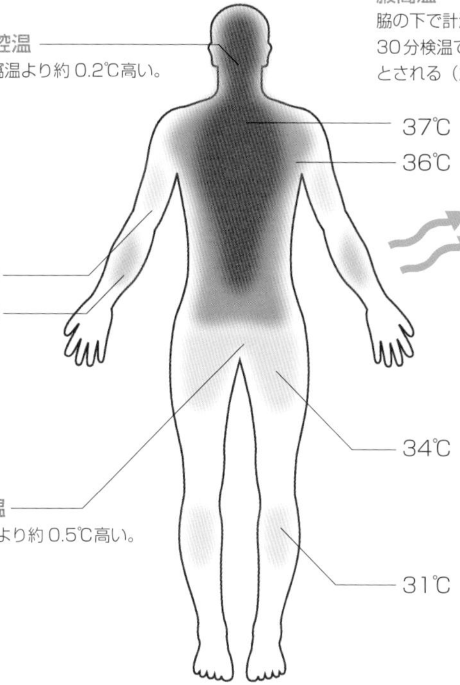

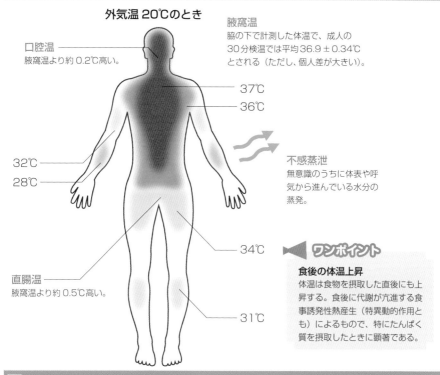

腋窩温
腋の下で計測した体温で、成人の30分検温では平均36.9±0.34℃とされる（ただし、個人差が大きい）。

口腔温
腋窩温より約 0.2℃高い。

37℃
36℃
32℃
28℃

不感蒸泄
無意識のうちに体表や呼気から進んでいる水分の蒸発。

34℃

直腸温
腋窩温より約 0.5℃高い。

31℃

ワンポイント

食後の体温上昇
体温は食物を摂取した直後にも上昇する。食後に代謝が亢進する食事誘発性熱産生（特異動的作用とも）によるもので、特にたんぱく質を摂取したときに顕著である。

体温調節のしくみ

① 気化熱
汗や吸気に含まれる水蒸気などが蒸発するときに奪われる熱。

② 輻射
放射、あるいは熱放射とも。熱が電磁波として伝達する。

③ 伝導
互いに接している物体から物体へと熱が伝わること。分子運動の伝達。

④ 対流
空気などの流体が暖められると、密度が小さくなって上昇する現象。これによって熱が伝わる。

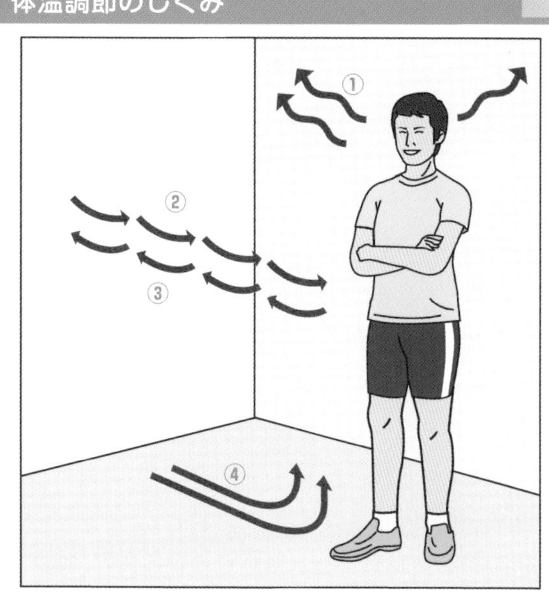

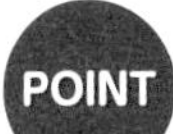

身体

栄養素

POINT

- 糖質と脂質は生命エネルギーの源であるATPを作る“原料”。
- たんぱく質は身体の組織を形成する“素材”となる。
- ビタミンとミネラルは微量ながら代謝などに必須の物質。

三大栄養素はエネルギーを生み身体を作る

前述した通り、筋収縮のエネルギー源はATP（アデノシン三(さん)リン酸）です。この物質を合成する“原料”になるのが糖質(とうしつ)（炭水化物(たんすいかぶつ)）、脂肪（脂質(ししつ)）、たんぱく質の三大栄養素で、1日当たり数十～数百gをバランスよく摂取することが必要とされます。エネルギーを生み出すことから熱源栄養素とも呼ばれますが、エネルギー産生に利用されるのは主に糖質と脂質で、たんぱく質が使われるのは、糖質と脂質が不足したときやたんぱく質が過剰なときに限られます。

たんぱく質の主要な目的は、むしろ身体を形づくる“素材”となることです。人体を構成する要素の中では水に次いで多く、15～20%を占めると言われます。

微量でも重要なビタミンとミネラル

三大栄養素ほど多量の摂取は必要ないものの（mgやμg単位）、生命活動に不可欠な物質がビタミンとミネラルです。ビタミンは代謝活動を補助する有機化合物の総称で、A、B群、C、D、Eなどが知られています。同じ物質でも生物によってビタミンとして働く場合と働かない場合があり、ヒトでは13種類のビタミンが確認されています。

ミネラル（無機質）は無機物で、骨や歯の材料になるカルシウム、赤血球の酸素運搬にかかわる鉄をはじめ、ナトリウムやカリウム、マグネシウム、ヨウ素などがあります。

ビタミンとミネラルを三大栄養素に加えて五大栄養素とする場合もあり、さらにヒトが消化できない多糖類(たとうるい)（いわゆる食物繊維）を加えて六大栄養素とする場合もあります。

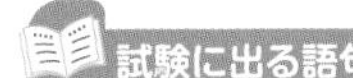

糖質
化学式上、炭素と水素の化合物と見なされることから炭水化物の呼称が一般的だったが、現在では定義が変わり（糖が結合したもの）、糖質と呼ぶことが多い。

脂肪
生物の体内に存在する非水溶性物質を脂質と総称する。その中で、脂肪酸とグリセロールに分解できるものを脂肪と呼ぶ。

たんぱく質
約20種類のアミノ酸が多様な配列で結合した物質。構成するアミノ酸のうち、体内で合成できず、食物から摂取する必要があるものを必須アミノ酸という。

ビタミン
代謝活動の補助などに働く有機化合物の総称。ヒトでは13種類が確認される。体内では合成できず、食物から摂取する必要がある。

ミネラル
無機質ともいう。身体を構成する元素のうち、炭素、水素、酸素、窒素を除く元素の総称。

食物繊維
単糖が多重結合した多糖類のうち、ヒトの消化管が消化できない物質をいう。

六大栄養素とその働き

分類	栄養素	働き	主な食品
三大栄養素・五大栄養素・六大栄養素	**糖質**	体のエネルギーとなる	ご飯、パン、パスタ、うどん、砂糖、いもなど
三大栄養素・五大栄養素・六大栄養素	**脂質**	体のエネルギーとなる	植物油、バター、ラード、マヨネーズ、マーガリンなど
三大栄養素・五大栄養素・六大栄養素	**たんぱく質**	体をつくる	肉、魚、卵、大豆、大豆製品など
五大栄養素・六大栄養素	**ビタミン** 水溶性ビタミン（ビタミンC、B群など）、脂溶性ビタミン（A、D、Eなど）	体の調子を整える	野菜（淡色野菜、緑黄色野菜）、海藻、果物など。肉や魚にも含まれる
五大栄養素・六大栄養素	**ミネラル** カルシウム、鉄、ナトリウム、カリウム、銅、亜鉛など	体の調子を整える	牛乳・乳製品、牛肉、卵、ヒジキ、レバーなど Ca Fe Na K Cu Zn
六大栄養素	**食物繊維**	腸の機能を整え、糖や脂質の吸収促進などの働きに関与	野菜、海藻、きのこなど

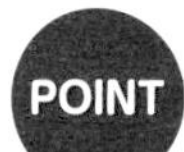
身体

消化と吸収

POINT
- 食物は消化管によって消化され、栄養素が吸収される。
- 食物の消化には、消化液に含まれる消化酵素が働く。
- それぞれの消化酵素は、特定の栄養素を分解する。

栄養素は消化管で食物から取り出される

食物を分解して栄養素を取り出す過程を**消化**といい、そのために働く諸器官を**消化器系**と総称します。消化器系のうち**口**（**口腔**）から**肛門**までは連続した管と見なせるため**消化管**と呼ばれます。食物は消化管の中で栄養素に分解、吸収されますが、消化管を構成するそれぞれの**消化器**においては、分泌される**消化液**に含まれる**消化酵素**が働きます。これは消化の化学反応に触媒として作用する物質の総称で、その種類や関与する栄養素は、消化器ごとに異なります。

口（口腔）：食物を**咀嚼**し、**唾液**に含まれる**アミラーゼ**などがでんぷんを**麦芽糖**（マルトース）に分解する。

食道：口腔で咀嚼された食物を**胃**へ送る管。

胃：食物に**胃液**を加えて混ぜ合わせる。胃液に含まれる**塩酸**が殺菌し、**ペプシン**がたんぱく質を分解する。

小腸：胃から続く**十二指腸**、**空腸**、**回腸**に分けられる

- **十二指腸**：**肝臓**でつくられる**胆汁**（胆液）と**膵臓**でつくられる**膵液**を分泌し、脂肪と糖質を消化する。
- **空腸・回腸**：**腸壁**に付着している消化酵素によってたんぱく質をアミノ酸、糖類を**ブドウ糖**（グルコース）などに分解。脂肪の分解生成物である**脂肪酸**と**グリセロール**などとともに、**腸絨毛**から吸収する。

大腸：水分を吸収。残りを**便**として**肛門**から排出する。

肝臓：消化器系では**付属器**として機能。胆汁をつくり、**胆嚢**を経由して十二指腸へ送る。胆汁は脂肪を**乳化**する。

膵臓：消化器系では付属器として機能。膵液を分泌する。膵液は**リパーゼ**（脂肪を分解する消化酵素）を含む。

試験に出る語句

消化酵素
消化器から分泌される消化液に含まれる、食物の消化に働く酵素。

咀嚼
歯による、かみ砕きとすりつぶし、舌による混ぜ合わせの組み合わせ。

唾液
口腔に分泌される消化液。3つの唾液腺（耳下腺、舌下腺、顎下腺）などでつくられる。含まれる消化酵素アミラーゼがでんぷんを麦芽糖（マルトース）に分解。

胃液
胃粘膜にある胃腺から分泌される消化液。塩酸を主成分とする胃酸、たんぱく質の消化酵素であるペプシンなどを含む。

キーワード

胆汁（胆液）
肝臓で生成され、胆嚢に貯蔵された後、十二指腸に分泌される。消化酵素は含まないが、脂肪を乳化し、膵液のリパーゼなどによる分解を助ける。

膵液
膵臓で生成され、十二指腸に分泌される消化液。脂肪の消化酵素リパーゼが含まれ、脂肪を脂肪酸とグリセロールに分解する。

消化器系の構造

食物の消化･吸収に関与する器官の総称で、消化管（口、食道、胃、小腸、大腸、肛門）と、付属器（歯、舌、唾液腺、肝臓、膵臓）に分けられる。

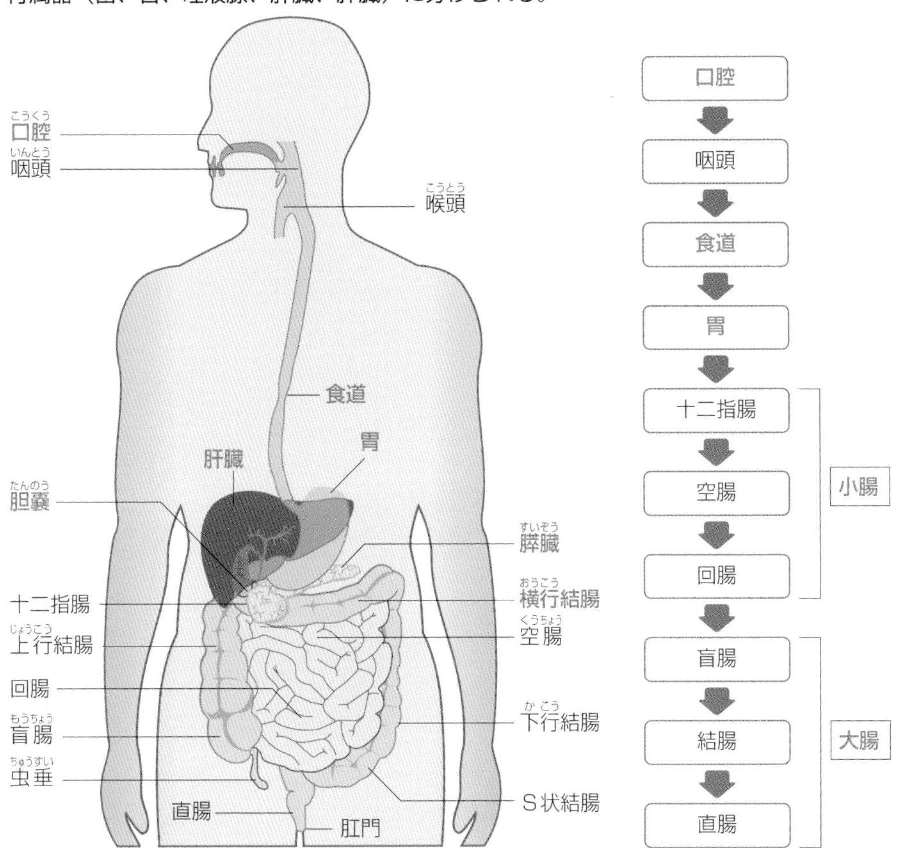

ワンポイント

腸壁酵素の例

ラクターゼ：乳糖（ラクトース）をブドウ糖（グルコース）、脳糖（ガラクトース）に分解

マルターゼ：麦芽糖（マルトース）をブドウ糖に分解

スクラーゼ：蔗糖（スクロース）をブドウ糖と果糖（フルクトース）に分解

リパーゼ：脂肪を脂肪酸とグリセロールに分解

エンテロキナーゼ：膵液中のトリプシノーゲンに働き、たんぱく質をアミノ酸に分解するトリプシンを生成。

小腸

十二指腸、空腸、回腸に分けられる。十二指腸では、肝臓から分泌される胆汁と、膵臓から分泌される膵液によって、脂肪や糖質が分解される。空腸や回腸では、腸壁に付着している消化酵素（ラクターゼ、マルターゼ、スクラーゼ、リパーゼなど）が糖質やたんぱく質、脂肪の消化の最終段階にかかわり、生成物（ブドウ糖、アミノ酸、脂肪酸、グリセロールなど）を吸収する。

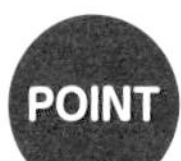

エネルギー代謝

POINT
- 筋内のATPは少量なので、合成して供給する必要がある。
- ATPの合成過程には、ATP-CP系、解糖系、TCA回路系がある。
- ATP-CP系と解糖系は無酸素系、TCA回路系は有酸素系。

エネルギーを生み出す３つの過程

エネルギー源であるATP（アデノシン三リン酸）は筋に蓄えられますが、1秒に満たない最大運動で枯渇するほど少量です。そのため、熱源栄養素を消化して得られた物質（エネルギー基質）から合成し、供給する必要があります。これをエネルギー代謝といい、3つの合成系があります。

ATP-CP系：クレアチンリン酸（CP）を原料とする合成系。CPはアミノ酸を基に肝臓で合成されて筋に蓄積され、この際生成されたリン酸が、筋内の残存ADPと結合することでATPが再合成される（ローマン反応）。

解糖系：筋内のグリコーゲン（ブドウ糖が多数結合した高分子化合物）や血中のブドウ糖（グルコース）を原料とする合成系。これらの糖質を分解すると、何種類ものリン酸化合物（中間代謝物）に変わりながらピルビン酸に変換されるが、この過程でATPが産出される。

TCA回路系：アセチルコエンザイムA（アセチルCoA）を基にした合成系。アセチルCoAは、解糖系で生成されたピルビン酸や、筋中の脂肪から分解された脂肪酸などからつくられ、クエン酸に始まる化学変化の回路（TCA回路・クエン酸回路）に投入される。この過程で生成される物質が酸素と反応し、ATPが合成される。

これら3つのうち、ATP-CP系と解糖系は極めて短い時間しか持続しませんが（合わせて40秒ほど）、TCA回路系は長時間にわたって反応が続きます（理論上は無限）。また、ATP-CP系と解糖系は酸素が関与しないため無酸素系、TCA回路系は酸素を必要とするため有酸素系に分類されます。

キーワード

クレアチンリン酸（CP）
アルギニンとグリシン（いずれもアミノ酸の一種）を基に肝臓で合成され、筋でクレアチンとリン酸に分解される。

解糖系
グリコーゲンやブドウ糖を分解すると、さまざまな中間代謝物（主にリン酸化合物）の生成を経て、ピルビン酸になる。この分解過程でATPが産生される。

グリコーゲン
ブドウ糖が樹枝状に結合した多糖（単糖の重合体）で、動物でんぷんとも呼ばれる。ブドウ糖はグリコーゲンとして貯蔵され、適宜分解されてブドウ糖が供給される。

アセチルコエンザイムA
アセチルCoAと略記する。ピルビン酸や脂肪酸を基に生成される有機化合物。エネルギー代謝に利用されなかった余剰分は脂肪酸に再合成され、中性脂肪となる。

メモ

ATPの合成
ATPは筋線維内で合成されるが、消費と合成が並行するため、運動中も骨格筋内のATP濃度は、ほぼ一定に保たれている。

ATP-CP系

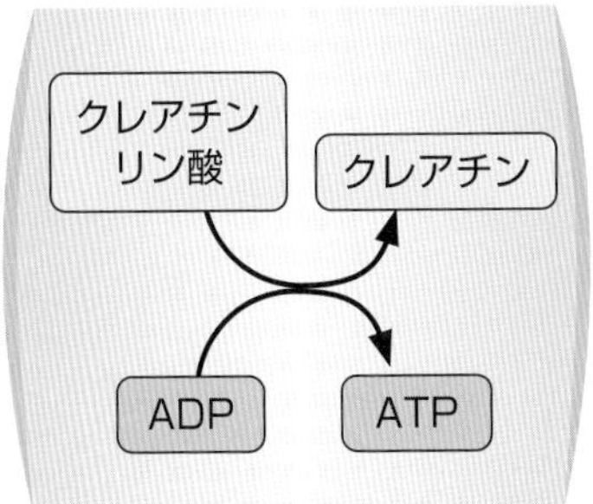

クレアチンリン酸の分解によって生成されたリン酸が、筋内に残っているADPと結合し、再びATPとなる合成系。反応速度は非常に速いが（体重1kg当たり毎秒約13cal）、原料のADPが少ないため、8秒ほどしか持続しない。そのため瞬発力が必要な場面で効果を発揮する。無酸素系の反応で、細胞質で行なわれる。

TCA回路

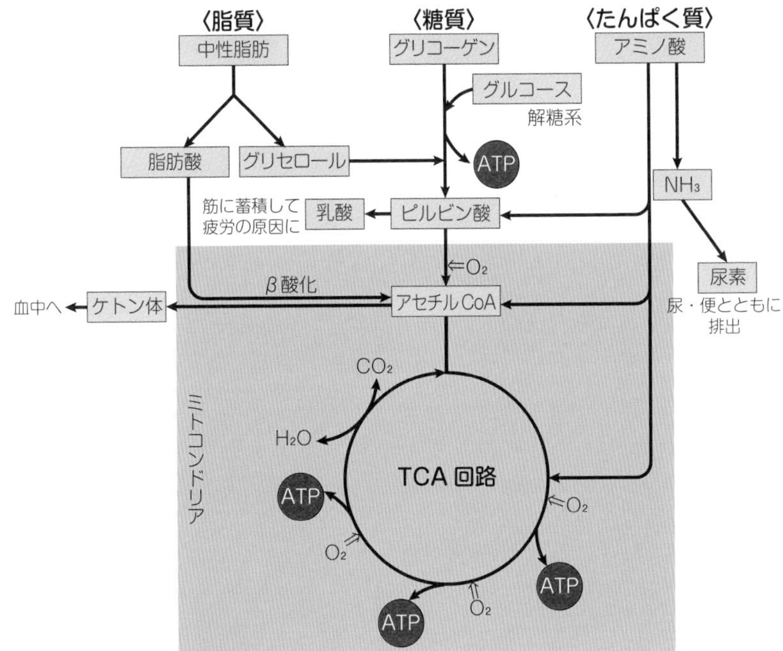

ワンポイント

TCA回路系

アセチルCoAから変化したクエン酸から、コハク酸やリンゴ酸などを経て再びクエン酸に戻る化学変化のサイクルをTCA回路またはクエン酸回路といい、この過程と電子伝達系により大量のATPが合成される（中間代謝物から水素が切り離され、酸素と化合して水になる反応過程でATPを産出）。持続時間は理論上無限だが、反応速度が遅いため（体重1kg当たり毎秒約3.6cal）、持久力が必要な場面で有効とされる。細胞のミトコンドリアで進む有酸素系の反応。

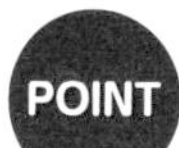

身体 有酸素運動と無酸素運動

POINT
- ●短距離走や重量挙げなど瞬発的な力を要する運動は無酸素運動。
- ●長距離走や自転車など持久的な力を要する運動は有酸素運動。
- ●運動の継続時間が長くなるほど、脂肪消費の割合が大きくなる。

瞬発力の無酸素運動、持久力の有酸素運動

エネルギー代謝のうち、ATP-CP系と**解糖系**はATPを合成する反応が非常に速く進み（体重1kg当たりの供給速度は、ATP-CP系が毎秒約13cal、解糖系が毎秒約7cal）、筋へATPを迅速に供給できますが、持続時間が極めて短く（ATP-CP系と解糖系を合わせても40秒ほど）、短時間の運動でしか効力を発揮できません。そのため、瞬発力が必要な競技や、瞬間的に大きな力を要する高強度の競技に有効とされます。ATP-CP系と解糖系は酸素を必要としない**無酸素系**の反応なので、これらの合成系が効力を発揮する運動を**無酸素運動**といいます。スポーツでは、短距離走や重量挙げ、筋力トレーニングなどがこれに該当します。

TCA回路系は、反応速度が遅い（体重1kg当たり毎秒約3.6cal）反面、ATP-CP系や解糖系よりATPを多く合成でき、理論上は無限に反応が続きます。そのため、持久力を要する低強度の長時間運動、例えば長距離走、ジョギング、自転車などで効果を発揮します。TCA回路系が**有酸素系**の反応であることから、これらは**有酸素運動**と呼ばれます。

ところで、糖質のグリコーゲンは解糖系とTCA回路系に関与しますが、高強度の運動ほど早く消費されます。一方、脂肪酸はTCA回路系に関与しますが、運動が低強度で継続時間が長くなると、貯蔵脂肪を分解して脂肪酸を得るようになります。結果、エネルギー代謝全体に占める消費割合は、短時間で高強度の運動では糖質が優勢ですが、低強度で長時間の運動ほど、脂肪の割合が大きくなります。低強度・長時間の有酸素運動が体脂肪の燃焼に有効な理由です。

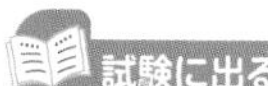

試験に出る語句

無酸素運動
無酸素系（ATP-CP系・解糖系）によってエネルギーを得る運動。

有酸素運動
有酸素系（TCA回路系）によってエネルギーを得る運動。

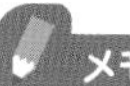

メモ

グリコーゲンの消費
筋内のグリコーゲンは、運動強度が高いほど短時間で枯渇してしまうが、低強度になると消費が抑制されるため、枯渇するまでの時間は延長される。

脂肪の消費
TCA回路系にはアセチルCoAが投入されるが、その基となる脂肪酸は、初期には筋中にあるものが使用される。しかし、運動が長時間になると枯渇するため、脂肪組織の貯蔵脂肪を分解して脂肪酸を産生して血中に放出し、筋に供給するようになる。その割合は、運動時間が長いほど大きい。

有酸素運動

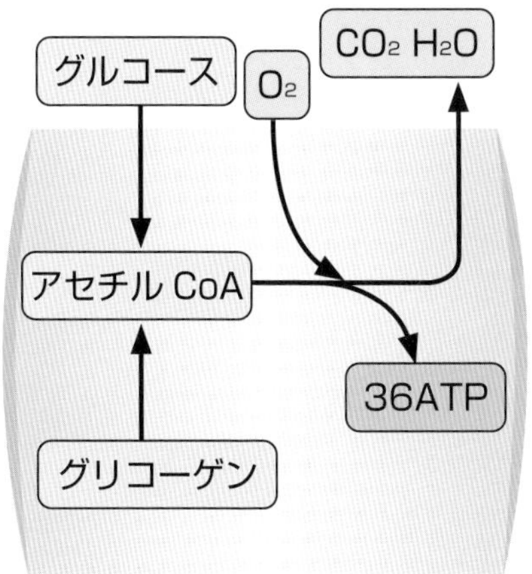

骨格筋内のグリコーゲンの分解、または血中からのグリコーゲンの取り込みで得たブドウ糖（グルコース）を、酸素を筋肉に十分に送り込みながら行なう運動で分解し、ATP を取り出す。

グルコース、グリコーゲンのほかに脂肪酸をエネルギー源として酸素で分解してエネルギーを生産する。

長距離走やジョギング、自転車など、持久的な力を要するスポーツが該当する。

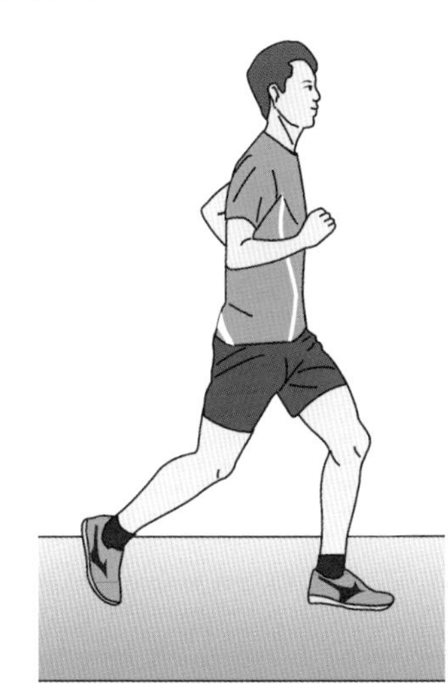

無酸素運動

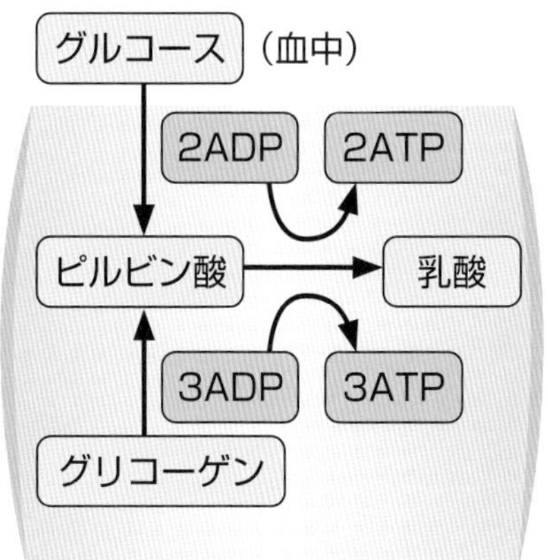

骨格筋内に貯蔵されているグリコーゲンを分解してピルビン酸を得る、または血中からグルコースを取り込み、無酸素系解糖で分解して ATP を取り出す。（グリコーゲンからは実質 3ATP が、グルコースからは 2ATP が生成される）

グリコーゲンがエネルギー源となり乳酸を生成するので、短時間で疲労する。

瞬発的な力を要する、短距離走や重量挙げ、筋力トレーニングなどが該当する。

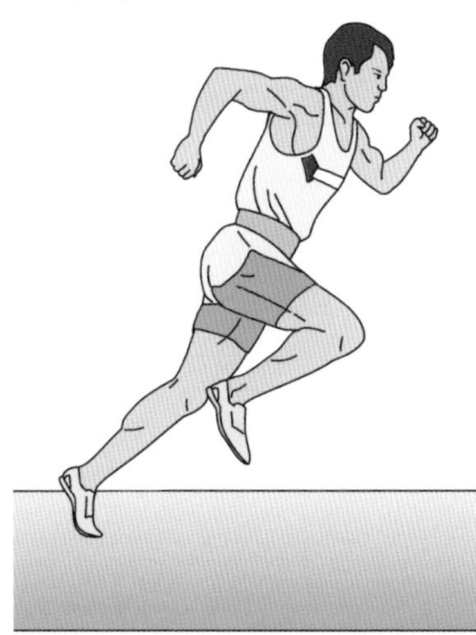

運動雑学
COLUMN
①

ロコモティブシンドロームとは

メタボリックシンドローム（内臓脂肪型肥満）は今ではすっかり「おなじみ」になりましたが、近年、新たな「シンドローム」（症候群＝複数症状の発現）の予防が呼びかけられています。「ロコモティブシンドローム」（locomotive syndrome）、通称「ロコモ」です。英語で「機関車」を意味する「ロコモティブ」（locomotive）から派生した造語で（「運動の…」という意味を持たせている）、運動器の機能が低下して、日常生活に支障をきたすおそれのある状態をいいます（和名は「運動器症候群」）。2007年に日本整形外科学会によって提唱されました。

具体的には、筋や骨、関節、軟骨、椎間板などが老化や障害（骨折など）、疾患（変形性関節症、関節リウマチ）により衰えて運動機能が低下し、将来「要介護」になるリスクが高まっている状態をいいます。階段の上り下りに手すりが必要、片足立ちで靴下を履けない、家の中でよくつまずく、15分くらい続けて歩けない、などといった状態が該当し、放置すると運動器不安定症（転倒の危険性が高まった運動器疾患）などに陥り、寝たきりになる危険性をはらんでいるので軽視はできません。特にわが国は、世界でも類を見ない速さで高齢化が進んでいるだけに深刻です。

予防策として、スクワットと片足立ちをベースにした「ロコモーショントレーニング」（ロコトレ）の普及などが呼びかけられています。

2章

運動と力学の基礎

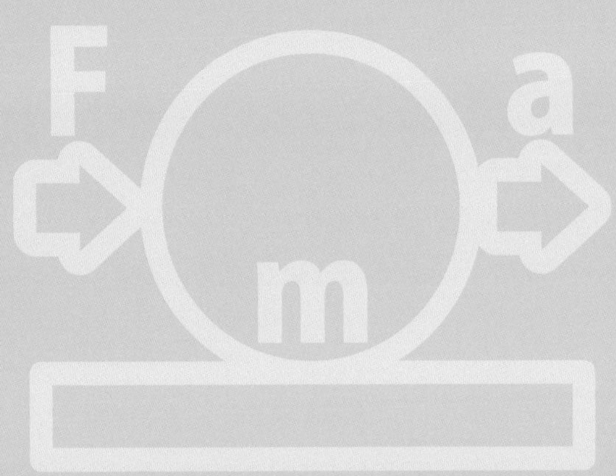

身体運動とバイオメカニクス
身体とてこの原理
身体運動の表し方
身体運動と力、モーメント
仕事とエネルギー

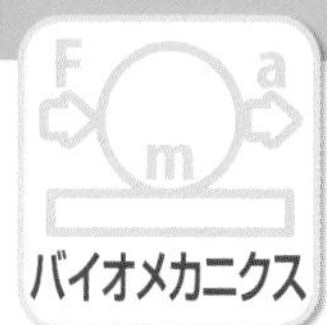
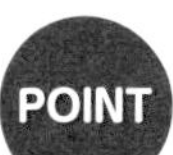

身体運動とバイオメカニクス

POINT
- 身体運動を力学的視点から考察する学問をバイオメカニクスという。
- 身体運動は直進運動（並進運動）と回転運動に還元できる。
- 身体運動もニュートンの運動法則に支配される。

身体運動を力学的視点からとらえる

「運動」という語にはさまざまな意味があります。一般的には「スポーツ」と同じ意味で使われることも少なくありません。一方で、物理学における「運動」は物体の「ふるまい」を指し、社会学では特定の目的を志向する行動やムーブメントを言います。いずれにしろ、人や生物、物体の「動き」を意味していることは共通しています。

本書で扱う「運動」は、もちろん生物学や医学、生理学からの視点がベースですが、「動き」を扱う以上、物理学、なかでも「力学」と無関係ではいられません。身体運動そのものを扱う学問を「kinematics（運動学）」、その運動を発現させる力を扱う学問を「kinetics（運動力学）」といいます。

この「運動学」と「運動力学」を合わせてバイオメカニクス（biomechanics：生体力学）と呼びます。バイオメカニクスの研究対象は、全身から細胞まで非常に広く、応用もスポーツや臨床（医療やリハビリテーション）にとどまらず、工業や環境の分野にまで及んでいます。

身体運動を力学的視点から考察するには、力学における「運動」の基本を理解しておく必要があります。物体の運動の基本は、直進運動（並進運動）と回転運動です。身体運動も、この２つに還元できます。そしてこれらは当然、ニュートンが発見した３つの運動法則に支配されます。

第１法則：慣性の法則
第２法則：運動方程式（力は物体の質量と加速度に比例）
第３法則：作用・反作用の法則

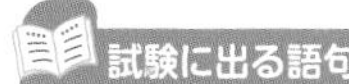

試験に出る語句

バイオメカニクス
「生体力学」と邦訳される、身体運動を力学の視点から考察する学問。

直進運動（並進運動）
物体が真っすぐ進む運動。

回転運動
物体が回転軸の周りを回転する運動。

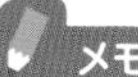

メモ

ニュートンの運動法則
第１法則（慣性の法則）、第２法則（運動方程式：力は物体の質量と加速度に比例）、第３法則（作用・反作用の法則）から成る力学の基本法則。

運動学と生体力学（バイオメカニクス）

運動学と運動力学

身体運動そのものを扱う学問を「運動学」、運動を発現させる力を扱う学問を「運動力学」という。

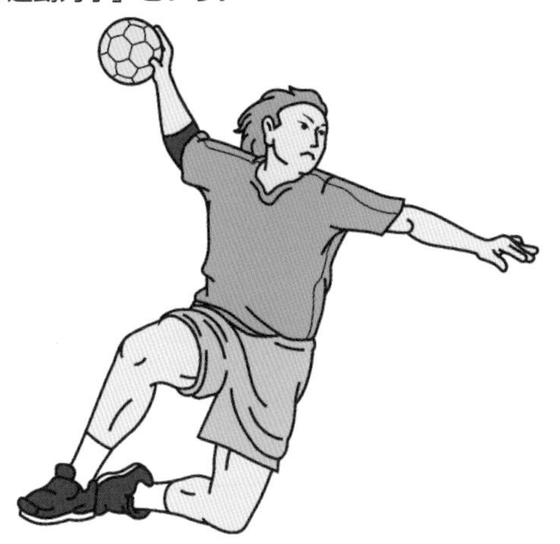

生体力学

「運動学」と「運動力学」を合わせたものを「生体力学」という。

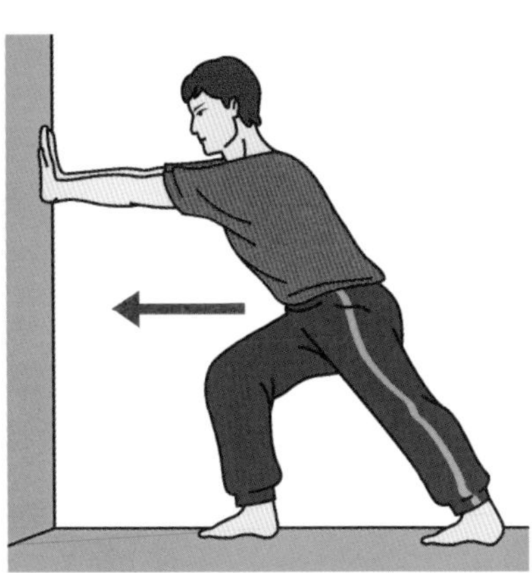

直進運動（並進運動）と回転運動

運動は、物体が真っすぐ進む直進運動（並進運動）と物体が回転軸の周りを回転する回転運動とに大別される。

直進運動（並進運動）と回転運動が合わさって行なわれる投球動作

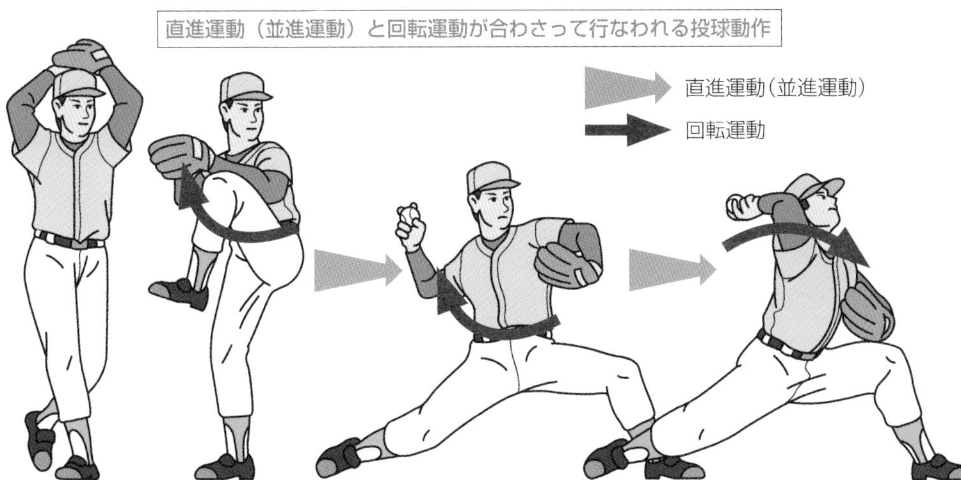

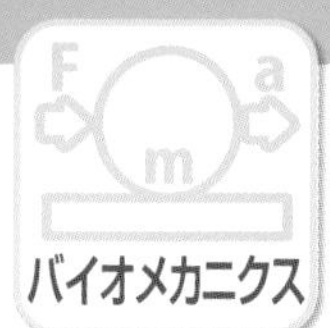

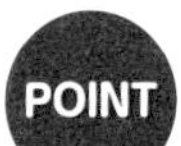

バイオメカニクス

身体とてこの原理

POINT
- 関節の運動は、てこの原理で考えられる。
- てこは支点の位置によって３種類に分けられる。
- 関節運動は「第３のてこ」の“応用例”が最も多い。

関節の動きは「てこ」の“応用”である

身体運動のうち、関節の運動は「てこの原理」で考えることができます。「てこ」は棒を使って、対象物に大きな力を及ぼしたり、安定性を得たりする道具ですが、必ず**支点**（棒を支える点）、**力点**（棒に力を加える点）、**作用点**（棒が対象に力を与える点）が存在します。この３点の位置関係により、てこは次の３つに分類できます。

第１のてこ：〈力点〉――〈支点〉――〈作用点〉
第２のてこ：〈支点〉――〈作用点〉――〈力点〉
第３のてこ：〈支点〉――〈力点〉――〈作用点〉

「第１のてこ」は、支点の位置によって効果が異なる、応用性の高さが特徴です。力点と作用点にかかる力の大きさが同じとき、両点のちょうど中間に支点を置くとバランスが安定します。また、支点が作用点に近づくほど、力点に与えた力を増幅して作用点に及ぼすことができ、また力点に支点が近づくほど、作用点に大きな運動域を与えることができます。身体では、頭部と頸椎をつなぐ環椎後頭関節（かんついこうとうかんせつ）や片足立ちをしているときの股関節が代表的な例です。

「第２のてこ」は、支点を作用点に近づけることで、力点の力を増幅することができます。これに当たる関節の運動は、つま先立ちしたときの足関節が該当するくらいです。

「第３のてこ」は、大きな力や安定性が得られない代わりに、可動域が大きくて素早い運動を得ることができます。このてこを“応用”した関節運動は数多く、肘関節（ちゅうかんせつ）はその代表例です。物を持った手が作用点、上腕二頭筋が橈骨に付着した部分が力点、肘関節が支点に当たります。

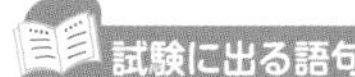

試験に出る語句

てこ
棒（レバー）を用いて、大きな力やバランスなどを得る道具。支点、力点、作用点の３点がある。

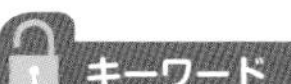

キーワード

第１のてこ
支点が力点と作用点の間にあるてこ。

第２のてこ
作用点が力点と支点の間にあるてこ。

第３のてこ
力点が支点と作用点の間にあるてこ。

てこの原理

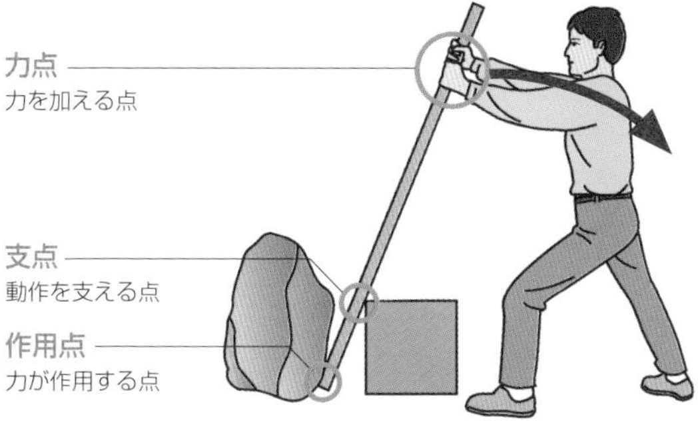

3種類のてこ

第1のてこ

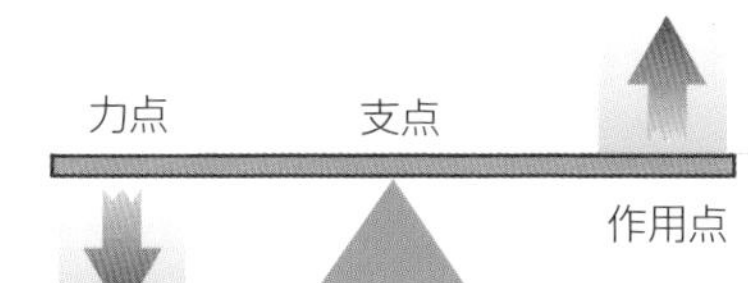

シーソーのように、支点が作用点と力点の間にある。

第2のてこ

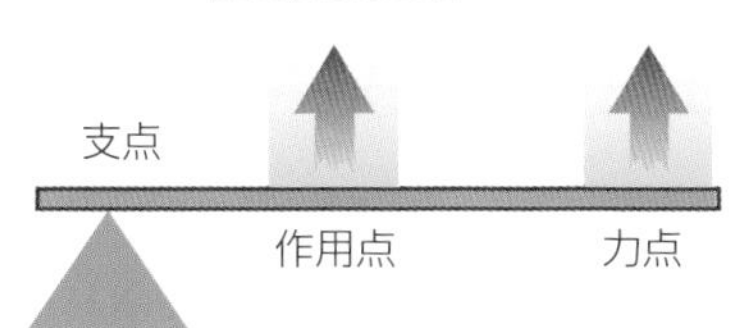

支点と力点の間に作用点がある。支点を作用点に近づけることで、小さな力で物を動かすことができる。

第3のてこ

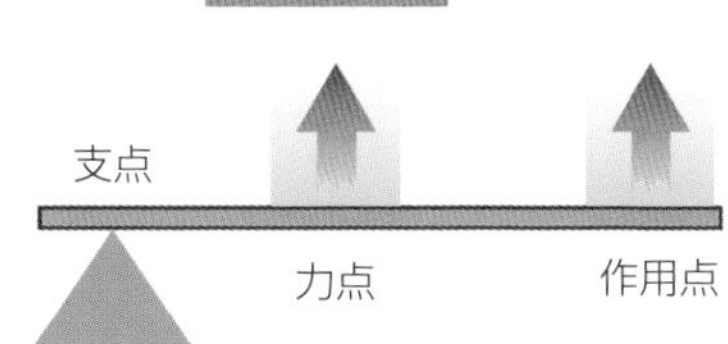

力点が支点と作用点の間にある。可動域が大きく、素早い動きが可能になる。

頭部と頸椎をつなぐ環椎後頭関節

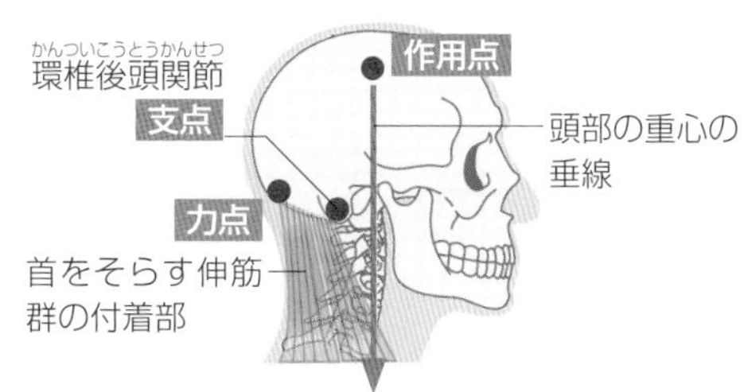

つま先立ちをしたときの足関節

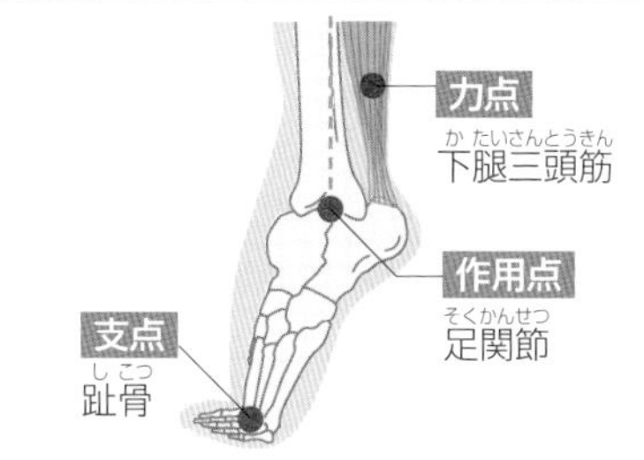

物を持ったときの肘関節

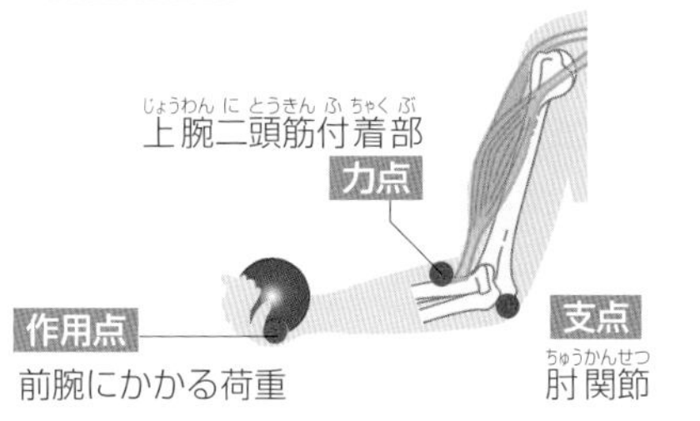

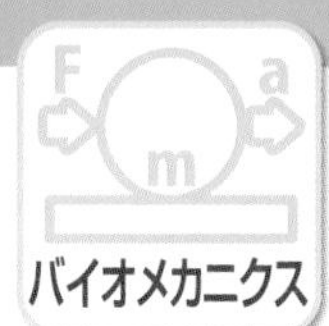

身体運動の表し方

POINT
●身体運動の基準は機能的基本肢位。
●身体運動は運動面（３種）と運動軸（３種）で表す。
●関節の運動の方向は４種を基本にさまざまな表現がある。

身体の動きは面と軸で表す

正面に向いて直立し、腕を下ろして手掌を体側に向け、つま先を両母趾（ぼし）が付くようにそろえて前に向けた姿勢を機能的基本肢位といいます。身体運動はこれを基準に「運動面」と「運動軸」で表します。運動面は次の３つがあります。

矢状面（しじょうめん）：身体を左右に縦割りする面。
前額面：身体を前後に縦割りする面。
水平面：身体を上下に横割りする面。

運動軸も３つに分類されます。運動軸は運動面に対して直行するため、身体運動の大半は、関節を運動軸とする、運動面上に展開する回転運動に還元されます。

垂直軸：鉛直に延びる運動軸。運動面は水平面。
矢状―水平軸：前後を貫く運動軸。運動面は前額面。
前額―水平軸：左右を貫く運動軸。運動面は矢状面。

関節運動の方向は独特の表現をする

身体運動のうち、関節の運動の方向は独特の言い回しで表現します。基本となるのは屈曲（基準位から前方または上方への回転）、伸展（後方あるいは下方への回転）、外転（左右外側方向への回転）、内転（左右内側方向への回転）の４つですが、部位によってはさらに、外旋（外側方向への旋回）、内旋（内側方向への旋回）、水平屈曲（水平面上の屈曲）、水平伸展（水平面上の伸展）、回外（外側へのひねり）、回内（内側へのひねり）、回旋（左右のひねり）など、さまざまなバリエーションが加わります。運動としては同じでも、部位によっては異なる表現をすることもあります。

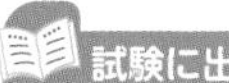

機能的基本肢位
正面向きの直立位で、手掌を体側に向け、両つま先をそろえて正面に向けた、身体運動を表す基準となる姿勢。

運動面
身体運動を表現する際に基準となる面。矢状面、前額面、水平面の３種。

運動軸
身体運動を表す際に基準となる軸。垂直軸、矢状―水平軸、前額―水平軸の３種。

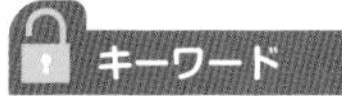

屈曲
関節の前方や上方への回転。

伸展
関節の後方や下方への回転。

外転
関節の左右外側への回転。

内転
関節の左右内側への回転。

運動面と運動軸

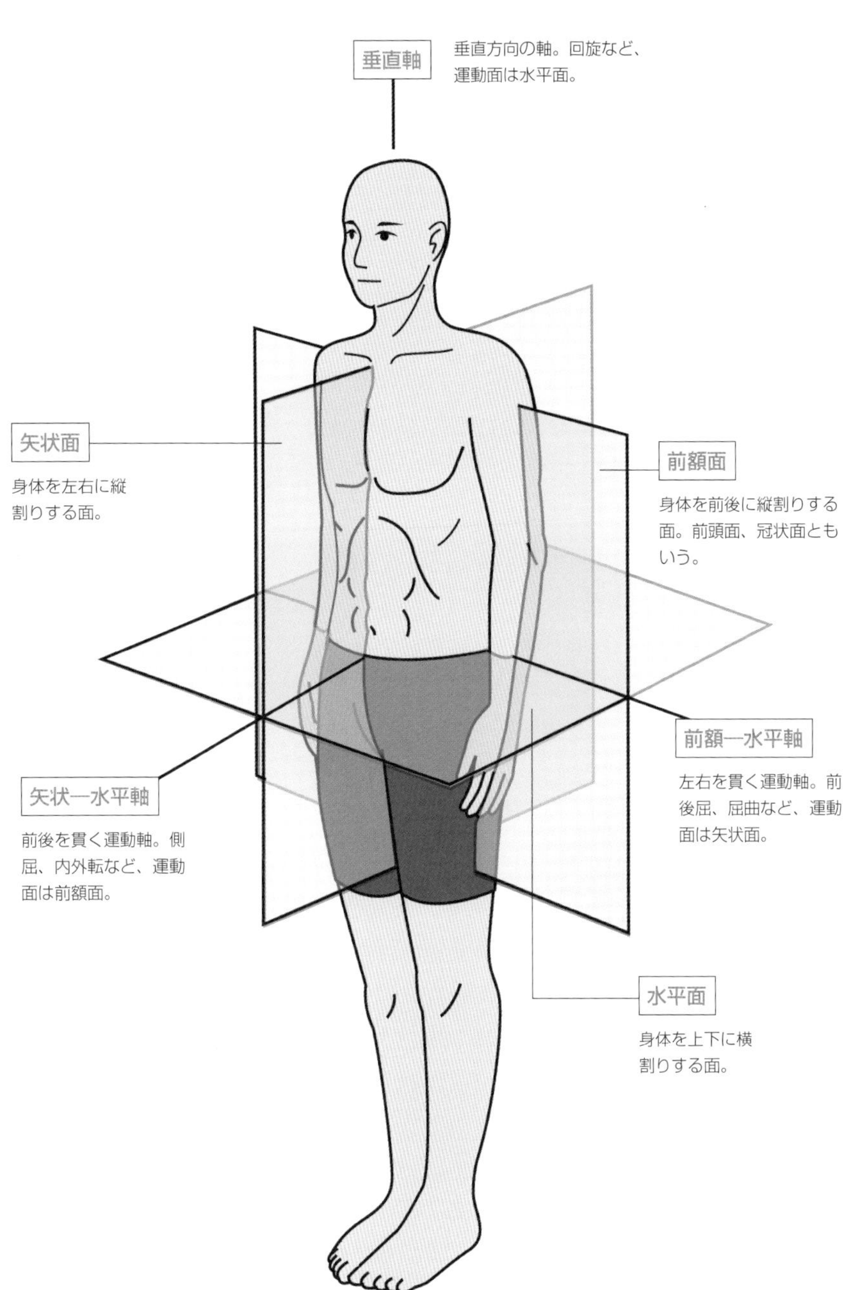
垂直軸
垂直方向の軸。回旋など、
運動面は水平面。
矢状面
身体を左右に縦
割りする面。
前額面
身体を前後に縦割りする
面。前頭面、冠状面とも
いう。
前額―水平軸
左右を貫く運動軸。前
後屈、屈曲など、運動
面は矢状面。
矢状―水平軸
前後を貫く運動軸。側
屈、内外転など、運動
面は前額面。
水平面
身体を上下に横
割りする面。

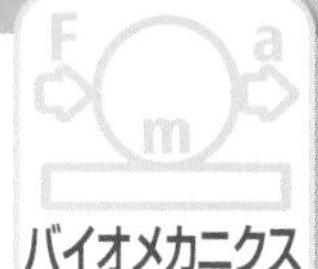

バイオメカニクス

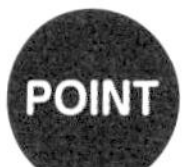

身体運動と力、モーメント

POINT
- 身体運動もニュートンの運動法則に支配される。
- 関節の運動は回転運動に還元できる。
- 「回転のさせやすさ」は「力のモーメント」で表される。

ニュートン力学は身体運動も支配する

力学の基本は「ニュートンの運動法則」です。身体運動も物理的な「運動」なので、この法則に支配されます。

第１法則：慣性の法則

物体は外部から力が加わらない限り、同じ状態を維持する（静止している場合は静止を、運動をしている場合は等速直線運動を続ける）。

第２法則：運動方程式

物体に力を加えると加速度が生じる。力を F、物体の質量を m、加速度を a とすると「$F = ma$」の関係がある（運動方程式：力は物体の質量と加速度に比例する）。

第３法則：作用・反作用の法則

物体Ａが別の物体Ｂに力を与えたとき（作用）、物体Ａは与えた力と大きさが同じで向きが反対の力を物体Ｂから受ける（反作用）。

関節の運動には「モーメント」も考慮される

物体の運動は、直進運動のほかに、回転運動もあります。関節の運動は「てこの原理」で考えられることを前述しましたが、てこも支点を中心とする回転運動と考えられます。

回転運動では「回転のさせやすさ」が問題になります。これに関係する物理量を力のモーメント（M）といい、回転の中心から動かす物体までの距離（r）と、その物体を回転させる方向に加える力（F）の積（$M = r \times F$）で定義されます。いわば「回転させるのに必要な力の大きさ」で、これが大きいほど回転させやすいことになります。

試験に出る語句

ニュートンの運動法則：第１法則（慣性の法則）
物体は外部から力が加わらない限り、同じ状態を続ける。

ニュートンの運動法則：第２法則（運動方程式）
力を F、物体の質量を m、加速度を a としたとき「$F=ma$」で表される（力は質量と加速度に比例）。

ニュートンの運動法則：第３法則（作用・反作用の法則）
ある物体が別の物体に力を与えたとき（作用）、その物体は与えた力と大きさが同じで逆向きの力を、相手の物体から受ける（反作用）。

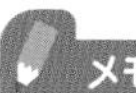

メモ

力のモーメント
力を F、回転の中心からの距離を r とした時、２つの積で定義される、回転運動の起こしやすさを表す物理量。

ニュートンの運動法則

第1法則：慣性の法則

物体は外部から力が加わらない限り、同じ状態を続ける。

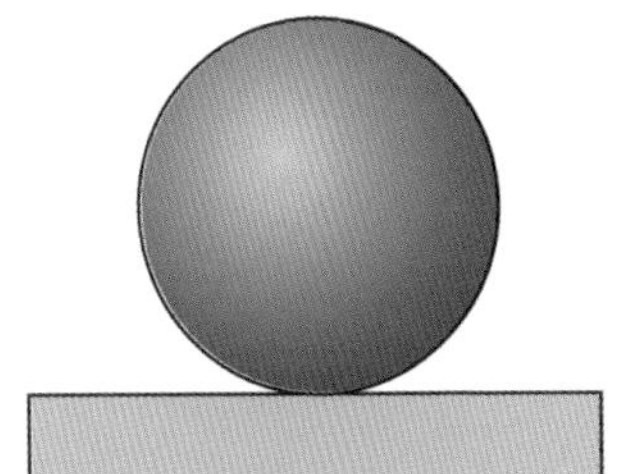

第2法則：運動方程式

力を F、物体の質量を m、加速度を a としたとき「$F=ma$」で表される。

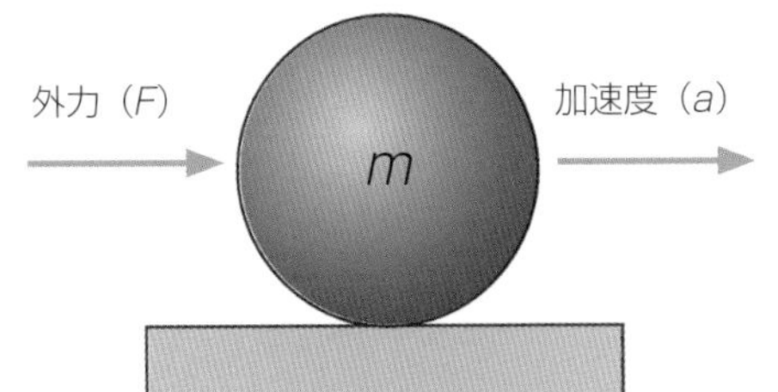

第3法則：作用・反作用の法則

ある物体が別の物体に力を与えたとき（作用）、その物体は与えた力と大きさが同じで逆向きの力を受ける（反作用）。

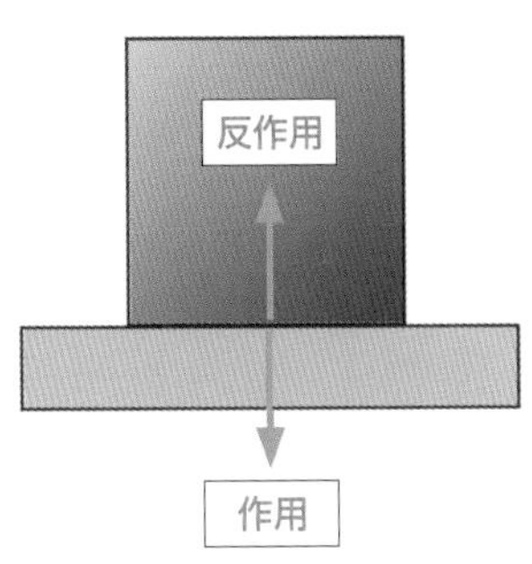

力のモーメント

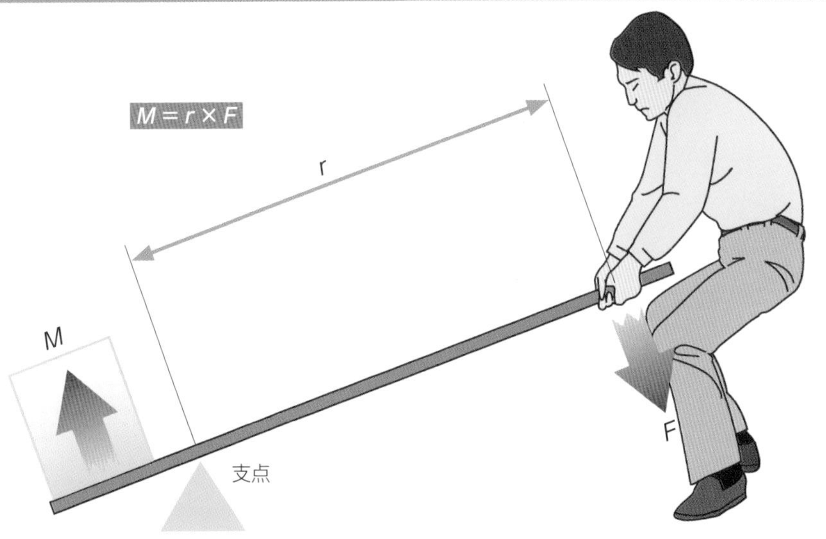

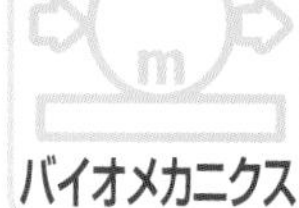
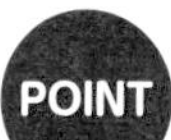

仕事とエネルギー

POINT
- 物体に与えた力と移動した距離の積を「仕事」という。
- 単位時間当たりの仕事量を「仕事率」という。
- 運動する物体が持つ「仕事をする能力」を「運動エネルギー」という。

力学における「仕事」と「エネルギー」

物体に力を加えると、物体は運動して位置が変化します。力学においては、力と移動距離の関係について仕事（W）という概念を導入しています。仕事は力(F)と移動距離(S)の積で定義され（$W = F \times S$)、Nm（ニュートンメーター）またはJ（ジュール）を単位に用います。

これにさらに時間を考慮し、単位時間にどれくらい仕事をしたかを仕事率（パワー）(P) と定義します（単位はW：ワット)。仕事率は「仕事 W ÷時間 T」、つまり「力 F ×距離 S ÷時間 T」ですが、距離を時間で割った商は速度(V)なので、仕事率は力と速度の積($F \times V$)でも求められます。仕事率が大きいほど、効率よく仕事をしたことになります。

ところで、物体の移動は速度を伴うので、仕事は速度との関係で考えることができます。質量 m の物体に力が加わって一定の距離を移動し、速度が V に達したとします。これは「仕事をしたら速度が V になった」ということであり、言い換えると「仕事が運動に変換された」と言えます。

ということは、運動する物体は「仕事をする能力」を内部に持っていることになります。実際、運動する物体がほかの物体に衝突すれば、当たった物体には力が加わり、一定の距離を移動します（すなわち、運動していた物体は仕事をしたことになる)。このように、物体が持っている「仕事をする能力」のことをエネルギーといい（単位は仕事と同じJ)、運動する物体が持つエネルギーを運動エネルギーと呼びます。速度 V で運動している質量 m の物体の運動エネルギーは「$1/2 \times m \times V^2$」で求められます。

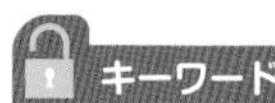

キーワード

仕事
加えた力と、力と同じ方向に移動した距離の積で定義される物理量。

ジュール（J）
仕事やエネルギーの単位。1Nの力で物体を1m移動させる仕事を1Jと定義する。

仕事率
単位時間当たりの仕事量

ワット（W）
仕事率の単位。1秒間に1Jの仕事をする仕事率を1Wと定義する。

エネルギー
物体が持っている「仕事をする能力」を示す物理量。

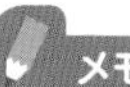

メモ

運動エネルギー
運動する物体が持っている、仕事をする能力。「(質量×速度の二乗) ÷2」で求められる。

仕事率

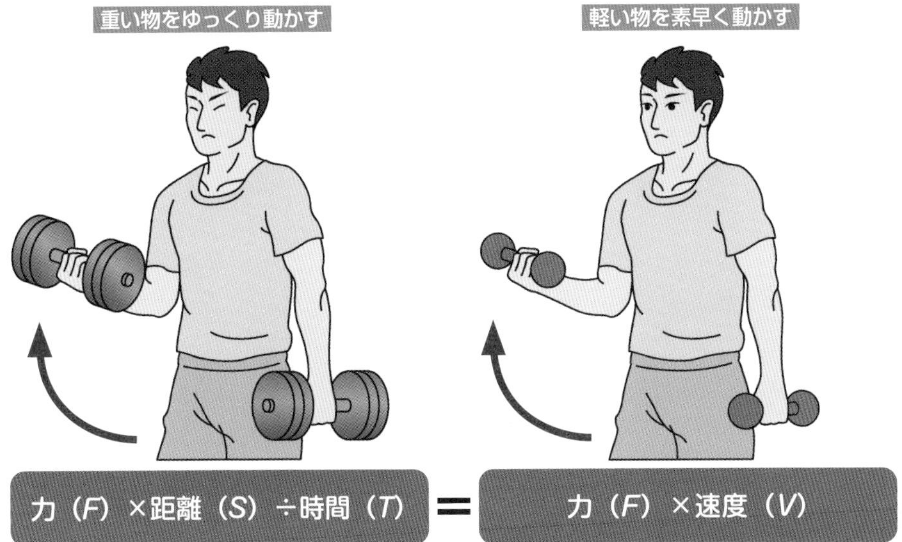

運動エネルギー

運動エネルギー：運動している物体が持つ、仕事をするエネルギーのこと。

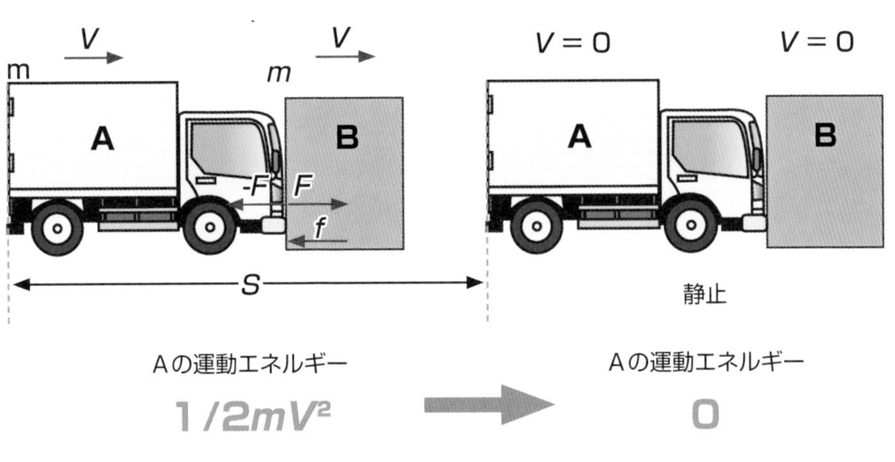

仕事 W

物体 B を距離 S だけ動かす

運動雑学
COLUMN
②

体脂肪計は進化する

トレーニングをする人が気にするデータの1つに「体脂肪率」があります。体重に占める脂肪の重量の割合ですが、かつては簡単に測定できる数値ではありませんでした。伝統的な測定法の1つで、最も高精度とされる「水中体重秤量法」はアルキメデスの原理を応用していますが、息を全部吐いて水槽に全身を沈めなければならないうえに、大がかりな装置を必要とします。同じ原理を用いた「空気置換法」は比較的楽に計測できますが（密閉カプセル内の気圧を変えて測る）、装置が大きいことに変わりはありません。しかし1992年、日本の計測器メーカーが「インピーダンス法」による小型測定器を開発し、高精度なデータが手軽に得られるようになりました。

これは筋肉と脂肪の電気抵抗が異なることを応用し、体に微弱な電流を流してインピーダンス（交流の電圧と電流の比。直流の電気抵抗に相当）を測定し、体脂肪率を算出するもので、今では筋肉量や骨量なども計測できる「体組成計」に進化しています。ただ、生体の電気抵抗は体調や時間によって変動し、算出の基準データもメーカーごとに異なるため、測定値は時刻やメーカーにより誤差があります。

特に「体内年齢」「カラダ年齢」と呼ばれる項目は違いが顕著で、「T社製とO社製では10歳以上も違う」という戸惑いの声も聞かれます。もっとも、この項目には統一基準がないので、単なる“目安”と理解すべきです。

3章

体幹のしくみと機能

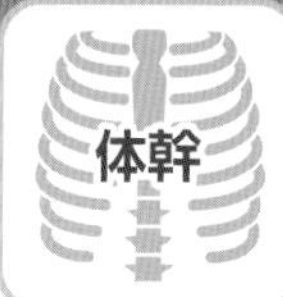

体幹の骨格

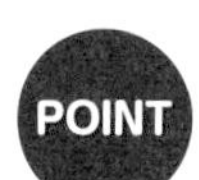

- 体幹は人体の主要な臓器を納めた“身体の幹”。
- 体幹を支える骨は脊柱、胸郭、骨盤。
- 胸郭は胸椎、肋骨、胸骨で構成される。

“身体の幹”に相当する体幹

人体は解剖学上、４つの部分に分けられます。首から上を**頭頸部**、左右の腕を**上肢**、左右の脚を**下肢**と呼び、残りの部分を**体幹**と呼び、体幹は人体の主要な臓器が格納された、文字通り“身体の幹”に当たる部分（**胴体**）に相当します。体幹は**胸部**と**腹部**に分けられるため**胸腹部**の別名もありますが、胸部・腹部は体の前面についての呼称なので（背面は**背部**、**腰部**という）、あまり使われません。腹部のうち、**骨盤**がある部分を特に**骨盤部**と呼ぶこともあります。また、頭頸部から頸部だけを切り離し、体幹に含めて扱うこともあります（この場合、頭蓋だけで**頭部**を構成する）。本書ではこの分類に則り、頸部については本章で解説します。

体幹を構成する骨は脊柱、胸郭、骨盤

体幹を形づくっている骨は**脊柱**、**胸郭**、骨盤に分けられます。脊柱（いわゆる背骨）は、体幹の中央を鉛直方向に伸びる骨で、身体の支柱の役割を果たしています。**椎骨**と呼ばれる短い環状の骨が連なって構成され、上部の**頸椎**と呼ばれる部分で頭部を支え、下部の**仙骨**、**尾骨**と呼ばれる部分は骨盤の後面を構成しています。骨盤は脊柱の**腰椎**と呼ばれる部分に連結した“底のない杯形”をした大きな骨で、下腹部を支えるとともに、内部の臓器を保護しています。

胸郭は心臓や肺を囲んで保護している“骨のかご”で、脊柱の**胸椎**と呼ばれる部分と、これにつながる**肋骨**、**胸骨**で構成されています。胸骨には**鎖骨**も連結しています。鎖骨は体幹と上肢を連結する骨で、**肩甲骨**に続いています。

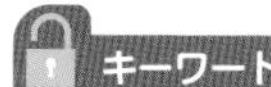

脊柱
体幹の支柱の役割を担う骨。椎骨が連結して構成される。

骨盤
下腹部の臓器を保護している杯状の骨。

胸郭
肺と心臓を保護しているかご状の骨のつくり。胸椎、肋骨、胸骨から成る。

体幹の構造

体幹とは、いわゆる胴体のこと。人体から頭頸部、上肢、下肢を除いた部分をいう。頸部を含めることもある。

[体幹（前面）]

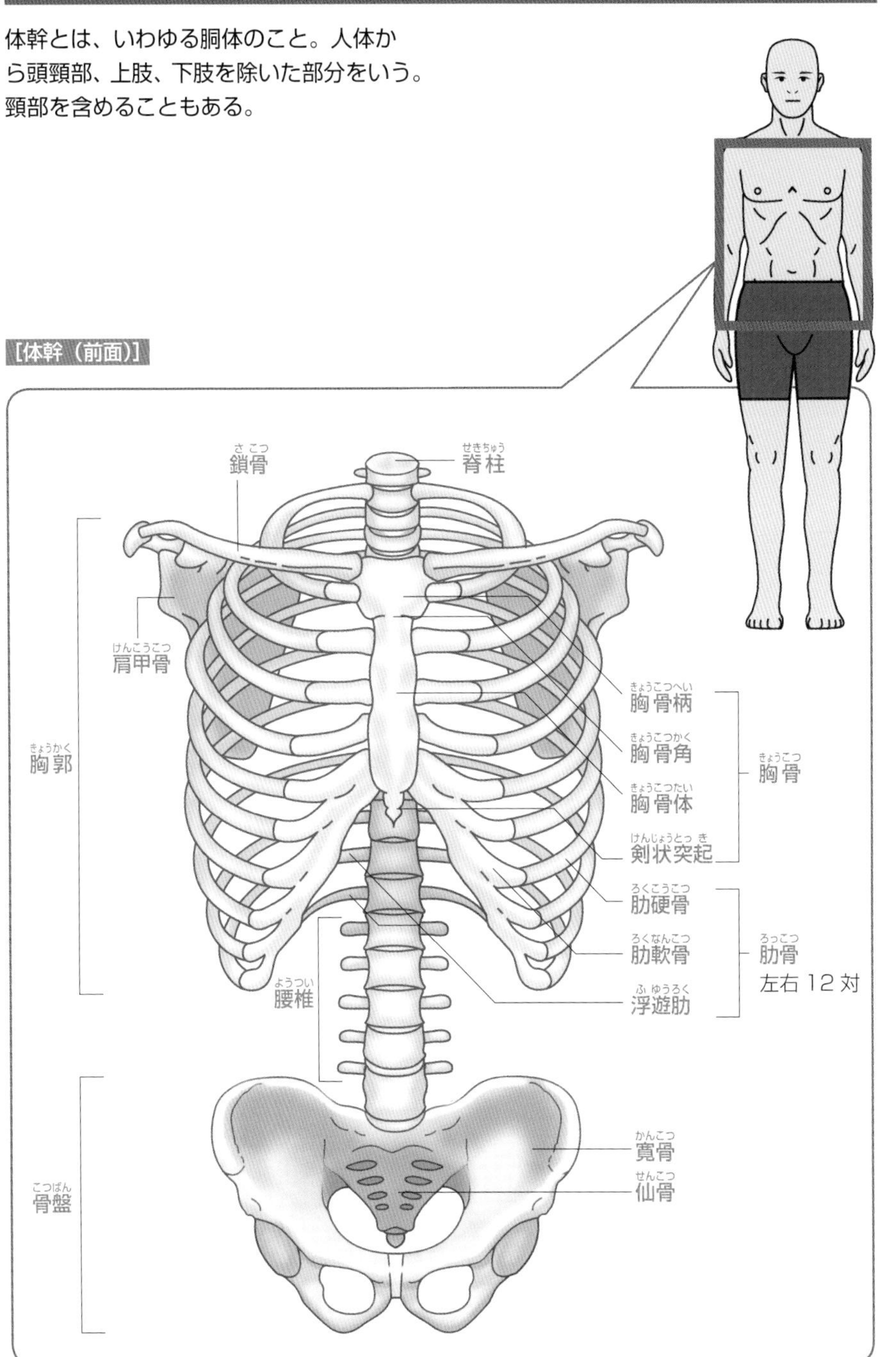

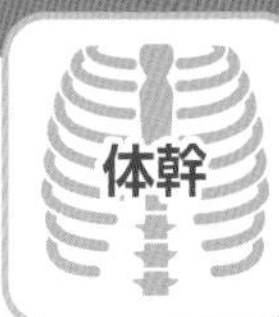

体幹の機能

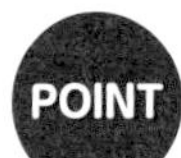

- ●体幹には「直立姿勢の維持」という重要な役割がある。
- ●体幹の主軸である脊柱は“S字カーブ”で荷重を分散している。
- ●脊柱の支持性は「抗重力筋」によって補強されている。

体幹は直立姿勢の維持に重要な機能を備える

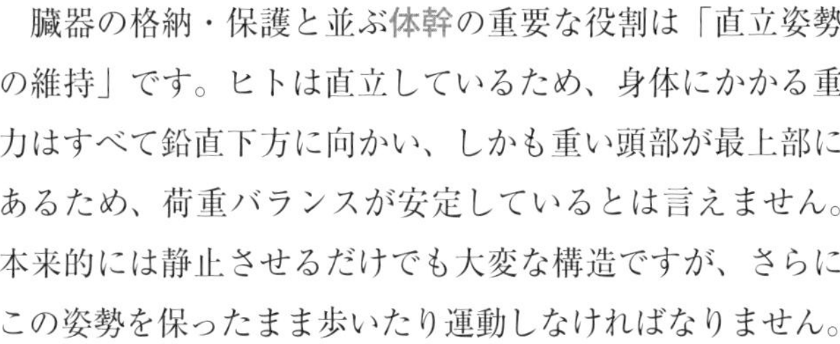

臓器の格納・保護と並ぶ体幹の重要な役割は「直立姿勢の維持」です。ヒトは直立しているため、身体にかかる重力はすべて鉛直下方に向かい、しかも重い頭部が最上部にあるため、荷重バランスが安定しているとは言えません。本来的には静止させるだけでも大変な構造ですが、さらにこの姿勢を保ったまま歩いたり運動しなければなりません。

そのため体幹は、重力に対抗して確実に全身を支える機能が発達しました。その1つが脊柱のクッション性で、緩やかなS字カーブ（脊柱の生理的弯曲）がこの機能を果たしています。もし脊柱が真っすぐだと、頭部の荷重がストレートに脊柱にかかることになりますが、カーブによって荷重が適度に分散されるため、脊柱の負担が軽減され、直立姿勢と、これを維持した二足歩行を可能にしています。

加えて、抗重力筋と総称される筋肉群が脊柱を補強し、支持性を向上させています。具体的には体幹の脊柱起立筋、腹横筋、大殿筋のほか、下肢の大腿四頭筋が抗重力筋に該当します。抗重力筋に分類される筋肉は、その機能上、何もしないで立っている状態でも緊張状態にあります。

メモ

脊柱のS字カーブ
正しくは「脊柱の生理的弯曲」という。頸椎は前方へのカーブ（前弯）、胸椎は後方へのカーブ（後弯）、腰椎は前弯、仙骨〜尾骨は後弯を描く。

COLUMN

四足動物の体幹

ヒトの体幹が鉛直方向に延びているのに対し、四足歩行する動物の体幹は水平方向に延びています。この姿勢は四肢に体重がバランスよく配分されるので体幹にかかる負担が小さく、背骨（脊柱）の可動域はヒトよりずっと大きくなっています。例えば、イヌやネコは寒いと体を横に曲げて丸まることができますが、ヒトはできません。ヒトは進化の過程で、体幹の大きな可動域を捨てて、直立姿勢を維持する道を選んだことになります。

姿勢を保持する抗重力筋

抗重力筋とは、身体にかかる重力に対抗し、脊柱の支持性を補強している筋肉群の総称をいう。脊柱起立筋、腹横筋、大殿筋、大腿四頭筋などのほか、下記の筋肉がこれに該当する。

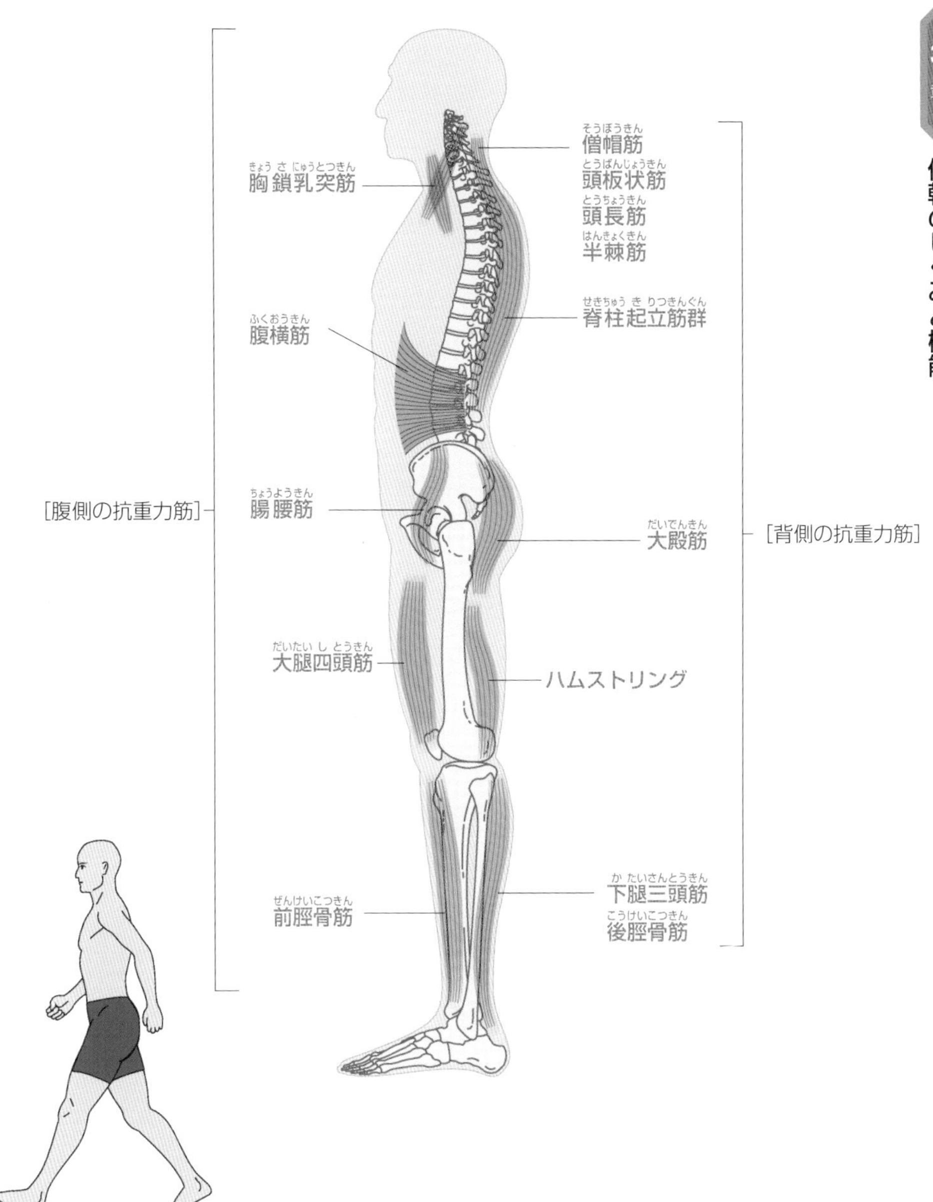

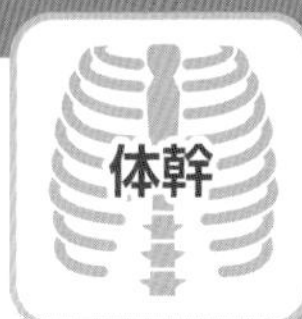

脊柱の構造

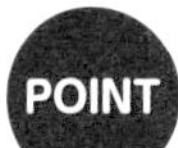

- ●脊柱は 26 個の椎骨が連結してできている。
- ●脊柱は頸椎、胸椎、腰椎、仙骨、尾骨の５つの部分に分けられる。
- ●脊柱各部の前方カーブを前弯、後方カーブを後弯という。

骨が連結してできている脊柱

脊柱は26個の椎骨が連結してできています。椎骨の基本的な形状は、椎体（腹側の部分）と椎弓（背側の部分）が形づくる環状構造で、これに７つの突起が付いています。この突起は棘突起、横突起、上関節突起、下関節突起の４種に分類され、それぞれ独自の機能があります。棘突起と横突起は筋の付着部として、１対ずつある上関節突起と下関節突起は隣の椎骨の下･上関節突起と椎間関節を形成し、椎骨同士の連結を担っています。なお、連結には椎間関節のほか、椎体と椎体の間にある椎間板、椎体の前後を覆う前縦靱帯と後縦靱帯、椎弓間をつなぐ黄色靱帯、横突起間をつなぐ横突間靱帯、棘突起間をつなぐ棘間靱帯も関与しています。椎骨の環（椎孔）は連結すると管状になります。この管は脊髄が通るため脊柱管と呼ばれます。

脊柱は大きく５つの部分に分けられます。頭部に近い方から頸椎、胸椎、腰椎、仙骨、尾骨といい、それぞれ構成する椎骨の数が決まっています（頸椎：７個、胸椎：12 個、腰椎：５個）。仙骨と尾骨は、成人ではそれぞれ１つの骨に見えますが、幼児期に複数個分かれていた仙椎（５個）と尾椎（３～５個）が、成長の過程で融合したものです。

脊柱は体幹の荷重を分散させるためＳ字カーブ（生理的弯曲）を描いています。前凸のカーブを前弯、後凸のカーブを後弯といい、頸椎と腰椎は前弯、胸椎と仙骨、尾骨は後弯を描いています。Ｓ字カーブは出生後に形成されます。胎児の脊柱は全体的に後弯ですが、首がすわるころに頸椎の前弯が、立って歩けるころに腰椎の前弯が現れます。

試験に出る語句

椎骨
連結して脊柱を形づくる環状の骨。椎体、椎弓と呼ばれる部分と４種類７つの突起（棘突起、横突起、上関節突起、下関節突起）から成る。椎骨同士は椎間関節と椎間板で連結する。

キーワード

椎間関節
隣接する椎骨の上関節突起と下関節突起で形成されている関節で、形状としては平面関節に分類される。

横突間靱帯
横突起同士をつなぐ靱帯。

脊柱の構造

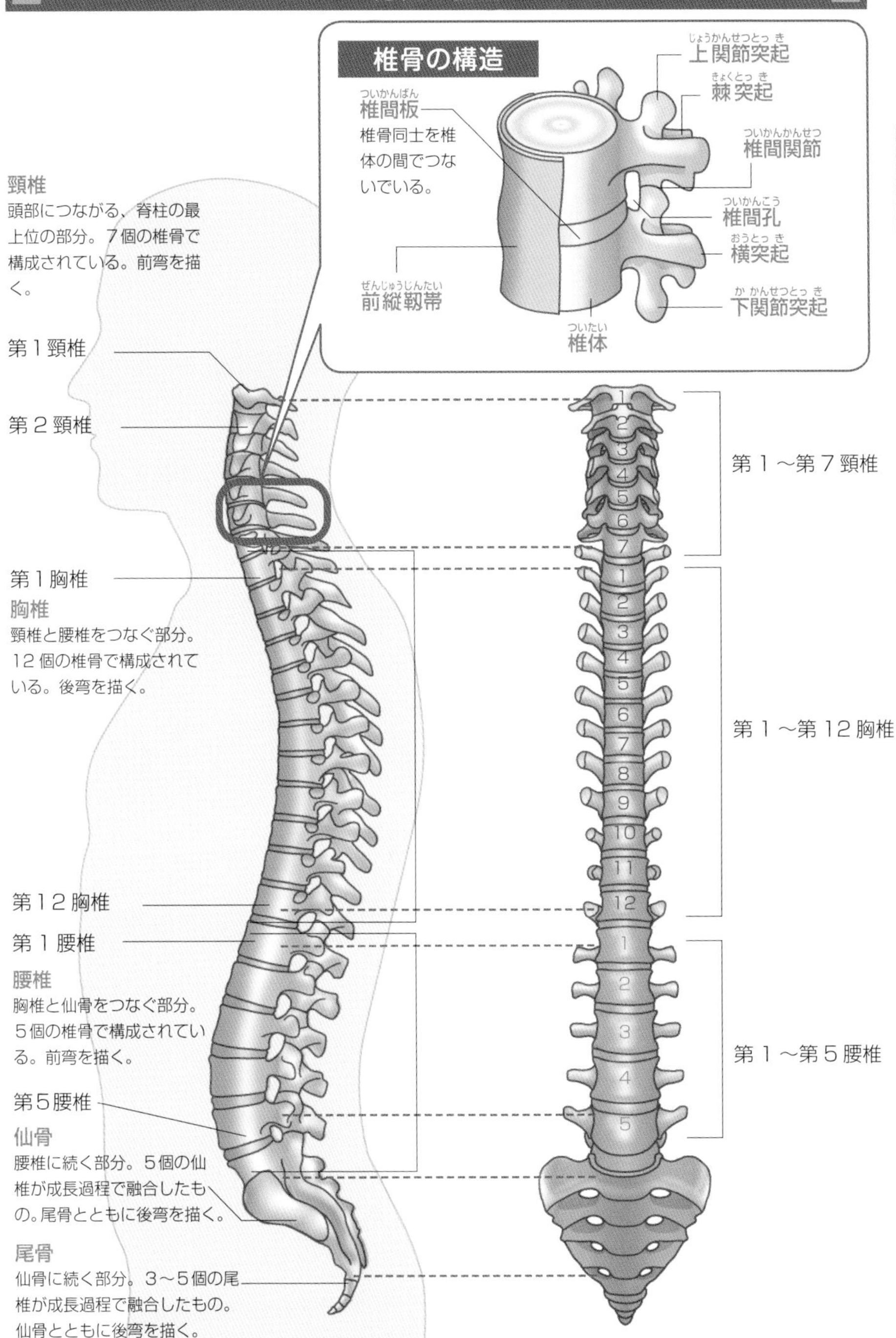
椎骨の構造
椎間板
椎骨同士を椎体の間でつないでいる。
前縦靭帯
椎体
上関節突起
棘突起
椎間関節
椎間孔
横突起
下関節突起
頸椎
頭部につながる、脊柱の最上位の部分。7個の椎骨で構成されている。前弯を描く。
第1頸椎
第2頸椎
第1胸椎
胸椎
頸椎と腰椎をつなぐ部分。12個の椎骨で構成されている。後弯を描く。
第12胸椎
第1腰椎
腰椎
胸椎と仙骨をつなぐ部分。5個の椎骨で構成されている。前弯を描く。
第5腰椎
仙骨
腰椎に続く部分。5個の仙椎が成長過程で融合したもの。尾骨とともに後弯を描く。
尾骨
仙骨に続く部分。3〜5個の尾椎が成長過程で融合したもの。仙骨とともに後弯を描く。
第1〜第7頸椎
第1〜第12胸椎
第1〜第5腰椎

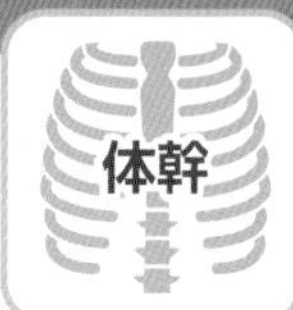

脊柱の動きと筋

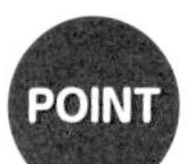

- 椎間関節の小さな動きが複合し、脊柱全体の大きな動きになる。
- 脊柱の動きに柔軟性を与えているのは椎間板と靱帯。
- 脊柱の動きに直接関与している筋群を「固有背筋」と呼ぶ。

脊柱の柔軟な動きを実現させているしくみ

椎骨同士を連結している**椎間関節**は平面関節なので、可動域は大きくありません。しかし、一つひとつの小さな動きが重なることにより、脊柱全体で大きな可動域を実現させています。基本的に、前屈（屈曲）、後屈（伸展）、左右の横曲げ（側屈）、左右のひねり（回旋）の４つが可能ですが、可動域の大きさは脊柱の各部分により異なっています。最も大きいのは頸椎の可動域で、腰椎がこれに続きます。

脊柱の柔軟な動きに寄与しているのは**椎間板（椎間円板）**と靱帯です。椎体の間に挟まる椎間板は、ゼリー状の**髄核**を**線維輪**が囲んだ構造で、脊柱に加わる負荷の緩衝材として機能します。また、椎骨をつなぐ各種靱帯の中でも、椎体の前後を覆う**前縦靱帯**と**後縦靱帯**は、縦方向に伸びて脊柱全体をカバーし、椎間板ともつながって脊柱全体を安定化させるとともに、動きに柔軟性を与えています。

脊柱にはさまざまな筋が関与していますが、脊柱の動きに直接かかわるのは、背部の深層にある**固有背筋**と呼ばれる筋群です。固有背筋は表層の筋と深層の筋に大別され、表層にある**脊柱起立筋**と総称される筋は、脊柱の伸展や側屈に働き、**抗重力筋**（P.78参照）としても機能します。**腸肋筋**、**最長筋**、**棘筋**がこれに該当します。一方、それらよりも深層にある**回旋筋**、**多裂筋**、**半棘筋**といった短い筋は、伸展や回旋にも関与しますが貢献度は小さく、脊柱の支持が主要な役割になっています。このほか、頸椎にも固有背筋があり、頸椎の支持と運動に関与しています。**板状筋**や**後頭下筋**がこれに相当します。

試験に出る語句

前縦靱帯・後縦靱帯
椎骨の椎体を前後から覆う靱帯。縦方向に連続して延び、脊柱全体をカバーする。脊柱を安定化させ、全体の動きに柔軟性を与えている。

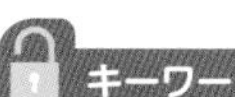

キーワード

腸肋筋
脊柱起立筋のうち、最も外側に位置する筋。

最長筋
脊柱起立筋のうち、内側に位置する筋。

棘筋
脊柱起立筋のうち、最も内側に位置する筋。

後頭下筋
頸椎の固有背筋で、大後頭直筋、小後頭直筋、上頭斜筋、下頭斜筋の総称。

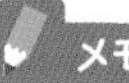

メモ

脊柱の基本的な動き
前屈（屈曲）、後屈（伸展）、左右の横曲げ（側屈）、左右のひねり（回旋）の4つ。

脊椎の靱帯

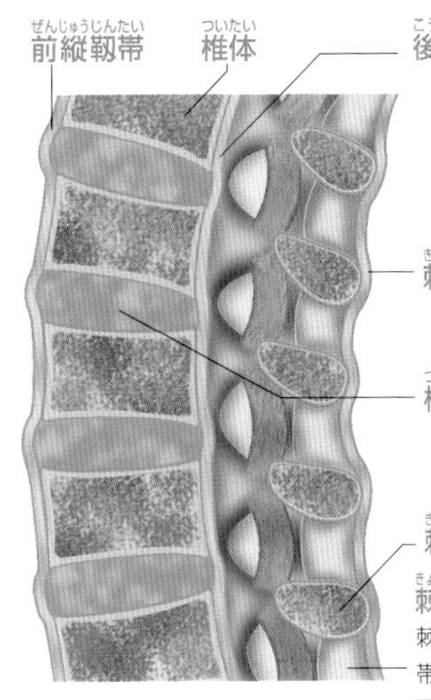

棘突起同士をつなぐ靱帯。頸椎の項靱帯（後頭骨と第７頸椎棘突起を結ぶ）もこの一種。

頸椎の動き

屈曲
約 60°

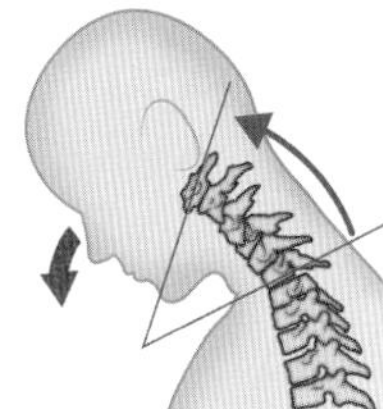

伸展
約 50°

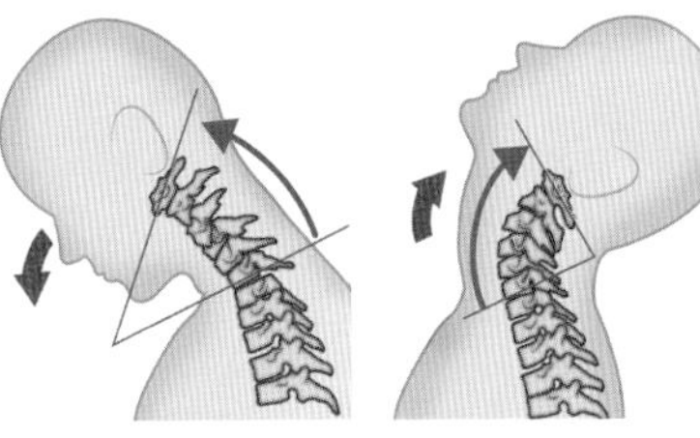

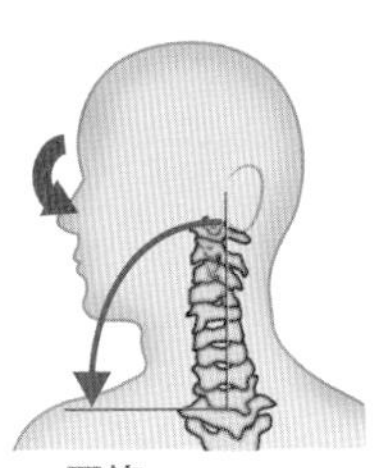

回旋
左右約 90°

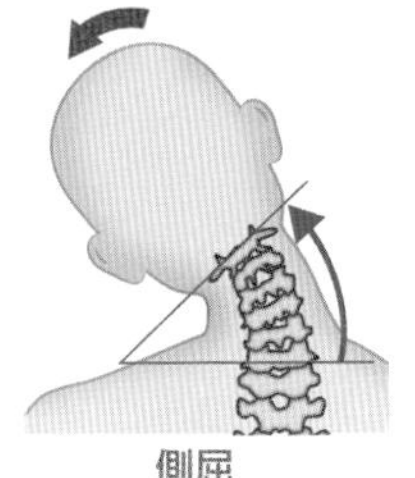

側屈
左右約 40°

固有背筋の構造

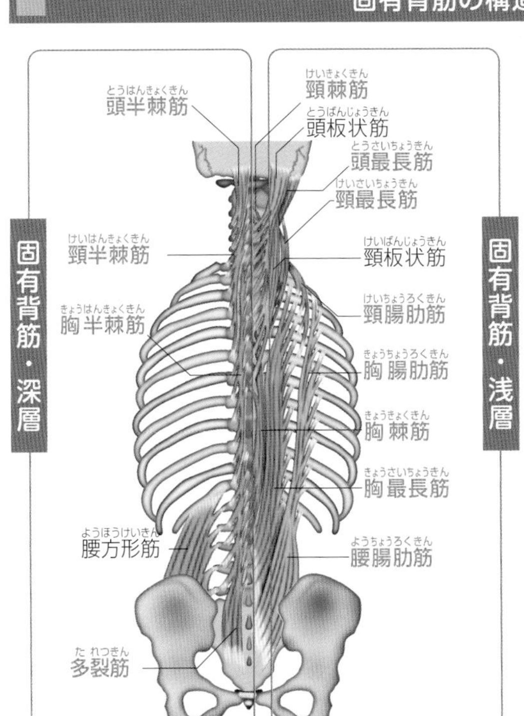

固有背筋とは脊柱の動きに直接関与する深層の筋群の総称。

上後鋸筋・下後鋸筋（中層）

上後鋸筋は上部の肋骨と脊柱を、下後鋸筋は下部の肋骨と脊柱を連結し、肋骨を動かす。

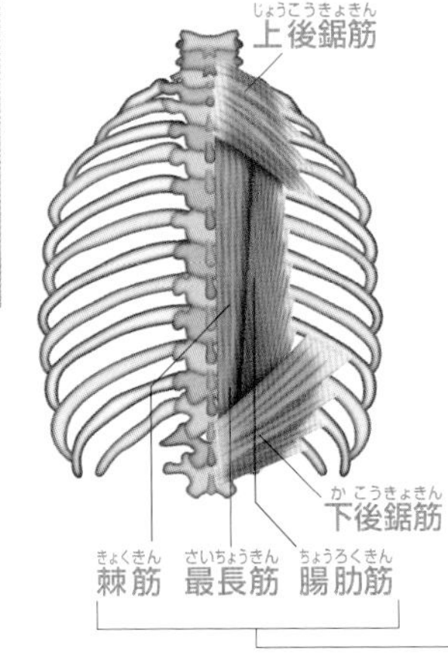

固有背筋のうち、脊柱の伸展や側屈に関与し、抗重力筋としても機能する筋群の総称。腸肋筋、最長筋、棘筋。

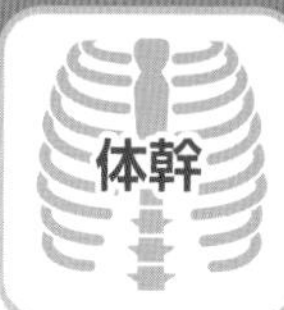

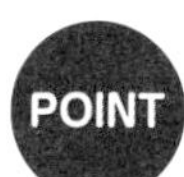

頸椎の構造

POINT
- 頸椎は7個の椎骨から成り、大きな可動域を持つ。
- 第1頸椎と第2頸椎は特異な形状をしている。
- 第2頸椎を軸に第1頸椎が回ることで頭部は回旋する。

環椎と軸椎によって頭部は回旋する

頸椎（けいつい）は7個の椎骨で構成され（解剖学ではC1〜C7の記号が振られている）、前弯（ぜんわん）を描いています。このカーブは、出生約3カ月後の、いわゆる「首がすわるころ」に現れます。

頸椎は脊柱の中で最も大きな可動域を持っています。前屈（屈曲）、後屈（伸展）、左右の側屈、左右の回旋の4つの動きが可能ですが、回旋を得るために、第1頸椎と第2頸椎が、ほかの椎骨とは異なる形状をしています。第1頸椎は、頭蓋の後頭骨と連結して環椎後頭関節（かんついこうとうかんせつ）（種類は楕円関節）を形成する椎骨ですが、椎体が失われて完全な環状になっており環椎と呼ばれます。環椎には第2頸椎の歯突起（しとっき）と呼ばれる部分がはまり込んでいます（環軸関節（かんじくかんせつ））。これは発生的には環椎の椎体が分離・融合したもので、頭部はこれを軸として回旋します。そのため第2頸椎は軸椎（じくつい）と呼ばれます。

回旋の可動域は頸椎全体で左右に約90°ですが、そのうちの40〜45°は環軸関節により、残りは第2頸椎以降の椎間関節によります。ほかの動作の可動域は、屈曲60°、伸展50°、側屈が左右約40°と言われますが、計測の仕方による違いが大きいため、参考値ととらえるべきです。

試験に出る語句

頸椎
頭蓋に連結している脊柱の最上位部分。7個の椎骨から構成されている。

環椎後頭関節
環椎と後頭骨をつなぐ関節。2軸の楕円関節で、関節面は左右に2つある。

COLUMN

頸椎におられる神様・仏様

環椎（第1頸椎）は頭蓋と環椎後頭関節で連結していますが、その関節面は左右に2つあります。その形状が、両腕で天空を支えるギリシャ神話の巨神を連想させることから、「アトラス」の異名を持っています。また、火葬された骨を骨つぼに収める際には、一番上に「のどぼとけ」と呼ばれる骨を据えてふたを閉めます。これは軸椎（第2頸椎）で、この歯突起がちょうど、座した仏様のように見えることから名付けられたものです。

頸椎の構造

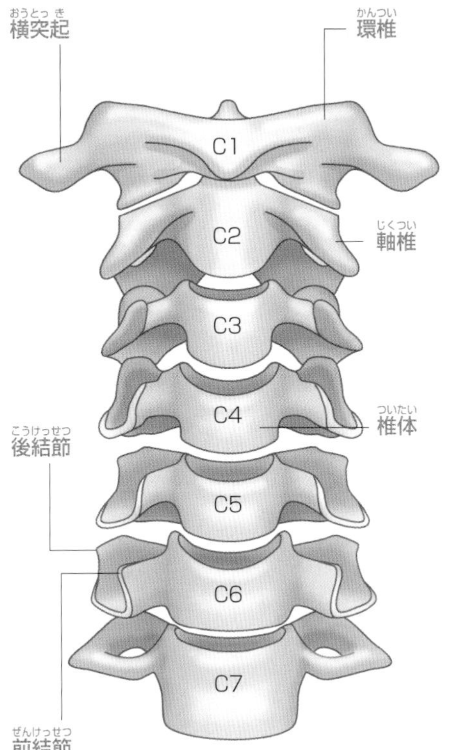

第1頸椎

椎体が失われて環状になっているため環椎と呼ばれる。環椎後頭関節で後頭骨と連結し、第2頸椎の歯突起を軸にして回旋を得る。

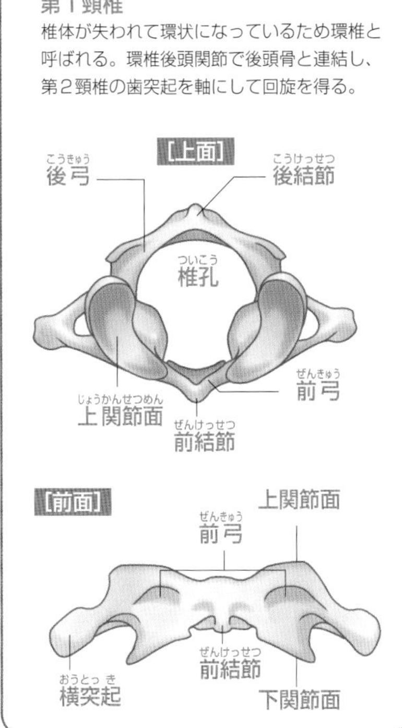

第2頸椎

軸椎とも呼ばれる。第1頸椎の分離した椎体に由来する歯突起の存在が特徴。これが第1頸椎にはまり、回旋の軸として機能している。

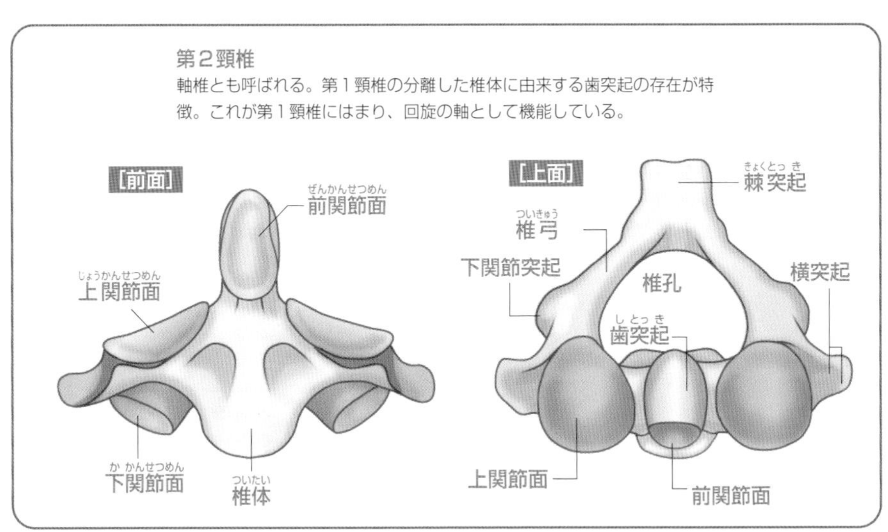

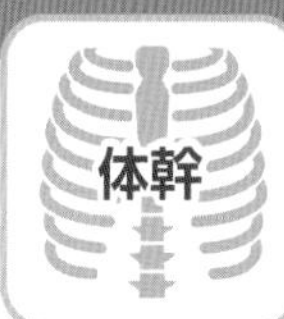

頸椎の動きと筋

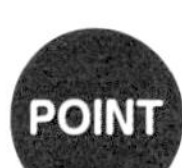

- ●頸椎の動きにはさまざまな筋が関係している。
- ●特に重要なのは胸鎖乳突筋、椎前筋、後頭下筋。
- ●頸椎の近辺には咀嚼や嚥下に関係する筋もある。

首の動きはさまざまな筋がかかわっている

頸椎の動きには次のような筋が関与しています。それぞれ左右に1対ずつあるのが特色です。

椎前筋：頸部の前面に伸びる筋で、頸長筋をメインに、頭長筋、外側頭直筋、前頭直筋から構成される。

・胸鎖乳突筋：胸骨と鎖骨に起始し、頸部側面を斜めに走って側頭骨の乳様突起に停止する筋（顔を横に向けると首の側面に長い筋として現れる）。

・板状筋：頸部の後面にある固有背筋。

・半棘筋：同じく頸部の後面にある固有背筋。

・後頭下筋：頸部後面上部（いわゆる“うなじ”）の深層にある固有背筋。大後頭直筋、小後頭直筋、上頭斜筋、下頭斜筋から成る。

・斜角筋：頸椎横突起に起始し、第1～2肋骨に停止する。前斜角筋、中斜角筋、後斜角筋に分けられる。

上記に加え、頸椎から仙骨にまで伸びる脊柱起立筋（最長筋、棘筋、腸肋筋）も頸椎の動きに関係しています。以上を、関与する動作ごとに分けると次のようになります。

・屈曲：椎前筋、胸鎖乳突筋、斜角筋

・伸展：板状筋、脊柱起立筋、半棘筋、後頭下筋

・側屈：胸鎖乳突筋、斜角筋

・回旋：椎前筋、胸鎖乳突筋、板状筋、後頭下筋、斜角筋

このほか頸椎の近辺には、咀嚼と嚥下に関係する筋群も存在します。これらは舌骨上筋（顎二腹筋、茎突舌骨筋、顎舌骨筋、オトガイ舌骨筋）と舌骨下筋（胸骨甲状筋、甲状舌骨筋、胸骨舌骨筋、肩甲舌骨筋）に大別されます。

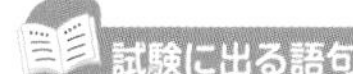

板状筋・半棘筋
頸部背面にある固有背筋。

後頭下筋
頸部背面の、いわゆる“うなじ”の深層にある固有背筋。大後頭直筋、小後頭直筋、上頭斜筋、下頭斜筋から成り、伸展や回旋に作用する。

脊柱起立筋
脊柱に沿って延びる最長筋、棘筋、腸肋筋の総称。頭部の荷重で頸椎が前に傾かないように背部から支えている。伸展にも関与する。

頸椎の動きと筋の動き

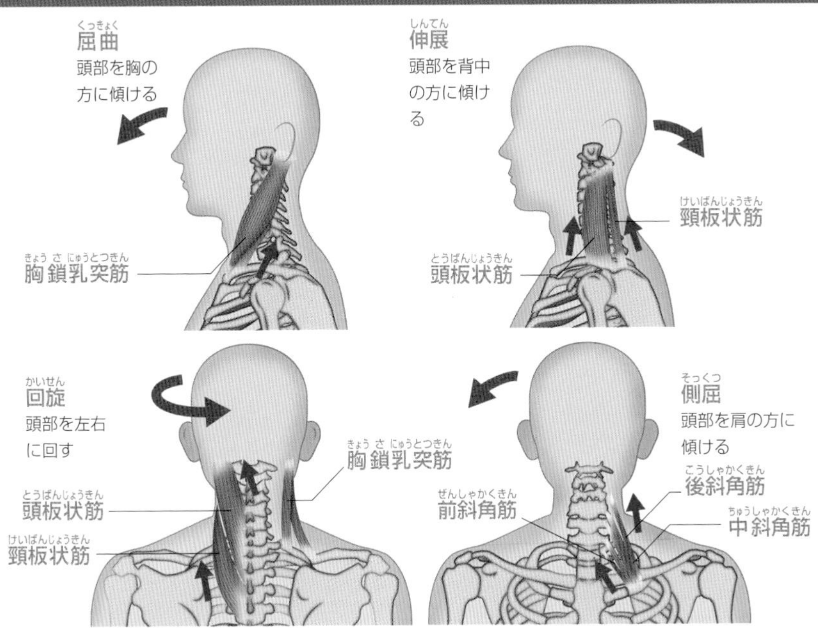

頸部の筋

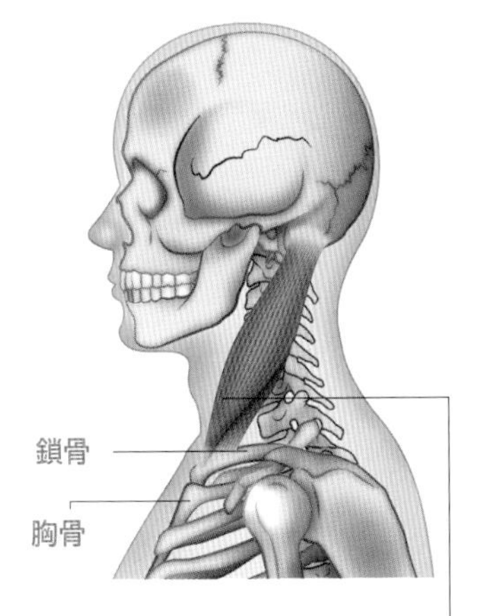

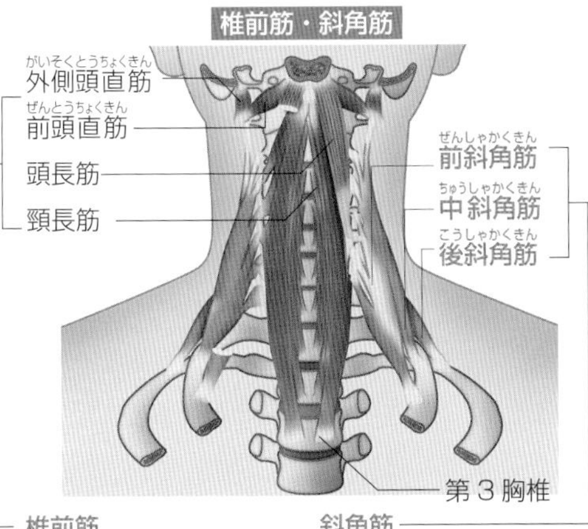

胸鎖乳突筋
頸部の側面を斜めに走行する大きな筋。胸骨と鎖骨に起始し、側頭骨の乳様突起に停止する。屈曲、側屈、回旋に作用する。

椎前筋
頸長筋、頭長筋、外側頭直筋、前頭直筋の総称。頸椎の屈曲、回旋に関与する。

斜角筋
頸椎横突起に起始し、第１～2肋骨に停止する筋。前斜角筋、中斜角筋、後斜角筋に分けられる。屈曲、側屈、回旋に関与するが、呼吸の補助では、吸気時に肋骨を持ち上げる。

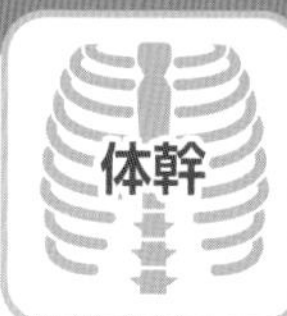

胸椎と胸郭の構造

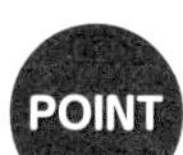

●胸椎は 12 個の椎骨から成り、12 対の肋骨が連結する。
●胸椎と肋骨が形成するかご状構造を「胸郭」という。
●肋骨は肋軟骨を介して胸骨とつながっている。

胸椎と肋骨、胸骨で心肺を守る

頸椎に続く胸椎は 12 個の椎骨で構成されています（解剖学では T1 ～ T12 の記号が振られている）。これらは椎骨の基本的な形状をしていますが、棘突起が突出して長いという特徴があります。胸椎全体としては後弯を描いています。

胸椎には肋椎関節（形式は平面関節）を介して左右 12 対の肋骨が連結しています。肋骨は一つひとつの椎骨の左右からカーブを描いて前方に伸び、前面の中央にある胸骨につながっています。これら胸椎、肋骨、胸骨が形づくるかご状構造を胸郭といい、肺や心臓を囲んで保護しています。

胸郭の柔軟性は肋骨の“つながり方”に起因

肋骨と胸骨は直結せず、肋軟骨を介して連結しています。第１～７肋骨は“専用”の肋軟骨で連結していますが、第８～ 10 肋軟骨は途中で合体し、第７肋軟骨に続いています。また第11肋骨と第12肋骨は胸骨につながっていません。以上のことから、第１～７肋骨は真肋、第８～ 12 肋骨は仮肋とも呼ばれます（第 11・12 肋骨は浮遊肋ともいう）。これにより胸郭は柔軟性を有し、呼吸運動を補助しています。

胸骨は縦長・扁平で、胸骨柄、胸骨体、剣状突起の３つで構成されています。また、第２肋軟骨がつながる胸骨柄と胸骨体の境界は胸骨角（ルイ角）と呼ばれ、解剖学的に重要です。これを通る水平面（胸骨角平面）は、気管が気管支に分かれる高さと一致しているからです。

胸骨には胸鎖関節を介し、左右の鎖骨も連結しています。鎖骨はＳ字を描いて肩に伸び、肩甲骨につながります。

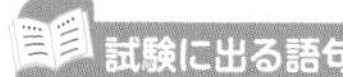

肋骨
胸椎の左右に肋椎関節で連結している骨で、前方に伸び、肋軟骨を介して胸骨とつながる。胸椎、胸骨とともに胸郭を形成する。

胸骨
胸部前方中央にある扁平骨。胸骨柄、胸骨体、剣状突起から成り、肋骨や鎖骨が連結している。胸椎、肋骨とともに胸郭を形成する。

鎖骨
胸骨に連結しているＳ字状の骨。肩で肩甲骨につながる。胸骨との連結部である胸鎖関節は、体幹と上肢をつなぐ唯一の関節である（分類上は鞍関節だが、球関節に匹敵する可動域を持つ）。

胸郭の構造

胸郭は胸椎、肋骨、胸骨が形づくるかご状構造になっている。心臓と肺の保護、呼吸運動の補助を担う。

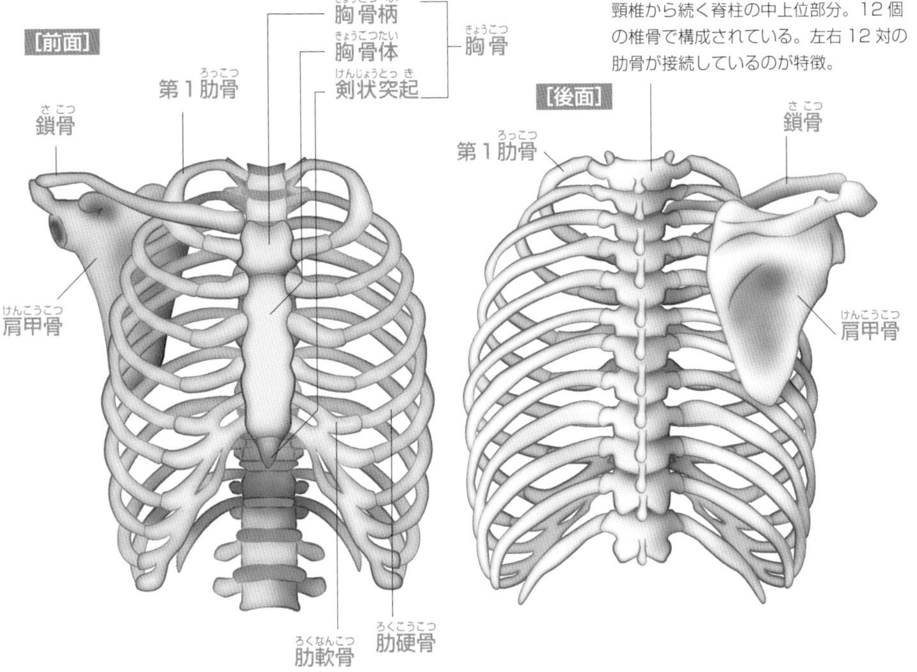

［前面］

胸骨柄
胸骨体
剣状突起
胸骨
第1肋骨
鎖骨
肩甲骨
肋軟骨
肋硬骨

胸椎
頸椎から続く脊柱の中上位部分。12個の椎骨で構成されている。左右12対の肋骨が接続しているのが特徴。

［後面］

第1肋骨
鎖骨
肩甲骨

胸骨角（ルイ角）

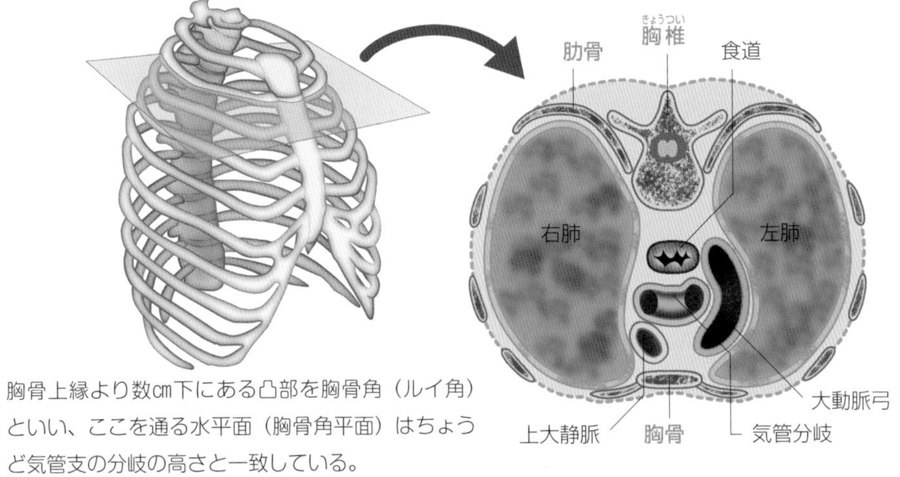

胸骨上縁より数㎝下にある凸部を胸骨角（ルイ角）といい、ここを通る水平面（胸骨角平面）はちょうど気管支の分岐の高さと一致している。

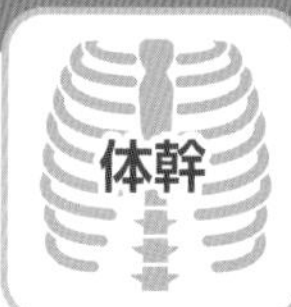

胸椎と胸郭の動きと筋

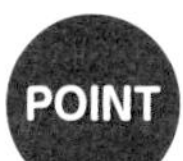

- ●胸椎は腰椎と連動して屈曲、伸展、側屈、回旋を行なう。
- ●肋骨の上下運動によって胸郭が拡大・縮小し、胸式呼吸を行なう。
- ●胸式呼吸には肋骨の間に張った筋や頸部の筋が関与する。

胸椎の運動は腰椎と連動している

胸椎には肋骨が連結し、長い棘突起も有しているため、単独での運動性は高くありません。屈曲、伸展、側屈、回旋といった運動は、腰椎との連動によって増幅されます。胸椎単独では、屈曲が30～40°、伸展が20～25°、側屈が左右に約25°、回旋が左右約30°の可動域ですが、腰椎の動きと合わせると、屈曲が約80～90°、伸展が約35～40°、側屈が約40～45°、回旋が約35°に広がります。

胸椎に肋骨、胸骨を加えた胸郭の動きは、主に呼吸運動に関与します。呼吸運動は大きく腹式呼吸と胸式呼吸に分類されます。呼吸運動の9割を占める腹式呼吸は横隔膜の上下運動によるものですが、残り1割の胸式呼吸は、胸郭の上下運動に伴う胸腔の容積の拡大・縮小に起因します。

肋骨の筋が胸郭を拡縮させる

胸椎および腰椎の屈曲、伸展、側屈、回旋は、背部にある脊柱起立筋と、腹部にある腹直筋、内腹斜筋、外腹斜筋が作用しています（P.94参照）。

呼吸運動に関係する筋は呼吸筋と総称されます。これには横隔膜なども含まれますが、胸式呼吸については、肋骨の間に張った外肋間筋、内肋間筋、肋下筋や、胸壁の肋骨挙筋、胸横筋が関与します。これらの収縮・弛緩が肋骨を動かし、胸郭が拡大・縮小して吸気・呼気が行なわれます。

これらに加え、頸部にある胸鎖乳突筋や前斜角筋、中斜角筋、後斜角筋も、肩の挙上に作用して、胸式呼吸をサポートします（いわゆる「肩で息をする状態」が典型例）。

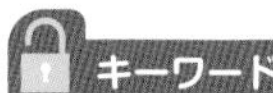

肋骨挙筋
外肋間筋の背部にある筋で、第7頸椎と各胸椎の横突起に起こり、下の肋骨に停止する。肋骨を引き上げて吸気に作用する。

呼吸筋
呼吸運動に関与する筋の総称。横隔膜、外肋間筋、内肋間筋、肋下筋、肋骨挙筋、胸横筋。

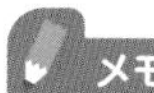

横隔膜
胸腔と腹腔を区切る、ドーム形をした膜状の筋。胸郭下口の周縁（胸骨、肋骨、胸椎）に起始し、中央の腱で停止する。上下運動で胸腔の容積を変え、腹式呼吸を行なう。

腹式呼吸と胸式呼吸

腹式呼吸

横隔膜の上下運動により行なう呼吸。

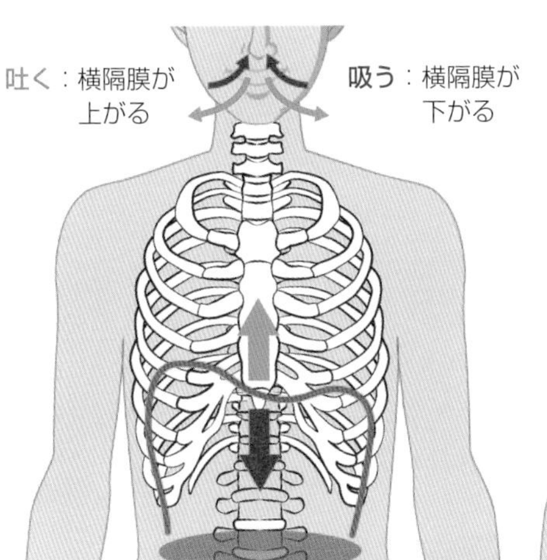

胸式呼吸

肋骨の挙上による胸郭の上下運動による呼吸。

吐く：横隔膜が上がる
吸う：横隔膜が下がる

吸う：胸郭が上がる
吐く：胸郭が下がる

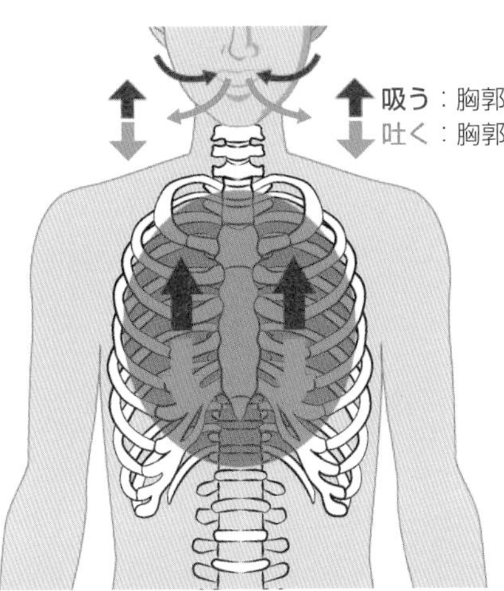

胸郭の筋

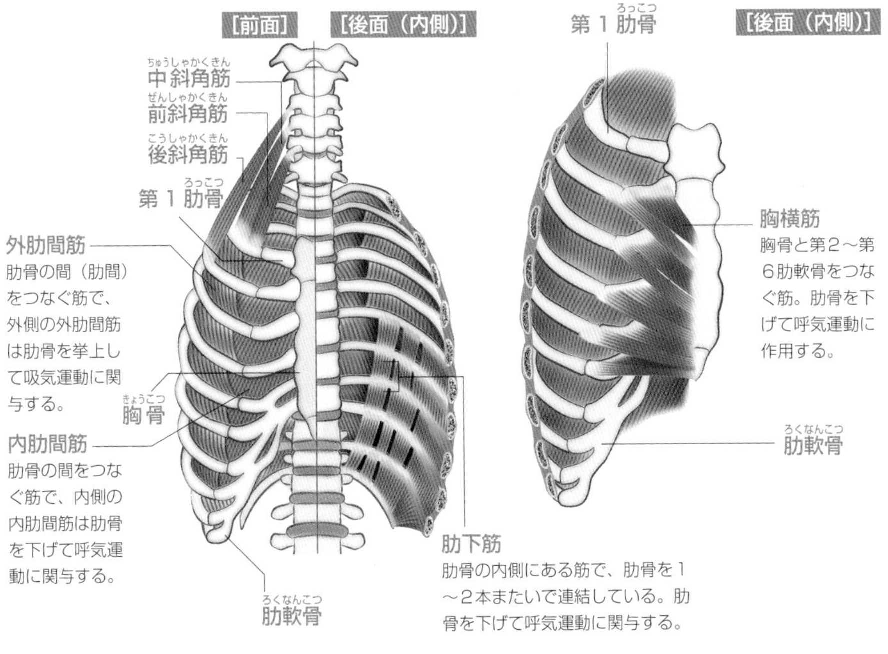

[前面]
[後面（内側）]
中斜角筋
前斜角筋
後斜角筋
第１肋骨
外肋間筋
肋骨の間（肋間）をつなぐ筋で、外側の外肋間筋は肋骨を挙上して吸気運動に関与する。
胸骨
内肋間筋
肋骨の間をつなぐ筋で、内側の内肋間筋は肋骨を下げて呼気運動に関与する。
肋軟骨
肋下筋
肋骨の内側にある筋で、肋骨を１～２本またいで連結している。肋骨を下げて呼気運動に関与する。
第１肋骨
[後面（内側）]
胸横筋
胸骨と第２～第６肋軟骨をつなぐ筋。肋骨を下げて呼気運動に作用する。
肋軟骨

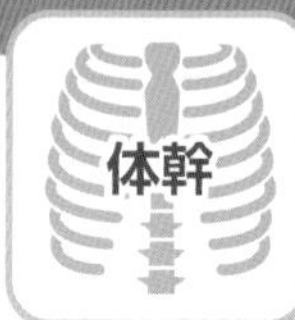

腰椎の構造

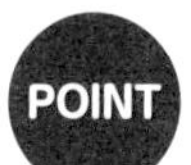

POINT
- 腰椎は５個の椎骨からできている。
- 上半身を支えるため、腰椎は太く発達している。
- 腰椎の下部には仙骨と尾骨が続いている。

腰椎は太い椎骨で上半身を支える

腰椎（ようつい）は５個の椎骨で構成され（解剖学ではL1～L5の記号が振られている）、全体としては前弯（ぜんわん）を描いています。腰椎の椎骨は、ほかの部分の椎骨に比べて椎体が太く発達していることが特徴です。これは上半身の荷重を支えるためで、最下位にある第５腰椎は、脊柱の中で最も大きな椎骨です。また、腰椎の横突起は、もともとは肋骨に由来します。腰椎に残って形成されたもので、特に肋骨突起（ろっこつとっき）と呼びます。

腰椎は可動域が頸椎に次いで大きいことも特徴です。これは椎間関節の関節面が矢状面に近く、前後の屈伸が容易になっているためで、特に屈曲の可動域は約50°もあり、胸椎と合わせると80～90°にもなります。左右の側屈も15～20°（胸椎との複合可動域は40～45°）に及びますが、伸展は約15°、回旋は左右約５°と、さほど大きくありません（胸椎との複合可動域は、伸展35～40°、回旋約35°）。

腰椎の下部は仙骨（せんこつ）に連結し、尾骨（びこつ）に続いています（この２つで後弯（こうわん）を描く）。仙骨は幼少期にあった５つの仙椎（せんつい）が成長過程で融合（ゆうごう）したもので、寛骨（かんこつ）と連結して骨盤を形づくっています。尾骨も同じく３～５個の尾椎が融合したものです。

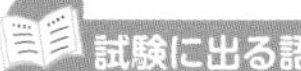

試験に出る語句

腰椎
胸椎から続く脊柱の中下位部分。５個の椎骨で構成されている。上半身の荷重を支えるため、椎体が太く発達しているのが特徴。

キーワード

肋骨突起
腰椎の横突起。もともと肋骨だったものが腰椎に融合して形成された。

仙骨
腰椎に続く逆三角形の骨。寛骨と連結して骨盤を形成する。幼少期には５つの仙椎に分かれているが、成長の過程で融合して一体化する。

尾骨
仙骨に続く脊柱の末端部分。幼少期には５つの尾椎に分かれているが、成長の過程で融合して一体化する。

Athletics Column

椎間板ヘルニア

脊柱の代表的な疾患に「椎間板ヘルニア」があります。椎間円板の線維輪が損傷し、髄核が後方に突出して脊髄神経を圧迫するもので、どの椎骨にも起こる可能性がありますが、やはり上半身の荷重がかかる腰椎に最も多く見られ、鋭い腰痛や下肢のしびれ、痛みなどを伴います。最も起こりやすい箇所は第４腰椎と第５腰椎の間で、次いで第５腰椎と仙骨の間、第３腰椎と第４腰椎の間も好発箇所として知られています。

腰椎の構造

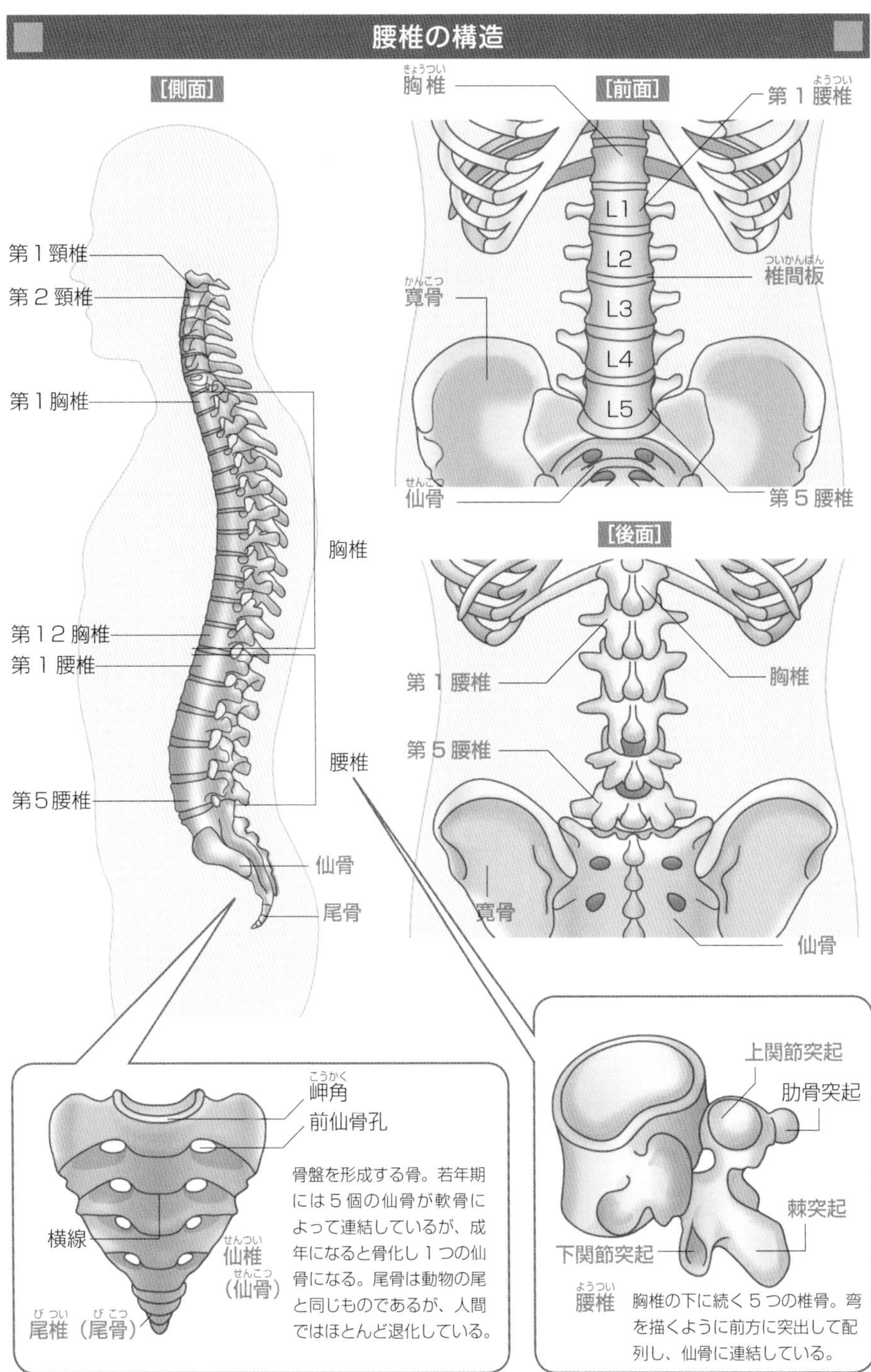

[側面]
第１頸椎
第２頸椎
第１胸椎
胸椎
第１２胸椎
第１腰椎
腰椎
第５腰椎
仙骨
尾骨
[前面]
胸椎
第１腰椎
L1
L2
L3
L4
L5
椎間板
寛骨
仙骨
第５腰椎
[後面]
第１腰椎
胸椎
第５腰椎
寛骨
仙骨
岬角
前仙骨孔
横線
仙椎
（仙骨）
尾椎（尾骨）
骨盤を形成する骨。若年期には５個の仙骨が軟骨によって連結しているが、成年になると骨化し１つの仙骨になる。尾骨は動物の尾と同じものであるが、人間ではほとんど退化している。
上関節突起
肋骨突起
棘突起
下関節突起
腰椎
胸椎の下に続く５つの椎骨。弯を描くように前方に突出して配列し、仙骨に連結している。

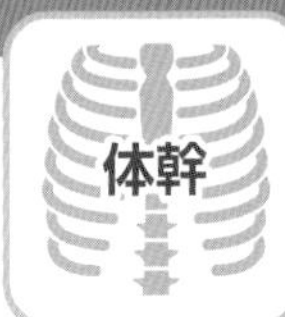

体幹 腰椎の動きと筋

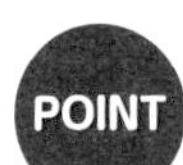

●腰椎の屈曲は、腹直筋など腹側の筋の収縮が作用する。
●腰椎の伸展は、脊柱起立筋など背側の筋の収縮が作用する。
●側屈は左右の腹斜筋の収縮・弛緩の組み合わせで実現する。

腹側の筋は屈曲、背側の筋は伸展に作用する

腰椎の運動は胸椎と連動して起こります。関与する筋は腹側と背側の両方にあり、腹側の筋は基本的に屈曲に、背側の筋は伸展に作用します。

腹側には次のような筋があります。

・腹直筋（ふくちょくきん）：腹部前面にあって“腹筋”と通称される筋。中央縦に伸びる白線（はくせん）で左右に分けられ、さらに腱画（けんかく）によって上下４～６つに分画されている。屈曲に作用する。
・外腹斜筋（がいふくしゃきん）：左右の側腹にある筋で、下位の肋骨から斜め前方に向かって伸び、腹直筋鞘前葉（ふくちょくきんしょうぜんよう）や白線、腸骨稜（ちょうこつりょう）、鼠径靱帯（そけいじんたい）につながる。屈曲と側屈、回旋に働く。
・内腹斜筋（ないふくしゃきん）：外腹斜筋の深層に左右１対ある筋。外腹斜筋と直交するように伸びる。腸骨稜や鼠径靱帯に起始し、第９～12肋軟骨の下縁、白線、恥骨に停止する。外腹斜筋と同様に、屈曲と側屈、回旋に働く。
・腰方形筋（ようほうけいきん）：腸骨稜や腸腰靱帯と第12肋骨、第１～４腰椎の肋骨突起を結ぶ。屈曲、側屈、回旋に作用する。

このうち、左右の外腹斜筋と内腹斜筋は、同時に収縮すると屈曲になり、片方だけ収縮（もう片方は弛緩）すると側屈になります。また、回旋の場合は、回旋する方向側の内腹斜筋と、反対側の外腹斜筋が収縮します。

背側には脊柱起立筋（腸肋筋、最長筋、棘筋）や短背筋（たんはいきん）（棘間筋（きょくかんきん）、横突間筋（おうとつかんきん）、後頭下筋（こうとうかきん））があり、収縮することで伸展に作用します。また回旋にも関与します。

腰椎の動きは骨盤の状態にも連動しています。腰椎が屈曲すると骨盤は前傾し、伸展すると骨盤は後傾します。

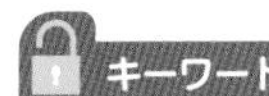

キーワード

白線
腹部の中央、胸骨の剣状突起から恥骨まで伸びる腱組織。

腱画
腹直筋を上下に分画している腱組織。

腹直筋鞘
腹直筋を鞘状に包み込む構造。前葉と後葉に分けられる。

腸骨稜
腸骨の最も外側に張り出した先端の箇所。

鼠径靭帯
寛骨の上前腸骨棘と恥骨結節を結ぶ靭帯。

短背筋
隣り合う椎骨同士をつなぐ突起棘間筋、横突間筋と、後頭骨と頸椎をつなぐ後頭下筋の総称。

腰椎の筋の位置

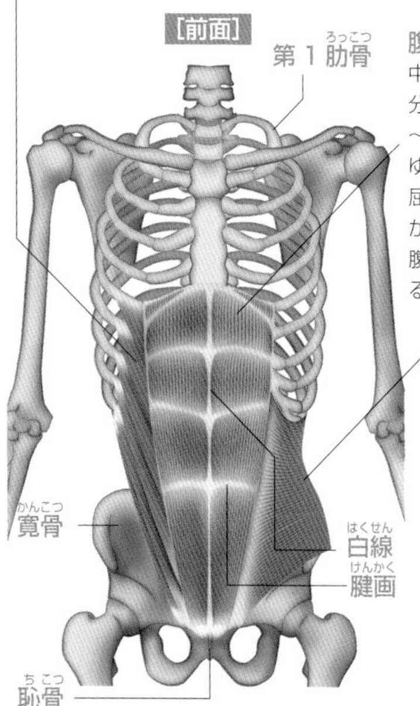
外腹斜筋
第5～12肋骨の外側面および下面に起始し、腹直筋鞘前葉や白線、腸骨稜、鼠径靱帯に停止する。
[前面]
第1肋骨
腹直筋
中央の白線によって左右に分割され、腱画によって4～6つに分画される（いわゆる「シックスパック」）。屈曲や側屈、回旋に働くほか、呼吸運動にも関与し、腹圧をかける際にも機能する。
内腹斜筋
腸骨稜、鼠径靱帯、胸腰筋膜から起始し、第9～第12肋軟骨や白線、恥骨に停止する。
寛骨
白線
腱画
恥骨

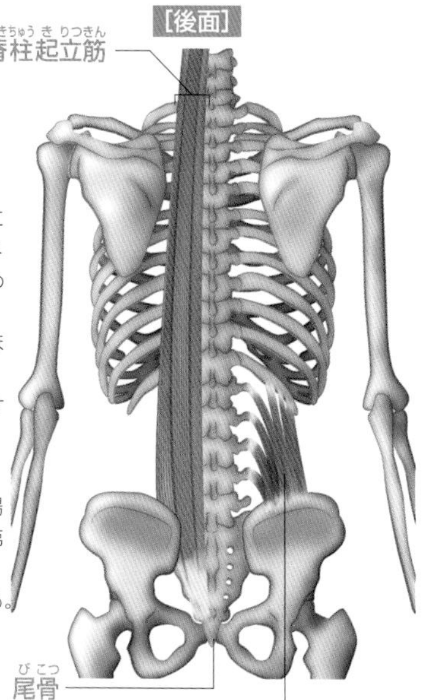
[後面]
脊柱起立筋
尾骨
腰方形筋
第12肋軟骨や第1～4腰椎の肋骨突起に起始し、腸骨稜や腸腰靱帯に停止する。

腰椎部の屈曲と伸展

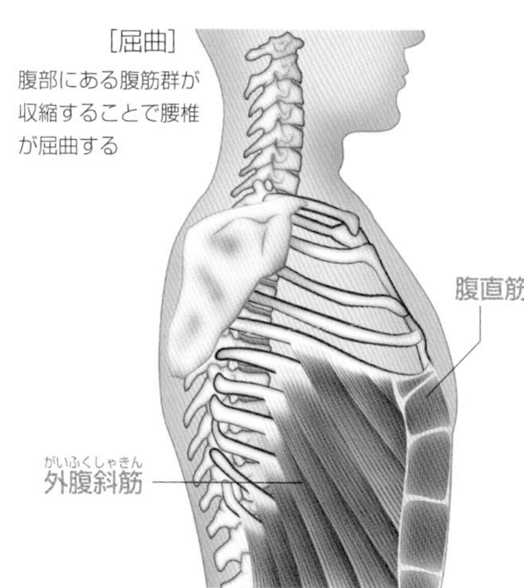
[屈曲]
腹部にある腹筋群が収縮することで腰椎が屈曲する
腹直筋
外腹斜筋

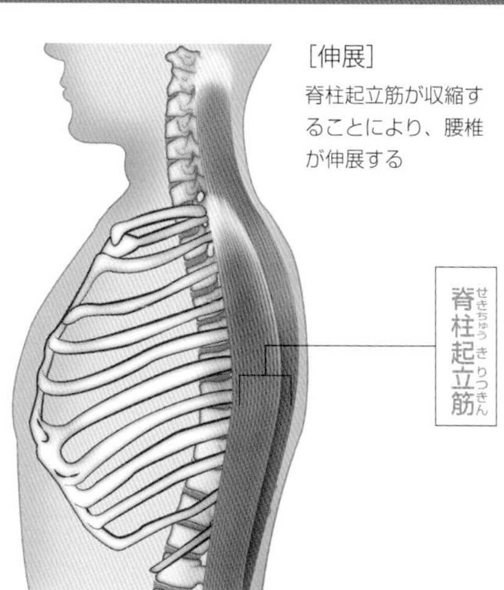
[伸展]
脊柱起立筋が収縮することにより、腰椎が伸展する
脊柱起立筋

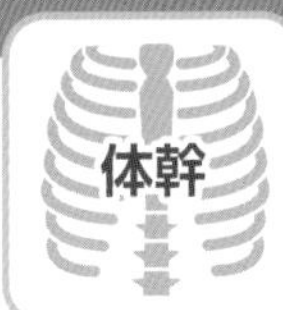
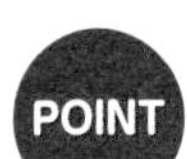

体幹

骨盤の構造と動き

POINT
- ●仙骨、尾骨、寛骨によって形づくられる構造を骨盤という。
- ●寛骨は腸骨、坐骨、恥骨が成長過程で一体化した骨である。
- ●骨盤の位置や動きは、大腿骨の動きに連動する。

腹側の筋は屈曲、背側の筋は伸展に作用

腰椎下部の仙骨は左右１対の寛骨に連結しています。連結部位は仙腸関節と呼ばれますが、ほとんど可動性のない半関節で、靱帯（仙棘靱帯や仙結節靱帯）により補強されています。寛骨は、腸骨、坐骨、恥骨の３つに分かれて軟骨性連結していたのが、成長過程で連結部が骨化･融合し、１つの骨になったものです。左右の末端(恥骨だった部分)は前方で軟骨と線維で結合しています（恥骨結合)。

寛骨と仙骨、尾骨によって形づくられる杯形の構造を骨盤と呼びます。骨盤は岬角（仙骨前面の正中点）と恥骨の上縁を結ぶ平面（骨盤上口）を境に上下に区分され、上側を大骨盤、下部を小骨盤と呼びます。小骨盤が囲む空間を骨盤腔と言い、ここに子宮や膀胱、直腸などが入ります。骨盤はこれらを保護すると同時に、上半身の体重を支える役割を担っています。特に腰掛けた姿勢では、上半身の荷重は寛骨の坐骨結節と呼ばれる部位にかかります。

寛骨には股関節で大腿骨が連結しているため、骨盤の位置や動きは大腿骨に連動します。骨盤上部が前に傾くことを前傾、後ろに傾くことを後傾と言いますが、前傾は股関節の屈曲（約 30°）、後傾は伸展（約 15°）に相当します。また、片足立ちする姿勢では、持ち上げた足側の寛骨が挙上する外転になり（約 30°）、逆に一方の足を弛緩させて体を傾ける姿勢は、力を抜いた足側の寛骨が下がる内転になります(約 25°)。片足立ちして体を前後にひねる動きは、股関節の内旋・外旋になりますが（ともに約 15°)、どちらも片側の寛骨の前後の回転運動に相当します。

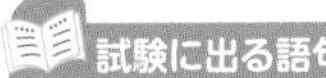

試験に出る語句

半関節
平面関節の一種だが、可動性は極めて低い。

軟骨性連結
骨同士が軟骨によって連結しているもの。

骨盤上口
岬角（仙骨前面の正中点）と恥骨の上縁を結ぶ平面。これを境に、上側を大骨盤、下側を小骨盤と呼ぶ。

坐骨結節
寛骨下部の隆起した部分。腰掛けた状態では、これに上半身の荷重がかかる。

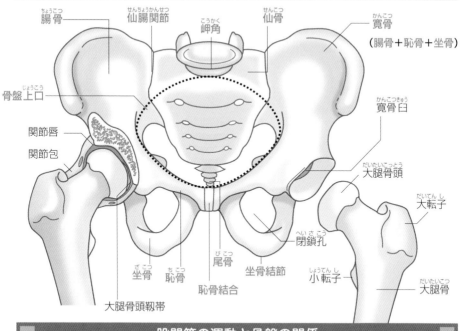

骨盤の構造

腸骨
仙腸関節
岬角
仙骨
寛骨
（腸骨＋恥骨＋坐骨）
骨盤上口
寛骨臼
関節唇
関節包
大腿骨頭
大転子
閉鎖孔
尾骨
坐骨
恥骨
坐骨結節
小転子
恥骨結合
大腿骨
大腿骨頭靱帯

股関節の運動と骨盤の関係

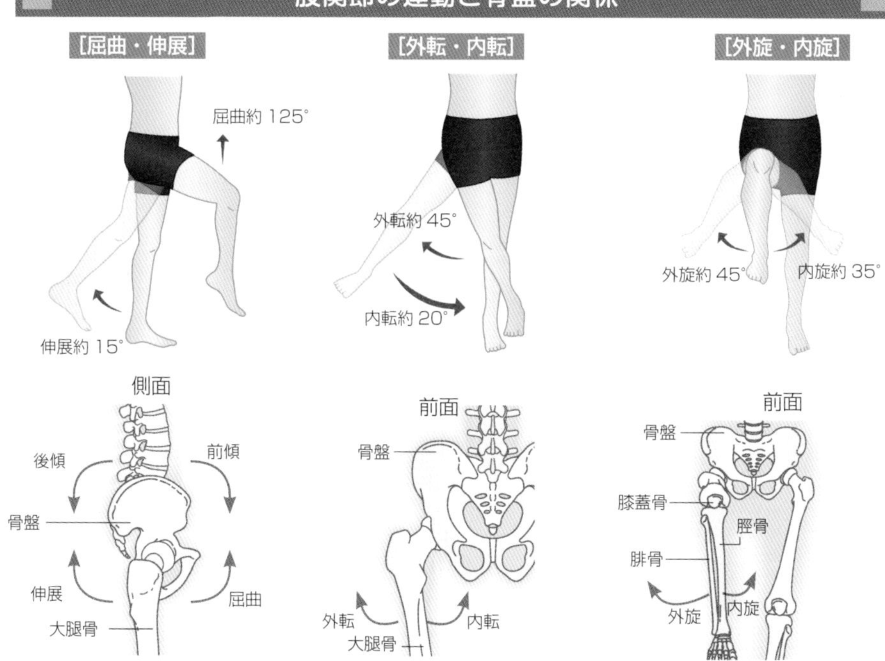

運動雑学
COLUMN
③

本当はすごいラジオ体操

「体操」という言葉から連想するものの一つに、「ラジオ体操」があります。夏休みの朝、みんなで集まって体を動かした思い出がある人は多いはず。そんなこともあってか、どこかノスタルジックなイメージがありますが、NHK のテレビやラジオでの放送は現在も続いていますし、長年取り組んでいる根強いファンも数多くいます。近年はロコモティブシンドローム対策としても注目され、新たなファンを増やしているとか。実際、単純で軽い動きながら、全身の筋肉や関節をバランスよく動かせる優れた体操と評価する声は少なくありません。

現在のラジオ体操は“戦後生まれ”ですが（第1は 1951 年、第2は 1952 年に制定。さらに 1999 年に「みんなの体操」も制定）、最初のラジオ体操は、1928 年制定の「国民保健体操」とされます。アメリカで放送されていた生命保険会社がスポンサーのラジオ体操番組に着想を得て、当時の逓信省（ていしんしょう）簡易保険局（現かんぽ生命保険）などが発案。これを受けて文部省が企画・制定し、昭和天皇の即位記念事業の一環として、東京中央放送局（NHKの前身）で放送が開始されました。

以後、全国に広まっていきましたが、映像のないラジオ放送だけの時代に、具体的な「振り付け」はどのように伝えられたのでしょう？ 一つには、全国の郵便局員が普及に一役買い、振り付けを広めたのだといわれています。

4章

上肢のしくみと機能

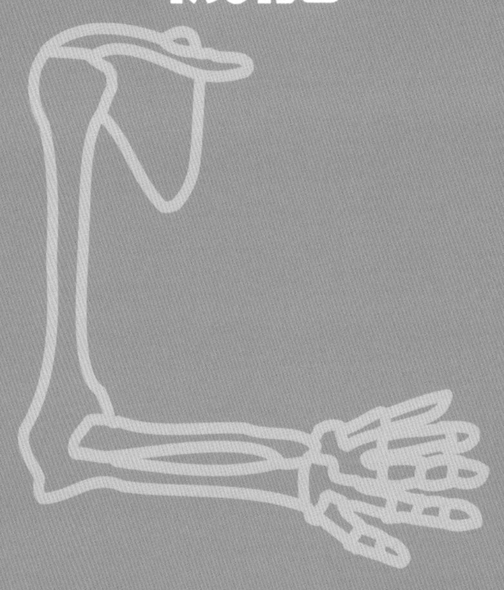

上肢帯の骨格
上腕と前腕の骨格
手の骨格
上肢帯の関節のしくみ
肩甲骨の動きと筋
肩関節のしくみ
肩関節の動きと筋
肘関節のしくみ
肘関節の動きと筋
手首と手指の関節のしくみ
手首の動きと筋
手指の動きと筋

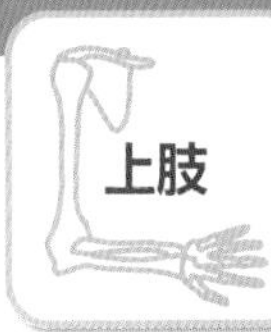

上肢帯の骨格

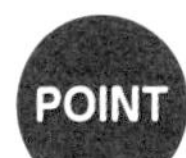

- ●上肢を形成する骨は上肢帯骨と自由上肢骨に大別される。
- ●上肢帯骨は鎖骨と肩甲骨の２つで構成されている。
- ●鎖骨は体幹と肩甲骨を、肩甲骨は体幹と自由上肢骨をつなぐ。

鎖骨は体幹と上肢をつなぐ唯一の骨

上肢を形づくる骨は上肢帯骨と自由上肢骨に大別されます。上肢帯骨は体幹と自由上肢骨を連結する骨ですが、構成しているのは鎖骨と肩甲骨の２骨だけで、単に上肢帯と呼んだり、肩甲帯あるいは肩帯と呼んだりすることもあります。

鎖骨は胸骨柄と肩甲骨をつないでいる骨で、緩いＳ字を描いており、上肢と体幹を連結する唯一の骨になります。鎖骨と胸骨を連結する胸鎖関節は鞍関節に分類される比較的運動性が高い関節で、これを支点とする円錐運動で肩甲骨の位置を変え、肩関節の運動域を大きくしています。

肩甲骨は上腕骨と肩関節を形成している

鎖骨と肩鎖関節（種類は平面関節なので運動性は低い）でつながる肩甲骨は、逆三角形をした大きな扁平骨です。肩鎖関節がある、外側に張り出した部位は肩峰といいます。直下に大きな関節窩があり、上腕骨の骨頭がはまって肩関節を形成しています。肩関節の前にあるもう一つの突出部位は烏口突起といい、上腕二頭筋や烏口腕筋の起始として重要です。背面上部に見られる隆起は肩甲棘といいます。

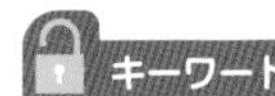

上肢帯骨
体幹と自由上肢骨を連結する骨。鎖骨と肩甲骨を指す。

自由上肢帯
上腕、前腕、手の骨の総称。

肩甲棘
肩甲骨の背側にある隆起。

胸鎖関節
胸骨柄と鎖骨をつなぐ関節。形式は鞍関節で、肩甲骨の位置の変移に作用する。

COLUMN

鎖骨の語源

鎖骨の語源については諸説あります。古代中国で、囚人の体に穴を開け、鎖をこの骨につないだとする説が有名ですが、俗説の域を出ません。英語では「Clavicle」といいます。語源は「窓の鍵（留め金具）」で、Ｓ字状の形状に由来します。他の欧州言語も「鍵の骨」の意で呼んでいました。そのため、杉田玄白の筆頭弟子である大槻玄澤が、『解体新書』を改訂する際に「鎖骨」（閉ざす骨の意）と名付けた…とする説が最も信憑性があります。

上肢の骨の構造

肩甲部の骨と関節

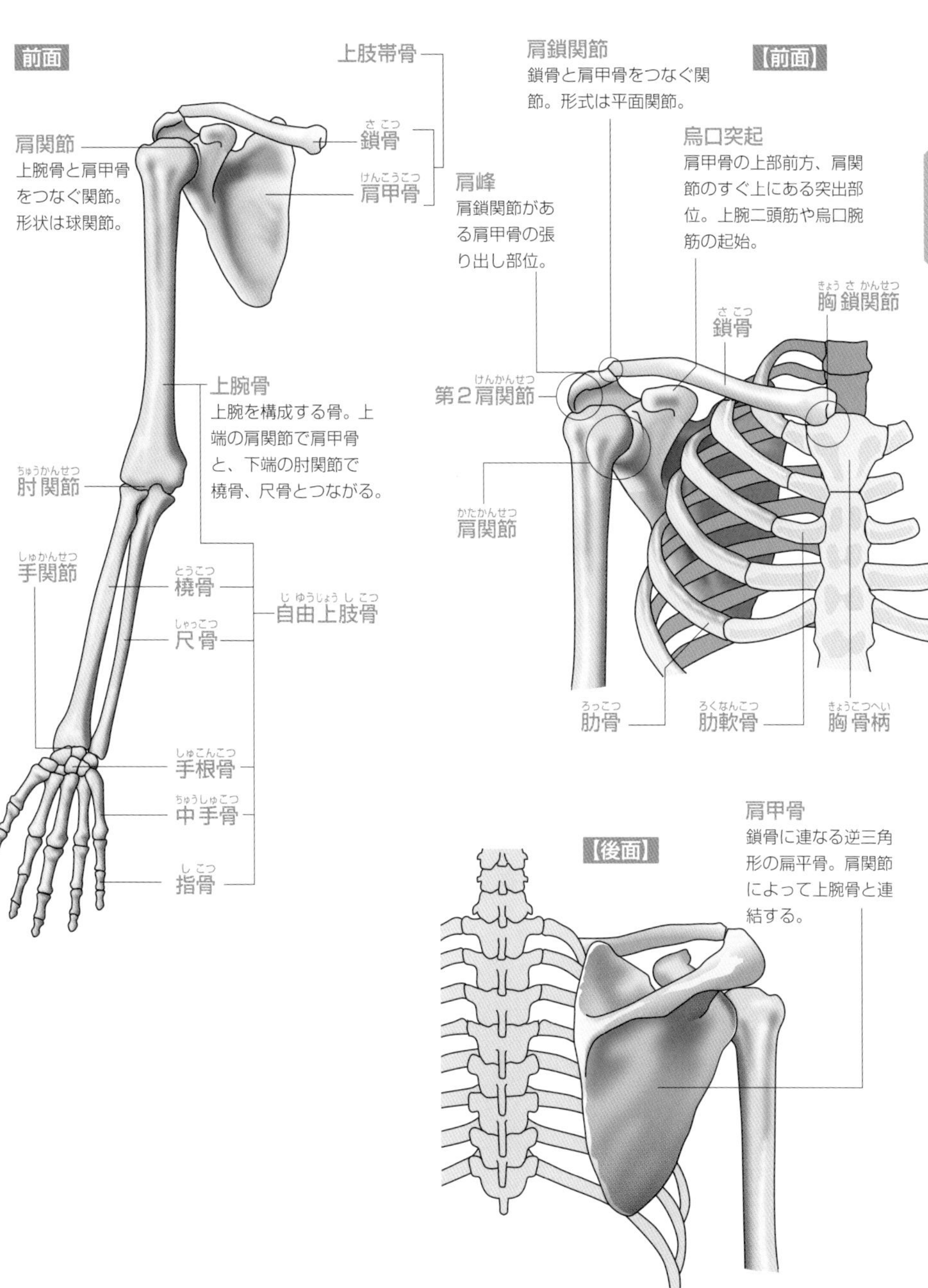

前面
上肢帯骨
鎖骨
肩甲骨
肩関節
上腕骨と肩甲骨をつなぐ関節。形状は球関節。
上腕骨
上腕を構成する骨。上端の肩関節で肩甲骨と、下端の肘関節で橈骨、尺骨とつながる。
肘関節
手関節
橈骨
尺骨
自由上肢骨
手根骨
中手骨
指骨
肩鎖関節
鎖骨と肩甲骨をつなぐ関節。形式は平面関節。
【前面】
烏口突起
肩甲骨の上部前方、肩関節のすぐ上にある突出部位。上腕二頭筋や烏口腕筋の起始。
肩峰
肩鎖関節がある肩甲骨の張り出し部位。
胸鎖関節
鎖骨
第2肩関節
肩関節
肋骨
肋軟骨
胸骨柄
肩甲骨
鎖骨に連なる逆三角形の扁平骨。肩関節によって上腕骨と連結する。
【後面】

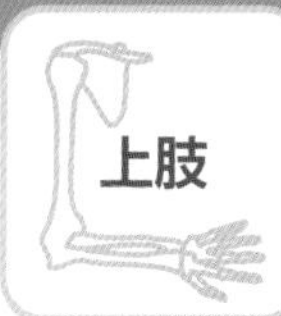

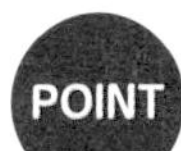

上腕と前腕の骨格

POINT
- 上肢を構成する上腕、前腕、手の骨を自由上肢骨と総称する。
- 上腕は上腕骨１本で構成されている。
- 前腕は橈骨と尺骨の２本の骨から成り立っている。

上腕骨は２つの重要な関節を形成する

上肢を構成する上腕（じょうわん）と前腕（ぜんわん）、手の骨を合わせて、自由上肢骨（じゆうじょうしこつ）といいます。上腕を構成するのは上腕骨です。上端は球状で上腕骨頭（こっとう）といい、肩甲骨関節窩（けんこうこつかんせつか）と連結して肩関節を成しています。上腕骨頭の近くには大結節（だいけっせつ）と小結節（しょう）という隆起があり、いろいろな筋が付着する部位になっています。上腕骨の下端は橈骨（とうこつ）および尺骨（しゃっこつ）とともに肘関節（ちゅうかんせつ）を形成しています。肘関節は腕橈関節（わんとう）、腕尺関節（わんしゃく）、上橈尺関節（じょうとうしゃく）（近位（きんい）橈尺関節（とうしゃくかんせつ））から構成されますが、腕橈関節を成す上腕骨の関節頭を上腕骨小頭（しょうとう）、腕尺関節を成す関節頭を上腕骨滑車（かっしゃ）といいます。この２つの関節頭の周囲にはそれぞれ外側上顆（がいそくじょうか）と内側上顆（ないそくじょうか）という隆起があります。

前腕は２本の骨で成り立っている

前腕は母指側の橈骨と小指側の尺骨の２つから成り立っています。ともに上腕骨と肘関節を構成しますが、腕尺関節を成す尺骨の関節窩を尺骨滑車切痕（しゃっこつかっしゃせっこん）（肘頭（ちゅうとう）と呼ばれる先端部分と鈎状突起（こうじょうとっき）に挟まれたくぼみ）、腕橈関節を成す橈骨の関節窩を橈骨頭窩（とうこつとうか）（橈骨先端のくぼみ）といいます。

橈骨と尺骨はどちらも両端が太くて中間がやや細い形状を成し、上端は上橈尺関節、下端は下橈尺関節（かとうしゃくかんせつ）（遠位（えんい）橈尺関節）で互いに連結しています。また、両骨の下端の野球のバットのグリップエンド形になっている部位は、ともに茎状突起（けいじょうとっき）と呼ばれています。なお、橈骨下端は手根骨（しゅこんこつ）の舟状骨（しゅうじょうこつ）、月状骨（げつじょうこつ）、三角骨（さんかくこつ）と橈骨手根関節（とうこつしゅこんかんせつ）で連結していますが、尺骨と手根骨は直接、接してはいません。

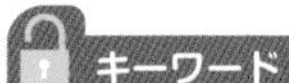

キーワード

自由上肢骨
上腕、前腕、手の骨の総称。

大結節・小結節
上腕骨頭の近くに見られる大小の隆起。筋の付着部位。

腕橈関節
上腕骨と橈骨をつなぐ関節。形状は球関節。

腕尺関節
上腕骨と尺骨をつなぐ関節。形状は蝶番関節。

上橈尺関節・下橈尺関節
橈骨と尺骨の上端同士、下端同士をつなぐ関節。形状は車軸関節。

橈骨手根関節
橈骨と、手根骨（舟状骨、月状骨、三角骨）をつなぐ関節。形状は楕円関節。

上腕と前腕の構造

肘関節

上腕骨と橈骨、尺骨を連結する関節で、腕橈関節、腕尺関節、上橈尺関節から成る。3つの関節は同じ関節包に包まれている。

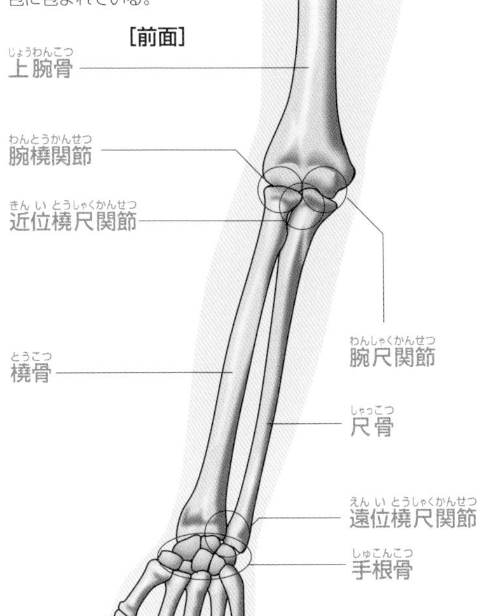

上腕骨下部

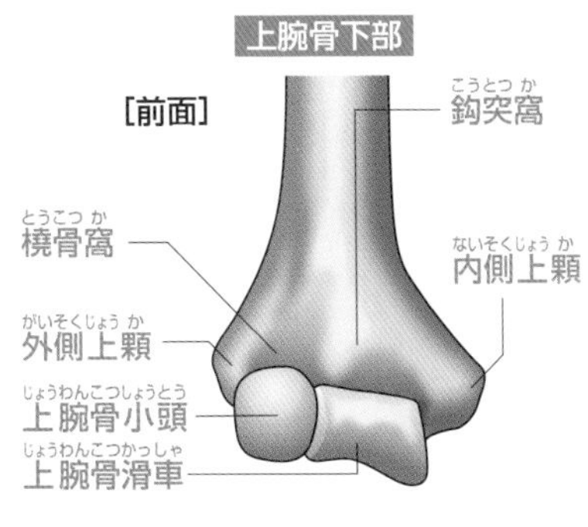

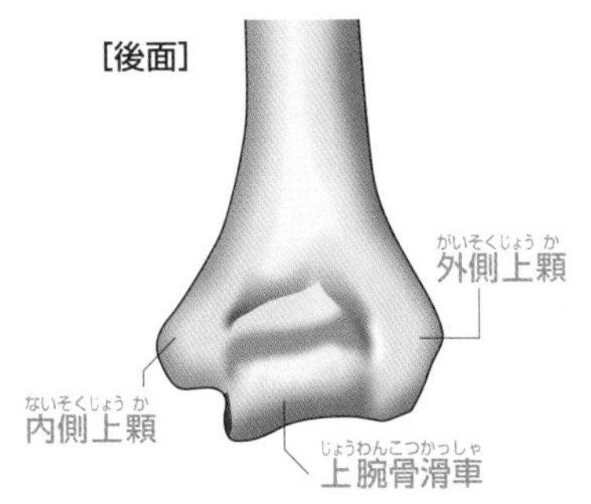

橈骨・尺骨

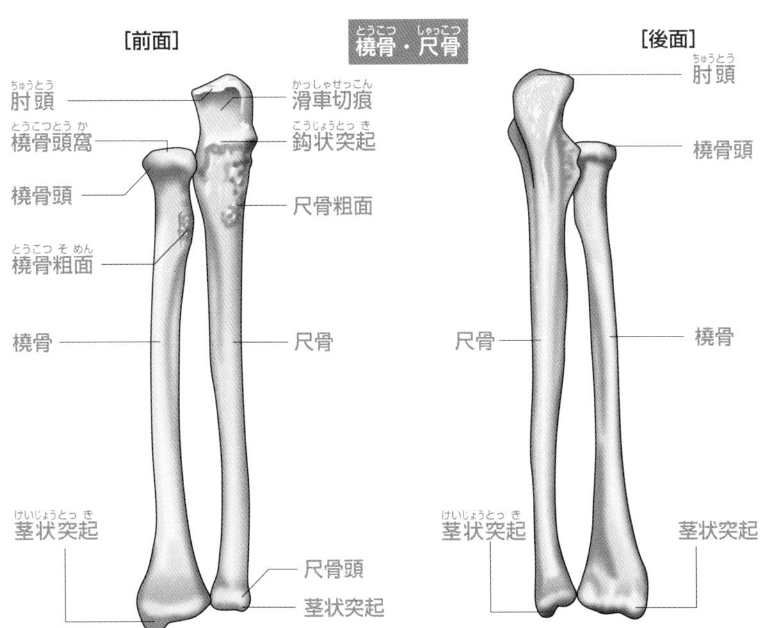

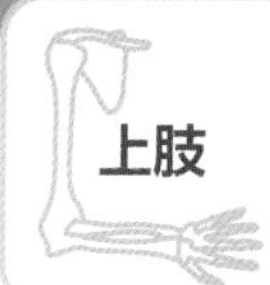

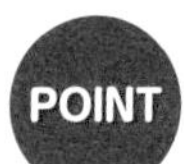

上肢 手の骨格

POINT

- 手の骨は手根骨（8個）、中手骨（5個）、指骨（14個）に大別される。
- 手根骨は近位手根骨列と遠位手根骨列の2群に分けられる（各4個ずつ）。
- 指骨は基節骨、中節骨、末節骨に分けられる。母指には中節骨がない。

大小の骨の連結が手の複雑な動きを実現させる

手は大小さまざまな骨で構成されており、手根骨（しゅこんこつ）（8個）、中手骨（ちゅうしゅこつ）（5個）、指骨（しこつ）（14個）の3グループに大きく分けられます。このほか小さな種子骨（しゅしこつ）も存在します。

手根骨：手首近くにある骨群の総称。計8個から成る。

舟状骨（しゅうじょうこつ）：橈骨と橈骨手根関節で連結している骨。

月状骨（げつじょうこつ）：横方向で舟状骨、三角骨と連結する骨。橈骨手根関節で橈骨ともつながっている。

三角骨（さんかくこつ）：横方向で月状骨と連結している骨。

豆状骨（とうじょうこつ）：尺側手根屈筋の腱の中にある、膝蓋骨と並ぶ人体の代表的な種子骨。三角骨に連結している。

大菱形骨（だいりょうけいこつ）：舟状骨、第1・第2中手骨と連結する。

小菱形骨（しょうりょうけいこつ）：舟状骨、大菱形骨、有頭骨、第2中手骨と連結している小さな骨。

有頭骨（ゆうとうこつ）：手根骨の中央部を占める最も大きな手根骨。

有鈎骨（ゆうこうこつ）：有頭骨、第4・第5中手骨と連結する骨。

手根骨を構成する骨は、横2列に並ぶように連結しており、手首の方から近位手根骨列（きんいしゅこんこつれつ）（舟状骨・月状骨・三角骨・豆状骨）と遠位手根骨列（えんいしゅこんこつれつ）（大菱形骨・小菱形骨・有頭骨・有鈎骨）の2グループに分けられる。

中手骨（ちゅうしゅこつ）：手甲の後半（手指側）を形づくる骨。全部で5本あり、外側から第1～5の番号で呼ぶ。

指骨（しこつ）：手指の骨。指節骨ともいう。計14個。

基節骨（きせつこつ）：指の根元の骨。計5本。

中節骨（ちゅうせつこつ）：指の第1～2関節の間の骨。母指にはない。

末節骨（まっせつこつ）：指の末端の骨。計5本。

試験に出る語句

手根骨
手甲を形づくる、橈骨手根関節に近い位置に連なる骨の総称。舟状骨、月状骨、三角骨、豆状骨、大菱形骨、小菱形骨、有頭骨、有鈎骨の8つをいう。

中手骨
手の甲の指側を形づくる、指骨に連なる骨。全5本。

指骨
手の指の骨。基節骨、中節骨、末節骨から成る。母指には中節骨がない。

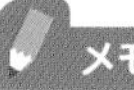

メモ

手の小さな種子骨
第1中手指節関節の両側面に見られるほか、第2中手指節関節や第5中手指節関節にも存在することがある。

手を構成する骨

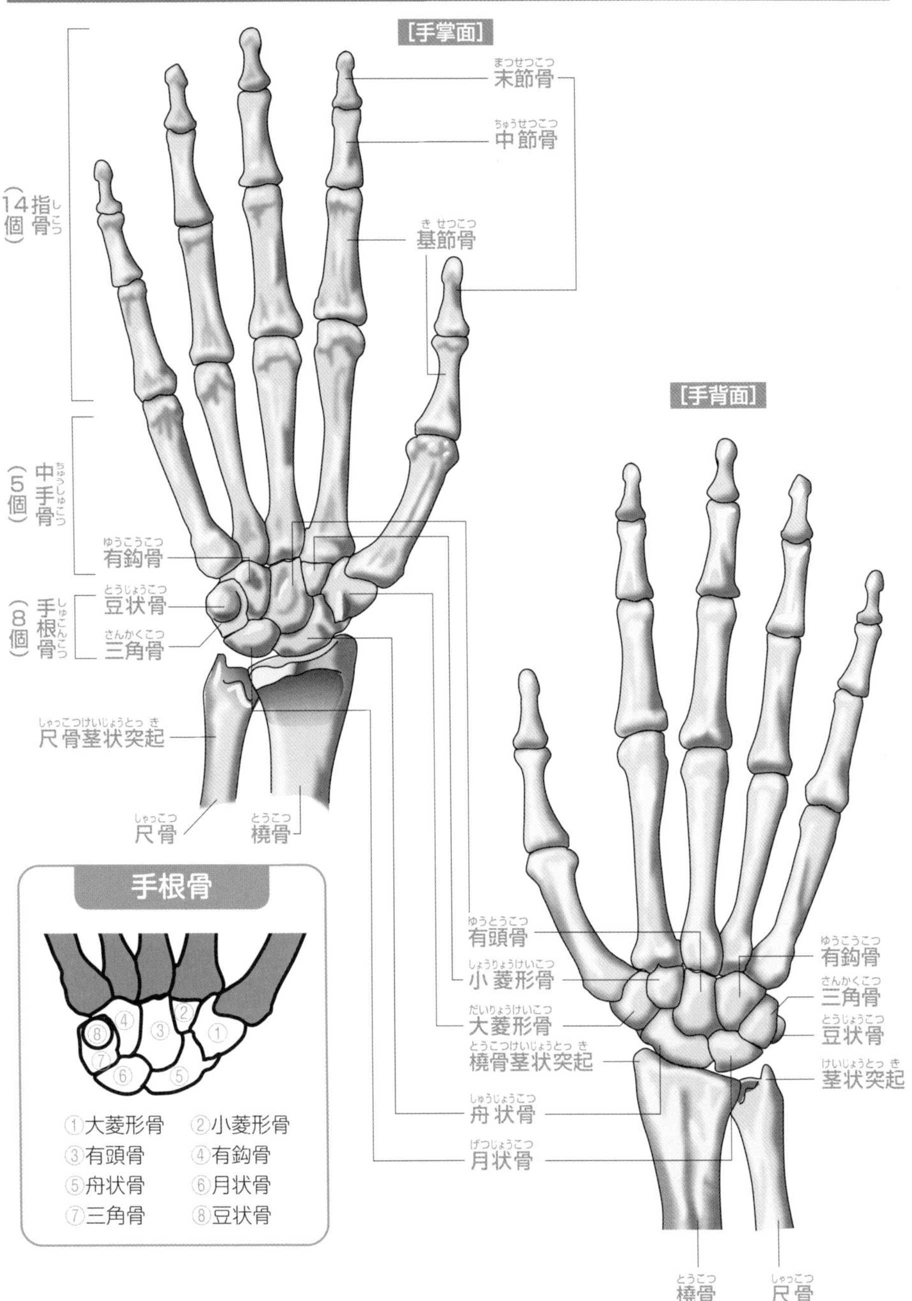

[手掌面]
末節骨
中節骨
基節骨
指骨(14個)
中手骨(5個)
手根骨(8個)
有鉤骨
豆状骨
三角骨
尺骨茎状突起
尺骨
橈骨
[手背面]
有頭骨
小菱形骨
大菱形骨
橈骨茎状突起
舟状骨
月状骨
有鉤骨
三角骨
豆状骨
茎状突起
橈骨
尺骨
手根骨
①大菱形骨 ②小菱形骨
③有頭骨 ④有鉤骨
⑤舟状骨 ⑥月状骨
⑦三角骨 ⑧豆状骨

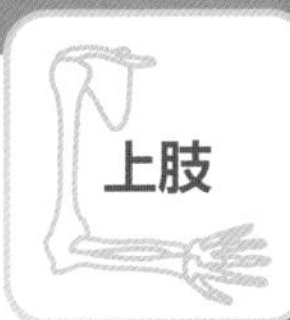

上肢帯の関節のしくみ

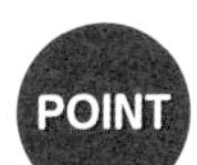

- 上肢体にある関節は、胸鎖関節、肩鎖関節、肩関節の３つ。
- 胸鎖関節は運動性に富み、肩鎖関節は運動性に乏しい。
- 関節ではないが、関節として働く部位（機能的関節）がある。

鎖骨の動きが上肢体の運動域を広げている

上肢帯を構成する骨の関節は３つあります。胸鎖関節(鎖骨と胸骨柄の関節／鞍関節)、肩鎖関節（鎖骨と肩甲骨の関節／平面関節)、肩関節(肩甲骨と上腕骨の関節／球関節)です。

胸鎖関節は体幹と上肢をつなぐただ一つの関節で、鞍関節ながら球関節に近い動きをします。内部に関節円板があるためで、これによって運動性が高まり、上肢の運動域を拡大させています(胸鎖関節を支点に鎖骨が円錐運動をし、肩甲骨を動かして肩関節の位置を変える)。関節の周囲は、前･後胸鎖靱帯、鎖骨間靱帯、肋鎖靱帯が補強しています。

肩鎖関節の運動性は高くありません。烏口肩峰靱帯、烏口鎖骨靱帯、肩鎖靱帯によってしっかり固定され、鎖骨の動きが肩甲骨に確実に伝達されるようになっています。

関節ではないが関節として働く部位がある

上肢帯では２つの関節に加え、肩甲胸郭連結と第二肩関節と呼ばれる部位が、上腕の動きに大きく関与しています。前者は肩甲骨と胸郭の接触部位、後者は肩峰と上腕骨頭の間の部位ですが、どちらも滑膜には包まれていないため、解剖学上は「関節」とは言えません。しかし、可動部位で関節に類似した機能を持っています。こうした構造を、一般的な関節（解剖学的関節）に対して、機能的関節と呼びます。肩甲胸郭連結では、前鋸筋によって肩甲骨が胸郭(肋骨)の背面を移動します(可動域は肩関節に次いで大きい)。第二肩関節は烏口肩峰靱帯によって形づくられています。

前胸鎖靭帯・後胸鎖靭帯
胸鎖関節を補強する靭帯。鎖骨近位と胸骨柄上部を結ぶ。

肩甲胸郭連結
肩甲骨と胸郭の接触部分。本来的な関節ではない機能的関節だが「肩甲胸郭関節」と呼ぶこともある。胸郭背部を肩甲骨が滑るように動く。

第二肩関節
烏口肩峰靭帯が上腕骨頭の上部を覆っている部位。肩関節のはまり込みの浅さを補う機能がある。

解剖学的関節・機能的関節
滑膜に包まれた通常の関節を解剖学的関節と呼ぶ。一方､滑膜には包まれないが､関節同様の機能を有する骨の連結部位を機能的関節という。

胸鎖関節と周囲の靱帯

[前面]

関節円盤

鎖骨間靱帯
胸骨柄の上部にあって、左右の鎖骨をつなぐ靱帯。

前胸鎖靱帯

第1肋骨

鎖骨

第1肋軟骨

肋鎖靱帯
鎖骨近位と第1肋骨をつなぐ靱帯。

胸骨柄

肩鎖関節と周囲の靱帯

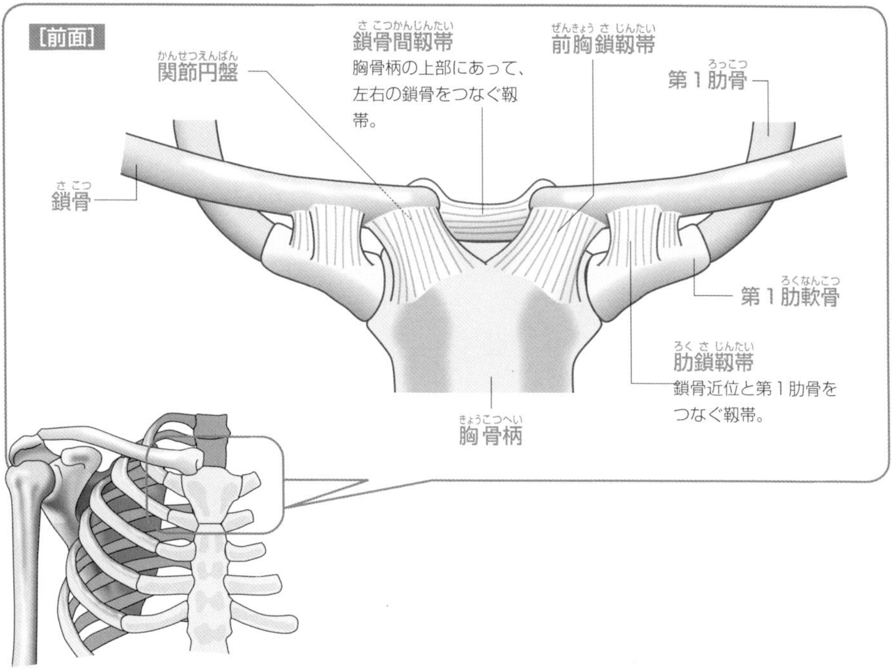

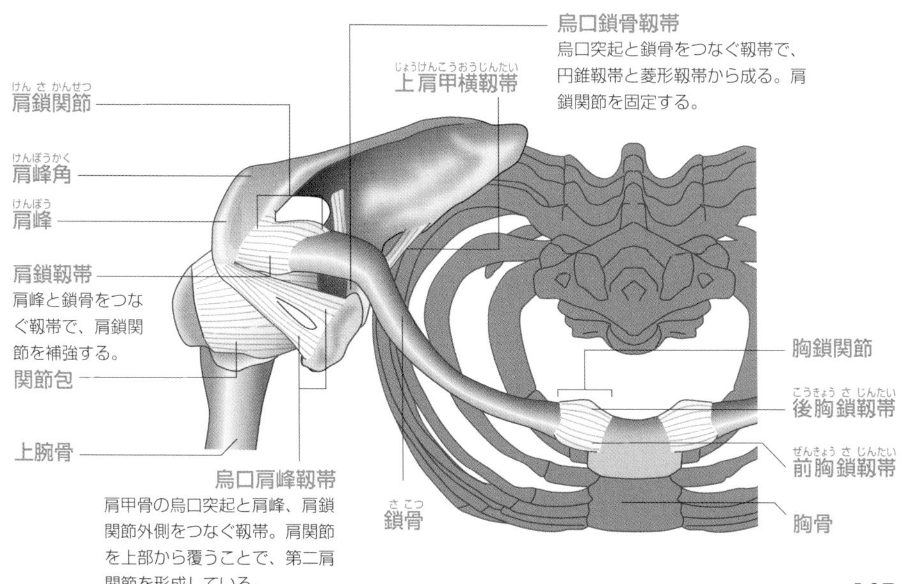
烏口鎖骨靱帯
烏口突起と鎖骨をつなぐ靱帯で、円錐靱帯と菱形靱帯から成る。肩鎖関節を固定する。
上肩甲横靱帯
肩鎖関節
肩峰角
肩峰
肩鎖靱帯
肩峰と鎖骨をつなぐ靱帯で、肩鎖関節を補強する。
関節包
上腕骨
烏口肩峰靱帯
肩甲骨の烏口突起と肩峰、肩鎖関節外側をつなぐ靱帯。肩関節を上部から覆うことで、第二肩関節を形成している。
鎖骨
胸鎖関節
後胸鎖靱帯
前胸鎖靱帯
胸骨

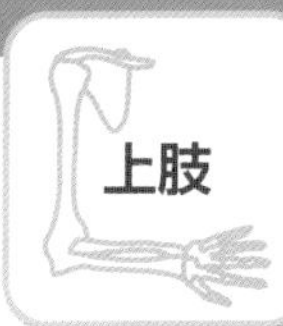

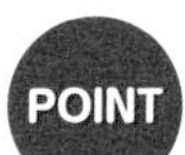

上肢 肩甲骨の動きと筋

POINT
- 肩甲骨が多様に動くことで、上腕の可動域を大きくしている。
- 胸鎖関節と肩甲胸郭連結によって肩甲骨は大きく動く。
- 僧帽筋や前鋸筋、肩甲挙筋などが肩甲骨の動きに関与する。

上腕の可動域が大きいのは肩甲骨が動くから

上腕の動きは肩関節だけでなく肩甲骨の動きも大きく関与しています。肩甲骨が挙上（きょしょう）、下制（かせい）、外転、内転、上方回旋、下方回旋、前傾（ぜんけい）、後傾（こうけい）といった動きをすることで肩関節の位置が変化し、上腕の可動域を拡大させています。

肩甲骨を動かすのは、胸鎖関節を支点とする円錐運動や、肩甲胸郭連結における胸郭上の滑動です。これにより、肩甲骨は上下に約13cm、内外に約13cm動き、上下方向に50～60°回旋します。これらには次のような筋が関与します。

- 僧帽筋（そうぼうきん）：上肢体背部を広く覆う筋で、外後頭隆起から第12胸椎棘突起に起始し、鎖骨外部や肩甲棘に停止する。上部線維、中部線維、下部線維の３つに分けられ、上部線維は挙上、下部線維は下制、中部線維は内転に、全体として上方回旋、後傾に作用する。
- 前鋸筋（ぜんきょきん）：第１～９肋骨に起始し、肩甲骨内側に停止する。肩甲骨の固定や、外転、上方回旋、後傾に関与する。
- 小胸筋（しょうきょうきん）：第３～５肋骨の前面に起こり、肩甲骨の烏口突起に停止する。下制、外転、下方回旋、前傾に働く。
- 肩甲挙筋（けんこうきょきん）：第１～４頸椎に起始し、肩甲骨上角に停止する。挙上に働く。
- 菱形筋（りょうけいきん）：第１～４頸椎に起始して肩甲骨内側に停止する大菱形筋と、第６～７頸椎に起こって肩甲骨内側に停止する小菱形筋がある。挙上、内転、下方回旋に働く。
- 鎖骨下筋：第１肋骨に起こり、鎖骨下部に停止する。胸鎖関節の運動に働き、肩甲骨を下制する。

なお、これらの筋は、肩甲骨を固定する働きもします。

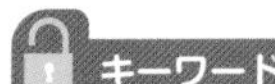

キーワード

小胸筋
第３～５肋骨の前面に起始。肩甲骨の烏口突起に停止。大胸筋の下にある。胸郭を挙上する際にも働く。

肩甲挙筋
第１～４頸椎に起こり、肩甲骨上角に停まる。文字通り肩甲骨の挙上に作用する。

菱形筋
大菱形筋（第１～４頸椎に起始。肩甲骨内側に停止）と、その上方にある小菱形筋（第６～７頸椎に起始。肩甲骨内側に停止）の２つから成る。

鎖骨下筋
文字通り、鎖骨の下に張り付いている筋（第１肋骨に起始。鎖骨下部に停止）。胸鎖関節の運動に働く。

肩甲骨周辺の筋と肩甲骨の動き

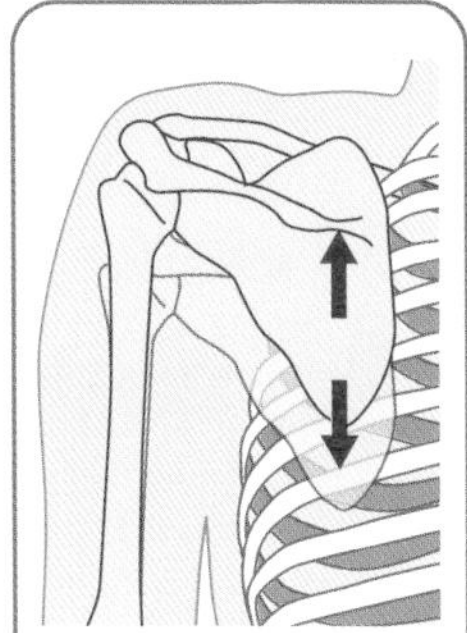

肩甲骨の挙上・下制
挙上は肩甲骨を引き上げる動き（僧帽筋上部線維、肩甲挙筋、菱形筋が関与）。下制は引き下げる動き（鎖骨下筋、小胸筋、僧帽筋下部線維が関与）。

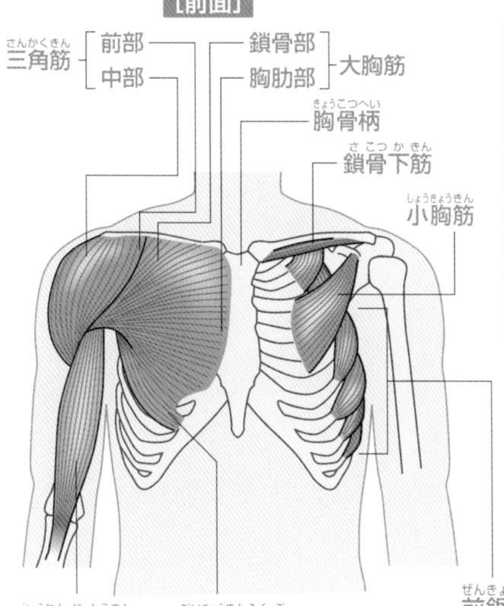

肩甲骨の外転・内転
外転は肩甲骨を外へ広げる動き（前鋸筋、小胸筋が関与）。内転は肩をすぼめて肩甲骨を脊柱に寄せる動き（僧帽筋中部線維、菱形筋が関与）。

前鋸筋
第1〜9肋骨に起始し、肩甲骨内側に停止する。名称は、肋骨に付着する形状が、ノコギリに似ていることから。

僧帽筋
外後頭隆起から第12胸椎棘突起に起始し、鎖骨外部や肩甲棘に停止する。上部線維、中部線維、下部線維に分けられる。形状が修道士の服のフードに似ていることが名称の由来。

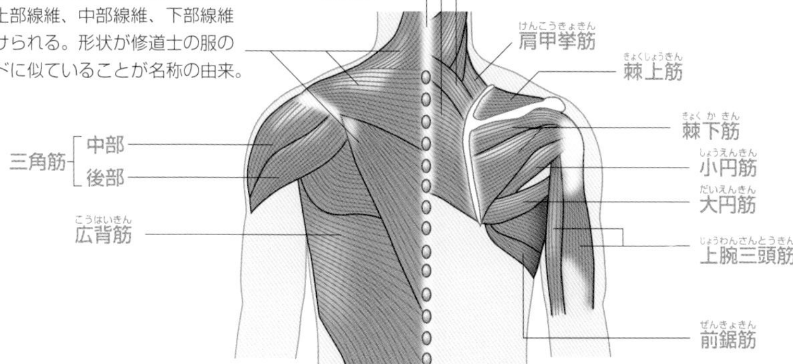

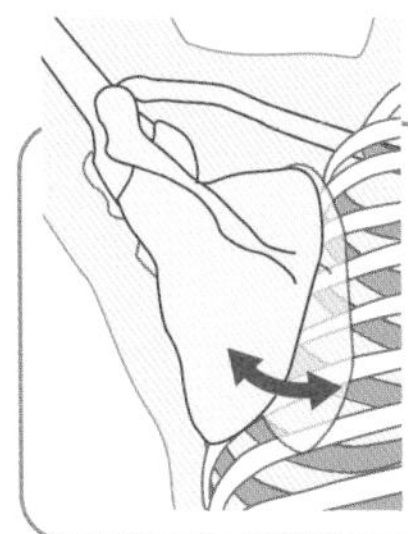

肩甲骨の上方回旋・下方回旋
上方回旋は肩甲骨を上方に回旋させる動き（肩関節を回す方に持ち上げる。僧帽筋の上部線維と下部線維、前鋸筋が関与）。下方回旋は逆に下方へ回旋させる動き（肩関節を回すように下げる。菱形筋、小胸筋が関与）。

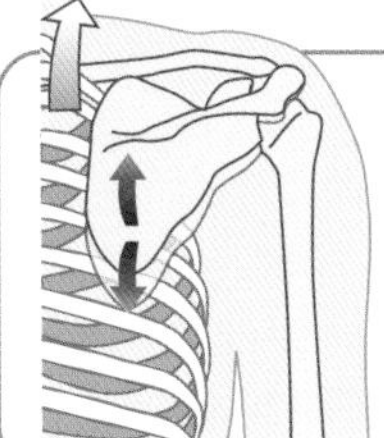

肩甲骨の前傾・後傾
前傾は肩甲骨を前へ傾ける動き（小胸筋が関与）。後傾は肩甲骨を後ろに傾ける動き（僧帽筋下部線維、前鋸筋が関与）。

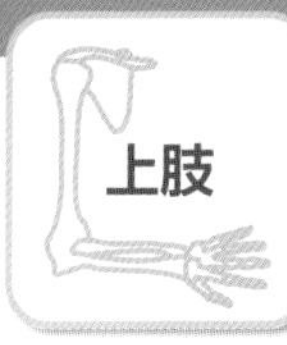
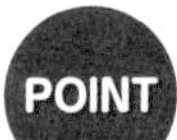

上肢 肩関節のしくみ

POINT

- 肩関節は、広義には肩複合体を、狭義には肩甲上腕関節を指す。
- 肩甲上腕関節は骨頭のはまりが浅いため、靭帯が周囲を補強している。
- 板状の筋が関節を包んで補強するローテーターカフという構造がある。

肩関節は運動域が広い分、骨頭のはまりが浅い

肩関節という呼称は、広くは肩鎖関節や胸鎖関節、肩甲胸郭連結、第二肩関節を含めた肩複合体を意味しますが（広義の肩関節）、通常は肩甲骨と上腕骨を連結する肩甲上腕関節（狭義の肩関節）を指します。

肩関節は球関節で、人体中最大の可動域を持つ関節です。しかし、上腕骨頭は肩甲骨関節窩に比して極めて大きく、関節窩には約３分の１しかはまっていません。そのため、周囲に次のような補助装置があり、脱臼を防いでいます。

- 関節唇：肩甲骨関節窩の周囲を覆う線維性軟骨
- 烏口肩峰靭帯：烏口突起と肩峰をつなぎ、肩関節包を上部から補強する構造（第二肩関節）を形成している。
- 烏口上腕靭帯：烏口突起と上腕骨大結節をつなぐ。肩関節の関節包を前上面から補強する。

これらに加え、肩関節周辺にある棘上筋、棘下筋、小円筋、肩甲下筋が板状に関節包を囲んで補強しています。この構造を回旋筋腱板といい、上腕骨頭が正しい位置になるように制御し、肩関節の安定化に働いています。ローテーターカフという別名でも知られています。

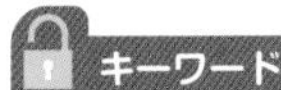

キーワード

肩複合体
肩甲上腕関節に肩鎖関節、胸鎖関節、肩甲胸郭連結、第二肩関節を含めた「広義の肩関節」の別称。

肩甲上腕関節
上腕骨頭と肩甲骨関節窩が連結した「狭義の肩関節」。上腕骨頭のはまりが浅く、可動域が大きい。

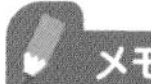

メモ

回旋筋腱板
棘上筋、棘下筋、小円筋、肩甲下筋が板状になって肩関節を囲んでいる構造。肩関節の安定化に働く。ローテーターカフとも呼ばれる。

Athletics Column

肩関節脱臼と千代の富士

補強装置があるとはいえ、骨頭のはまりが浅い肩関節は脱臼しやすい関節の筆頭です。特に下方（腋窩側）には補助装置がないため、脱臼の危険性が高くなっています。また、若年で脱臼を起こすと、繰り返すことが多くなります（反復性肩関節脱臼）。有名なのが、昭和の大横綱・千代の富士の“脱臼癖”で、これが原因で数々の辛酸をなめた経歴があります。しかし、関節周辺の筋肉を厚く強化することで克服、横綱まで上り詰めました。

肩関節の構造と補強する靱帯

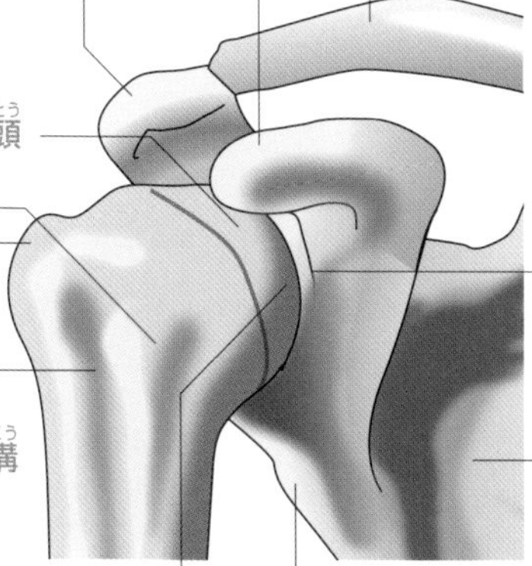

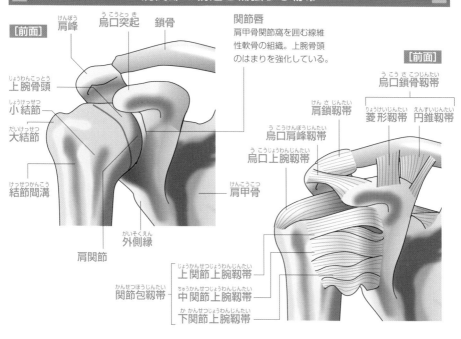

[前面]
肩峰
烏口突起
鎖骨
上腕骨頭
小結節
大結節
結節間溝
肩甲骨
外側縁
肩関節
関節唇
肩甲骨関節窩を囲む線維性軟骨の組織。上腕骨頭のはまりを強化している。

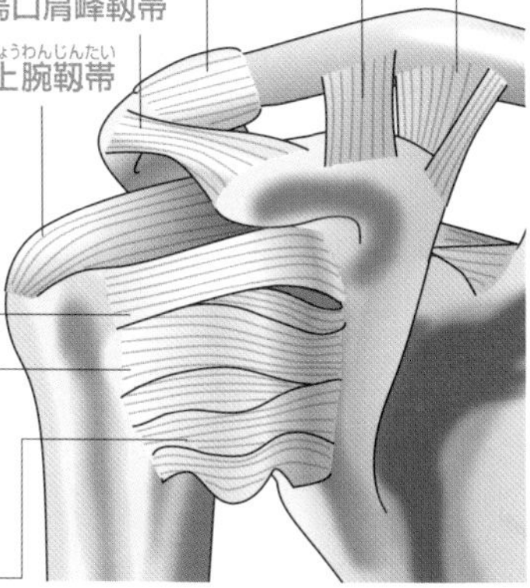

[前面]
烏口鎖骨靱帯
肩鎖靱帯
菱形靱帯
円錐靱帯
烏口肩峰靱帯
烏口上腕靱帯
関節包靱帯
上関節上腕靱帯
中関節上腕靱帯
下関節上腕靱帯

ローテーターカフ（回旋筋腱板）

[前面]
肩峰
烏口突起
肩甲骨の内側縁
上腕骨
肩甲下筋
肩甲骨前面に起始、上腕骨小結節に停止する筋。ローテーターカフの1つ。

[後面]
棘上筋
肩甲骨棘上窩に起始、上腕骨大結節に停止する筋。ローテーターカフの1つ。
棘下筋
肩甲骨棘下窩に起始、上腕骨大結節に停止する筋。ローテーターカフの1つ。
小円筋
肩甲骨外側後面に起始、上腕骨大結節に停止する筋。ローテーターカフの1つ。

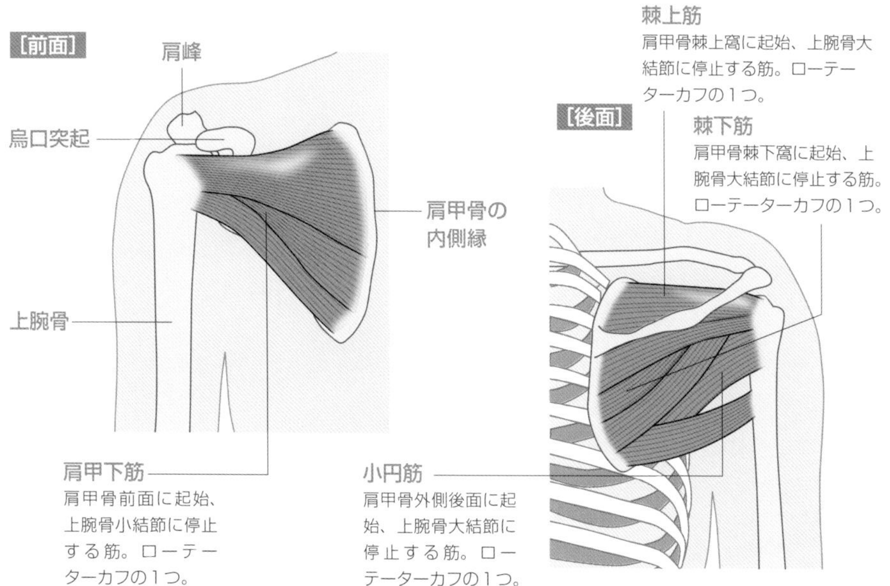

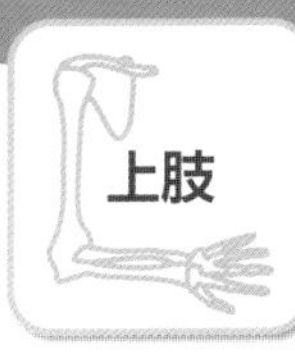
上肢

肩関節の動きと筋

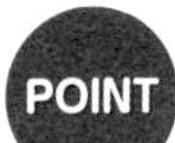
POINT

- ●肩関節の基本的な動きは屈曲・伸展、外転・内転、外旋・内旋。
- ●肩関節の動きに肩甲骨の動きが加わって可動域を広げている。
- ●大胸筋、広背筋、三角筋などが肩関節の動きに関与する。

肩甲骨との“合わせ技”で可動域を広げる

肩関節（肩甲上腕関節）の動きは、上肢を前方に挙上する屈曲（約180°）、後方に挙上する伸展（約50°）、側方へ挙上し戻す外転・内転（約180°）、上腕を外や内に回す外旋（約60°）・内旋（約80°）が基本です。さらに屈曲90°の状態で上肢を前後に動かす水平屈曲（前方に動かす：約135°）や水平伸展（後方に動かす：約30°）もあります。

ただし、上に示した可動域は肩関節単独の角度ではなく、肩甲骨の動きと合わせた数値です。例えば外転の場合、30°までは肩関節だけが動きますが、それ以上になると肩甲骨の回旋が加わります。動き全体に占める肩関節と肩甲骨の動きの比率には規則性があり（肩甲上腕リズム）、外転では肩関節の動き：肩甲骨の動き＝2：1になります。

肩関節の動きには、主に次のような筋が関与します。

大胸筋：鎖骨、胸骨、肋骨、腹直筋鞘に起始し、上腕骨に停止する。屈曲、内転、内旋に働く。

広背筋：下位の胸椎から腰椎、仙骨および腸骨に起始し、上腕骨に停止する。伸展と内転に働く。

三角筋：鎖骨から肩峰、肩甲棘に起始し、上腕骨で停止する。屈曲、伸展、外転に働く。

大円筋：肩甲骨と上腕骨を結ぶ。伸展、内転、内旋に働く。

小円筋：肩甲骨と上腕骨を結ぶ。外旋に働く。

棘上筋：肩甲骨棘上窩と上腕骨を結ぶ。外転に働く。

棘下筋：肩甲骨棘下窩と上腕骨を結ぶ。外旋に働く。

肩甲下筋：肩甲骨前面と上腕骨を結ぶ。内旋に働く。

烏口腕筋：烏口突起と上腕骨を結ぶ。屈曲、内転に働く。

試験に出る語句

大胸筋
鎖骨部（鎖骨内側に起始）、胸肋部（胸骨と第1～第6肋軟骨に起始）、腹部（腹直筋鞘に起始）の3つに分けられる。停止部は上腕骨大結節稜。

広背筋
第5胸椎～第5腰椎の棘突起、仙骨、腸骨稜などに起始。上腕骨小結節稜に停止。靭帯で最も面積が大きい筋。

三角筋
前部（鎖骨外側に起始）、中部（肩峰に起始）、後部（肩甲棘下縁に起始）に分けられ、いずれも上腕骨の三角筋粗面に停止する。

キーワード

大円筋
肩甲骨下角後面に起始し、上腕骨小結節稜に停止する。

肩甲下筋
肩甲骨の前方（肩甲下窩）に起始し、上腕骨小結節に停止する。ローテーターカフの1つ。

烏口腕筋
肩甲骨の烏口突起に起こり、上腕骨内側に停まる。

肩甲上腕リズム

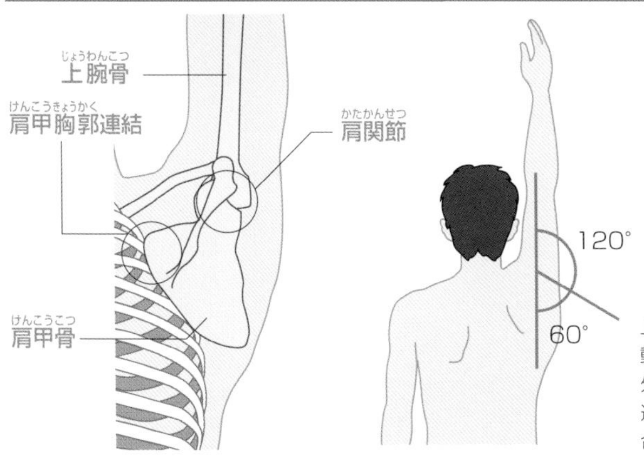

肩甲上腕リズムとは、上肢の動き全体に占める、肩関節の動きと肩甲骨の動きの割合のこと。外転 30°以上では、肩関節の動き2に対し、肩甲骨の動きは1になる。

上肢の 180°の外転運動は、肩甲上腕関節の外転 120°と肩甲胸郭連結の上方回旋 60°の合計となる。

肩関節の動き

肩関節の屈曲と伸展

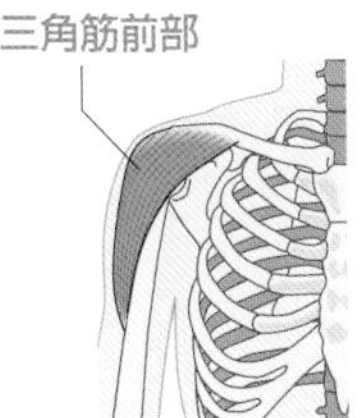

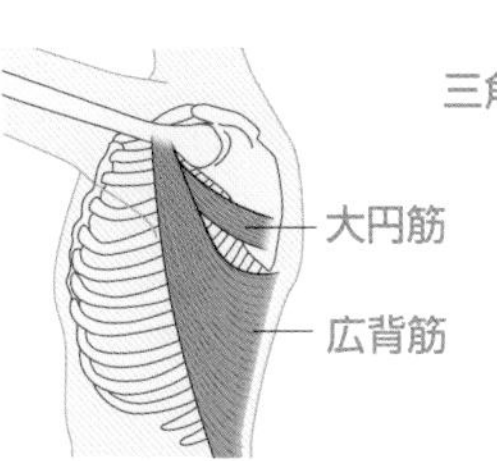

肩関節の屈曲は上肢を前方に上げる動き（上方挙上）で、約 180°。大胸筋、三角筋のほか、烏口腕筋や上腕二頭筋も関与する。伸展は上肢を後方へ上げる動き（後方挙上）で約 50°。広背筋、三角筋、大円筋が働く。

肩関節の外転・内転

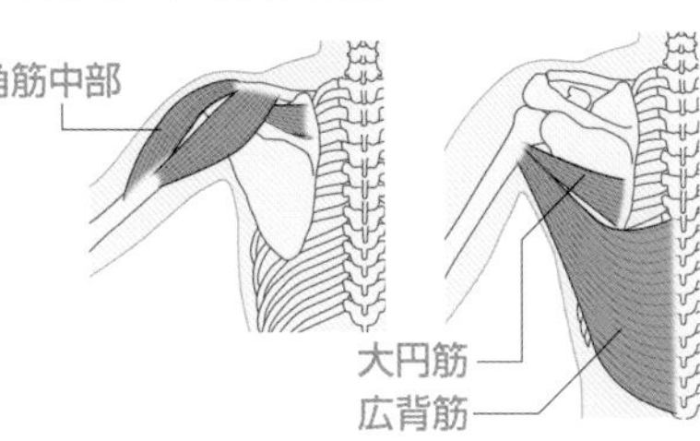

肩関節の外転は上肢を前額面上で挙上する（横方向へ上げる）動き。最大 180°だが、30°以上は肩甲骨の回旋（脊柱から内側縁が離れ、外側角が前方に動く）が加わる。三角筋、棘上筋が作用する。内転は横に上げた上肢を下ろす動き。大胸筋、広背筋、大円筋が関与する。

肩関節の外旋・内旋

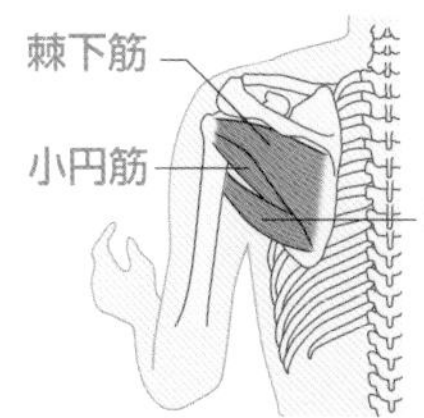

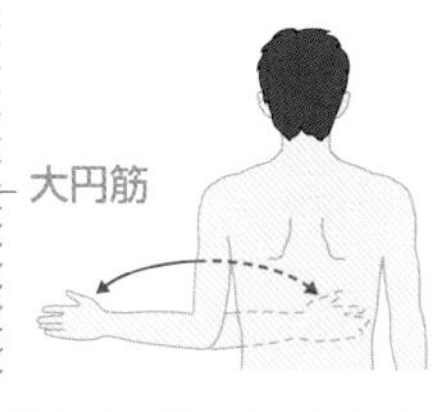

肩関節の外旋は上腕を外側に回す運動で最大 60°。棘下筋、小円筋が働く。内旋は上腕を内側に返す運動で約 80°。肩甲下筋と大円筋が作用する。

肩関節の水平屈曲・水平伸展

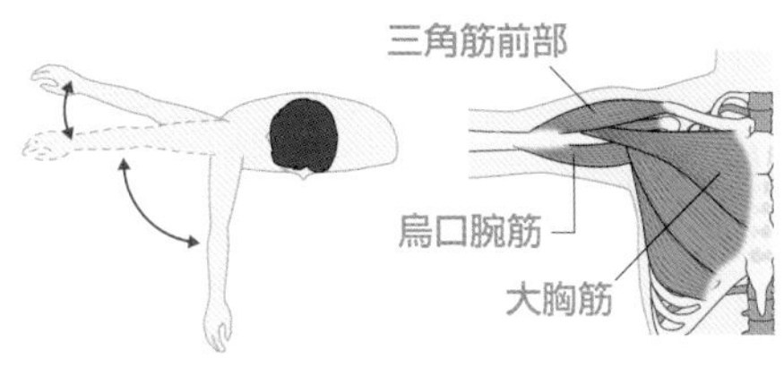

水平屈曲は上肢を 90°上げたまま前方へ回転させる動き（約 135°）。大胸筋、三角筋、肩甲下筋、烏口腕筋が働く。水平伸展は上肢を 90°上げたまま後方へ回転させる動き（約 30°）。三角筋、棘下筋、小円筋が働く。

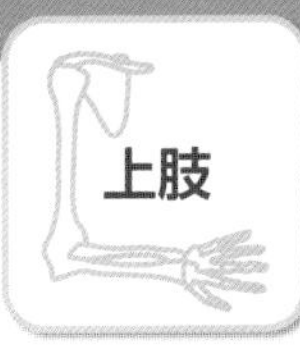

肘関節のしくみ

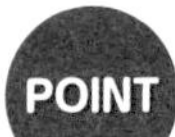

- 肘関節は腕尺関節と腕橈関節、上橈尺関節から成る複関節である。
- 手首の関節と連動して働く関節もある（上橈尺関節）。
- 内側・外側側副靱帯や橈骨輪状靱帯が肘関節を安定化している。

肘関節は３つの関節から成る複関節

肘関節は、上腕骨と尺骨をつなぐ腕尺関節、上腕骨と橈骨をつなぐ腕橈関節、尺骨と橈骨をつなぐ上橈尺関節（近位橈尺関節）の３つから成る複関節で、同じ関節包に包まれています。腕尺関節は肘関節のメインで、上腕骨滑車と尺骨滑車切痕が連結した蝶番関節で（動きから螺旋関節に分類する場合もある）、屈曲・伸展に働きます。腕橈関節は上腕骨小頭と橈骨頭窩が連結した球関節で、屈曲・伸展のほか、前腕の回外・回内にも関与します。上橈尺関節は橈骨頭の環状関節面と尺骨の橈骨切痕が連結した車軸関節で、手首の関節を構成する下橈尺関節（遠位橈尺関節）とともに、前腕の回外・回内に働いています。

肘関節の周囲は３つの靱帯が補強している

肘関節は、屈曲・伸展をスムーズに行なう関係から、関節包の前面と後面は柔軟なつくりになっていますが、内側と外側は内側側副靱帯と外側側副靱帯がしっかり固め、側方に脱臼しないよう防いでいます。さらに橈骨輪状靱帯が橈骨頭を囲み、橈骨と尺骨の連結を安定化させています。

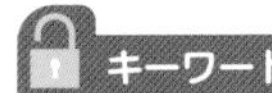

腕尺関節
上腕骨と尺骨をつなぐ関節。肘関節の主体的機能を担い、上腕骨滑車と尺骨滑車切痕の連結より成る。蝶番関節または螺旋関節に分類される。

腕橈関節
上腕骨と橈骨をつなぐ関節。上腕骨小頭と橈骨頭窩の連結より成る。球関節に分類。

上橈尺関節
近位橈尺関節とも。橈骨と尺骨を肘側でつなぐ関節で、橈骨頭環状関節面と橈骨切痕の連結より成る。車軸関節。

Athletics Column

肘関節は傷めやすい

乳幼児によく見られる肘関節の障害に肘内障があります。腕を急に引っ張ると、肘の痛みを訴えて腕が動かなくなるもので、未発達の橈骨頭が橈骨輪状靱帯から抜け、亜脱臼となった状態です（多くは徒手整復で治る）。また、多くのスポーツでは肘を酷使するため、テニス肘（主に上腕骨外側上顆炎）やゴルフ肘（主に上腕骨内側上顆炎）、野球肘（上腕骨下端の炎症など）といったスポーツ障害を起こしやすく、十分な注意が必要です。

肘関節の構造

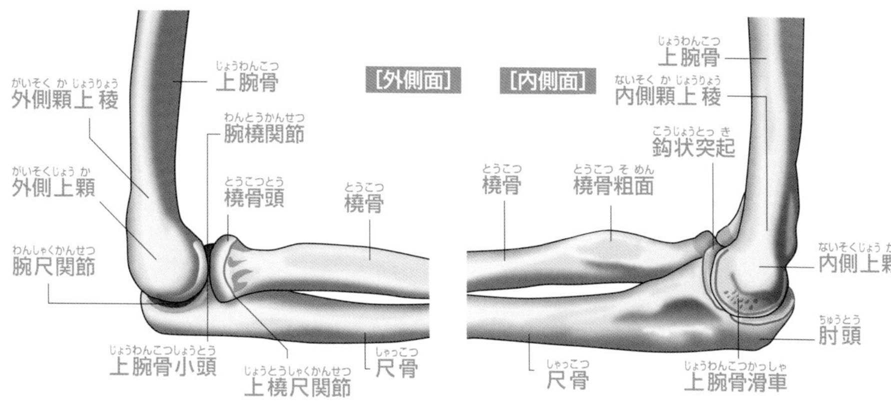

肘の靱帯

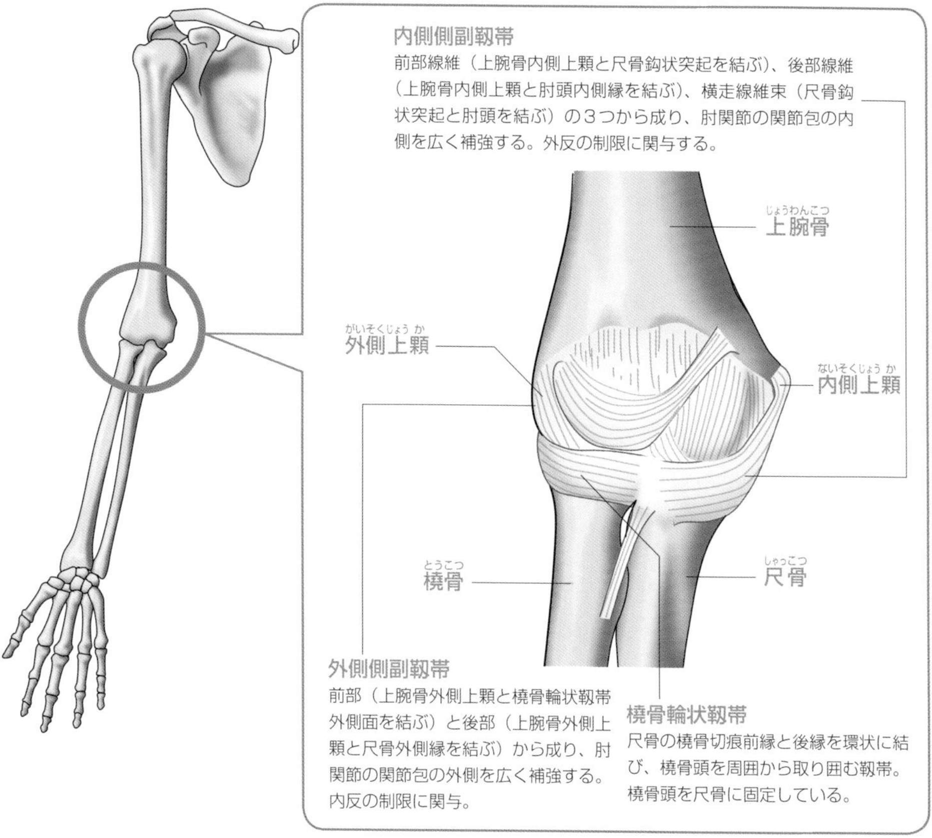

内側側副靱帯
前部線維（上腕骨内側上顆と尺骨鉤状突起を結ぶ）、後部線維（上腕骨内側上顆と肘頭内側縁を結ぶ）、横走線維束（尺骨鉤状突起と肘頭を結ぶ）の３つから成り、肘関節の関節包の内側を広く補強する。外反の制限に関与する。

上腕骨
外側上顆
内側上顆
橈骨
尺骨

外側側副靱帯
前部（上腕骨外側上顆と橈骨輪状靱帯外側面を結ぶ）と後部（上腕骨外側上顆と尺骨外側縁を結ぶ）から成り、肘関節の関節包の外側を広く補強する。内反の制限に関与。

橈骨輪状靱帯
尺骨の橈骨切痕前縁と後縁を環状に結び、橈骨頭を周囲から取り囲む靱帯。橈骨頭を尺骨に固定している。

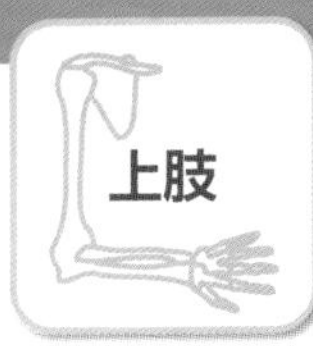

上肢

肘関節の動きと筋

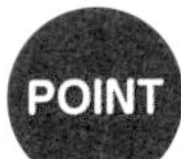

- 肘関節の動きは屈曲・伸展、回内・回外が基本。
- 上腕の筋は主に屈曲・伸展、前腕の筋は主に回内・回外に働く。
- 肘関節を伸展位で回外させると、前腕が自然に外反する（生理的外反）。

肘関節には上腕と前腕の両方の筋が働く

肘関節（ひじかんせつ）の動きは屈曲（約145°）と伸展（約5°）がメインですが、前腕の回内・回外（ともに約90°）にも関係しています。動かす筋は上腕と前腕に広く分布しています。

〈上腕の筋〉

上腕二頭筋：長頭と短頭の2つの筋頭を持つ、いわゆる“力こぶ”の筋。肘関節の屈曲と前腕の回外に働く。

上腕筋：肘関節の屈曲に働く。

上腕三頭筋：上腕の後方にある筋。長頭、外側頭、内側頭の3つの筋頭を持つ。肘関節の伸展に働く。

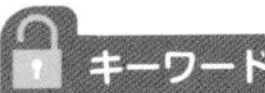

キーワード

肘筋
上腕骨外側上顆後面に起始、尺骨の肘頭に停止。上腕三頭筋を補助して肘関節の伸展に働く。

肘関節の筋

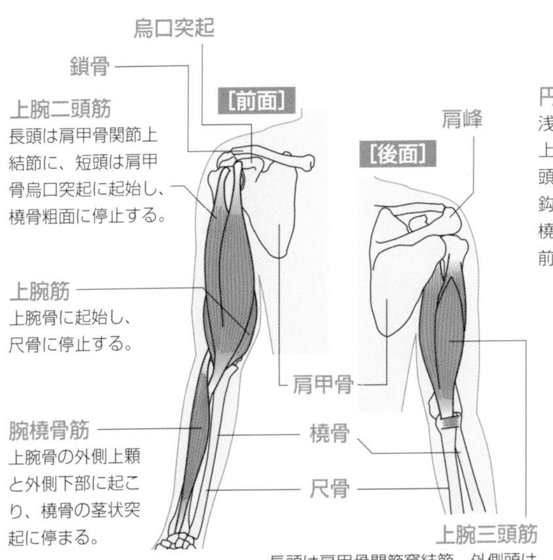

烏口突起
鎖骨
[前面]
上腕二頭筋
長頭は肩甲骨関節上結節に、短頭は肩甲骨烏口突起に起始し、橈骨粗面に停止する。
[後面]
肩峰
上腕筋
上腕骨に起始し、尺骨に停止する。
肩甲骨
腕橈骨筋
上腕骨の外側上顆と外側下部に起こり、橈骨の茎状突起に停まる。
橈骨
尺骨
上腕三頭筋
長頭は肩甲骨関節窩結節、外側頭は上腕骨後面、内側頭は上腕骨内側後面に起始し、尺骨の肘頭に停止する。

前腕の筋

[前面]

上腕二頭筋長頭

円回内筋
浅頭（上腕骨頭）は上腕骨内側上顆、深頭（尺骨頭）は尺骨鉤状突起に起こり、橈骨の中央に停まる。前腕の回内に働く。

上腕二頭筋短頭

内側上顆

方形回内筋
尺骨の遠位前面に起始し、橈骨の遠位前面に停止する。前腕の回内に働く。

肘筋：上腕三頭筋を補助して、肘関節の伸展に働く。上腕三頭筋の一部が分離したものと見る分類もある。

腕橈骨筋：前腕を半回内させての肘関節の屈曲に働く。

〈前腕の筋〉

回外筋：前腕の回外に働く。

円回内筋：浅頭と深頭がある二頭筋。前腕の回内に働く。

方形回内筋：円回内筋と同じく前腕の回内に働くが、特に手の動作に連動して関与する。

上記の通り、回内には円回内筋と方形回内筋が、回外には回外筋と上腕二頭筋が働きますが、上腕二頭筋が関与する分、回外の力は、回内より 20%ほど大きくなっています。

なお、肘関節を伸展させた状態で回外すると、前腕が自然に約 15° 外反します（**生理的外反**）。この角度を**肘角**といいます。この外反のお陰で、手に物を持って運ぶときは下肢に当たらないため、肘角は**運搬角**とも呼ばれます。

メモ

腕橈骨筋
この筋には、「Beer raising muscle（ビール持ち上げ筋）」という異名がある。

生理的外反
肘関節を伸展位で回外すると生じる前腕の外反。

肘角
生理的外反によって生じた前腕の角度。正常な値は約 15°だが、これより大きくなると外反肘、小さくなると内反肘という。

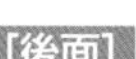

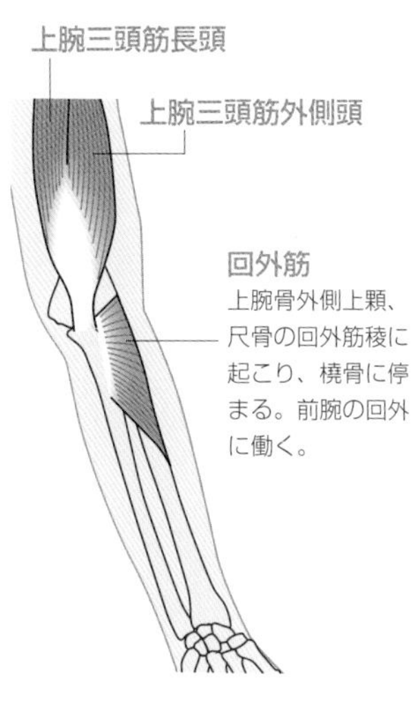

肘関節の屈曲・伸展

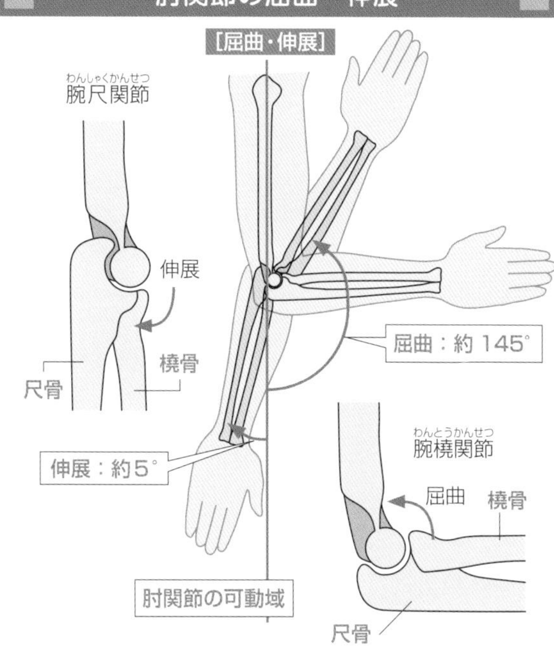

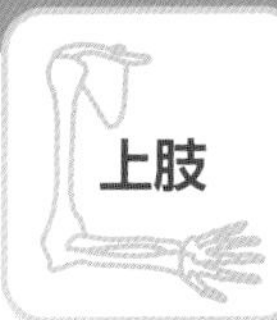

手首と手指の関節のしくみ

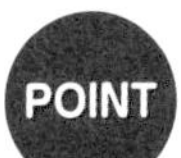

- ●狭義の手関節は手首の関節（橈骨手根関節）を指す。
- ●母指の手根中手関節は形式と運動性がほかの手根中手関節と異なる。
- ●手の関節によって、手全体は縦方向と横方向のアーチを描いている。

狭義の「手関節」は手首の関節のこと

手関節という呼称は、狭義には手首の橈骨手根関節を指します。橈骨と3つの手根骨（舟状骨、月状骨、三角骨）をつなぐ関節で（尺骨と手根骨は関節円板が間にあるため直接つながっていない）、形式は楕円関節に分類されます。

広義の手関節は橈骨手根関節と手根間関節の総称です。手根間関節は手根骨同士をつなぐ関節ですが（形式は平面関節）、豆状骨を除く近位手根骨（舟状骨、月状骨、三角骨）と遠位手根骨（大菱形骨、小菱形骨、有頭骨、有鈎骨）を分ける関節は、1つの連続した関節と見なせるため、これを手根中央関節と呼びます。なお、種子骨である豆状骨は、三角骨と豆状骨関節で接しています（P.104 参照）。

遠位手根骨と5本の中手骨が成す関節も一続きと見なせるため、手根中手関節（CM 関節）と総称します。ただし、第2～第5の手根中手関節が平面関節で運動性に乏しいのに対し、母指の手根中手関節（第1中手骨と大菱形骨の関節）は鞍関節で運動性が高く、運動する方向もほかの4指の手根中手関節とは約 90° ずれています。

中手骨と基節骨を連結するのは中手指節関節（MP 関節）です。形式は球関節とも言えますが、運動が2方向に限定されるため、楕円関節に分類することが多いようです。手の指骨の関節は指節間関節といい、近位指節間関節（PIP 関節）と遠位指節間関節（DIP 関節）に分けられます。

これらの関節により、手は縦横のアーチを描いています。縦アーチは手根骨･中手骨･指骨が、横アーチは手根骨（近位アーチ）と中手骨（遠位アーチ）が形成しています。

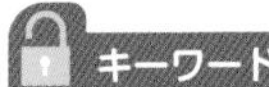

手根中央関節
手根骨を近位手根骨と遠位手根骨に分ける関節の総称。形式は平面関節。

豆状骨関節
豆状骨と三角骨が成す関節。平面関節。

メモ

手のアーチ
手は把持動作に対応するため、手のひら側が凹のアーチ構造を成す。このアーチは縦と横の2方向に分解できる。縦アーチは手根骨・中手骨・指骨の連結が形成している。横アーチは近位と遠位に分解され、近位は手根骨が、遠位は中手骨が形成している。これらに、母指とほかの4指で形成される「斜めのアーチ」を加えることもある。

手の関節

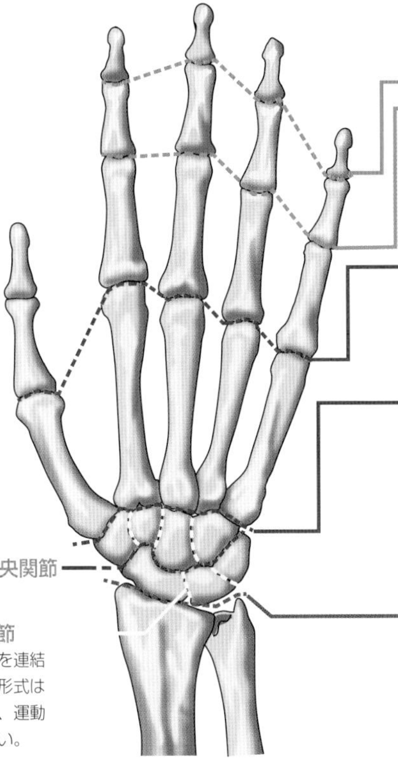

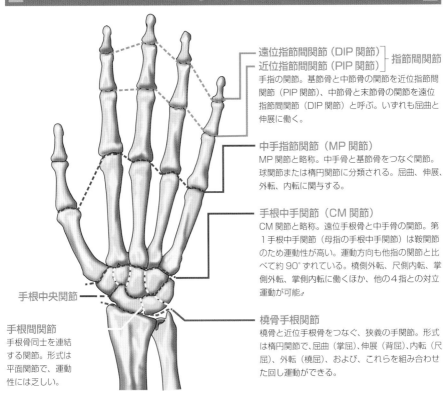

遠位指節間関節（DIP 関節）
近位指節間関節（PIP 関節）
指節間関節

手指の関節。基節骨と中節骨の関節を近位指節間関節（PIP 関節）、中節骨と末節骨の関節を遠位指節間関節（DIP 関節）と呼ぶ。いずれも屈曲と伸展に働く。

中手指節関節（MP 関節）

MP 関節と略称。中手骨と基節骨をつなぐ関節。球関節または楕円関節に分類される。屈曲、伸展、外転、内転に関与する。

手根中手関節（CM 関節）

CM 関節と略称。遠位手根骨と中手骨の関節。第１手根中手関節（母指の手根中手関節）は鞍関節のため運動性が高い。運動方向も他指の関節と比べて約 90°ずれている。橈側外転、尺側内転、掌側外転、掌側内転に働くほか、他の４指との対立運動が可能。

手根中央関節

手根間関節

手根骨同士を連結する関節。形式は平面関節で、運動性には乏しい。

橈骨手根関節

橈骨と近位手根骨をつなぐ、狭義の手関節。形式は楕円関節で、屈曲（掌屈）、伸展（背屈）、内転（尺屈）、外転（橈屈）、および、これらを組み合わせた回し運動ができる。

手のアーチ

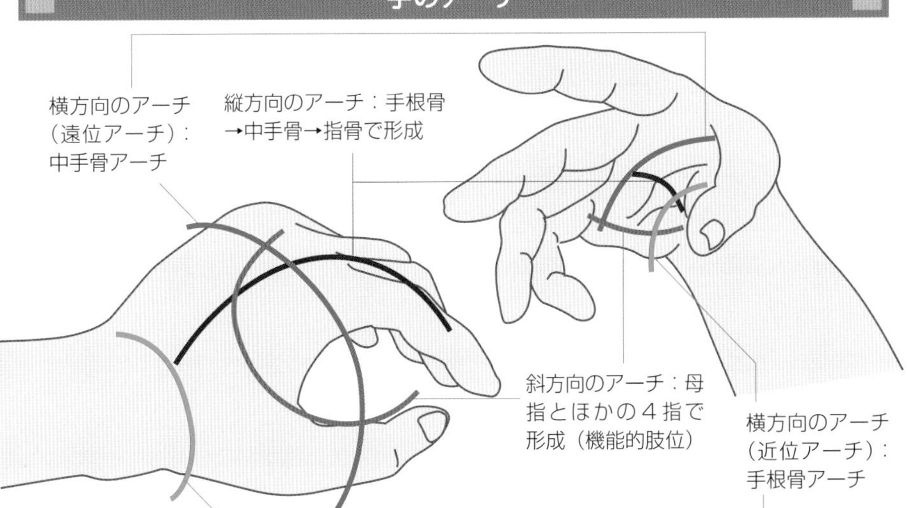

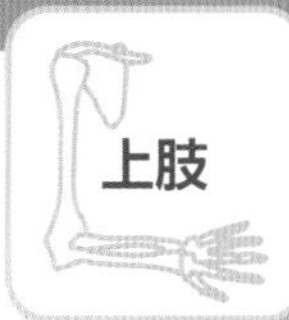

手首の動きと筋

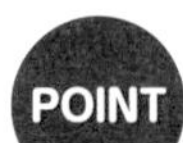

- 手関節の基本的な動きは掌屈、背屈、尺屈、橈屈の４つ。
- 掌屈には上腕骨内側上顆に起始する屈筋群が関与する。
- 背屈には上腕骨外側上顆に起始する伸筋群が関与する。

手首と手のひらの関節によって４方向に動く

手関節は掌屈（手のひら側に下げる。屈曲に相当）に約 90°、背屈（手の甲側に上げる。伸展に相当）に約 70°、橈屈（橈骨側に曲げる。外転に相当）に約 25°、尺屈（尺骨側に曲げる。内転に相当）に約 55° の可動域があります。これらは橈骨手根関節と手根中央関節が同時に動いて実現しています。その分担割合（橈骨手根関節：手根中央関節）は、概ね次のようになります。〈掌屈〉60％：40％、〈背屈〉40％：60％、〈橈屈〉50％：50％、〈尺屈〉40％：60％。

掌屈と背屈には次のような筋が関与しています。

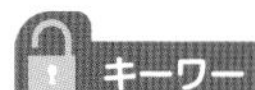

橈側手根屈筋
上腕骨内側上顆に起始し、第２～第３中手骨に停止する。掌屈と橈屈に作用する。

尺側手根屈筋
上腕骨内側上顆に起始し、豆状骨や豆中手靱帯、第５中手骨に停止する。掌屈と尺屈に働く。

長掌筋
上腕骨内側上顆に起こり、手掌腱膜に停まる。掌屈に働く。

前腕の屈筋と伸筋

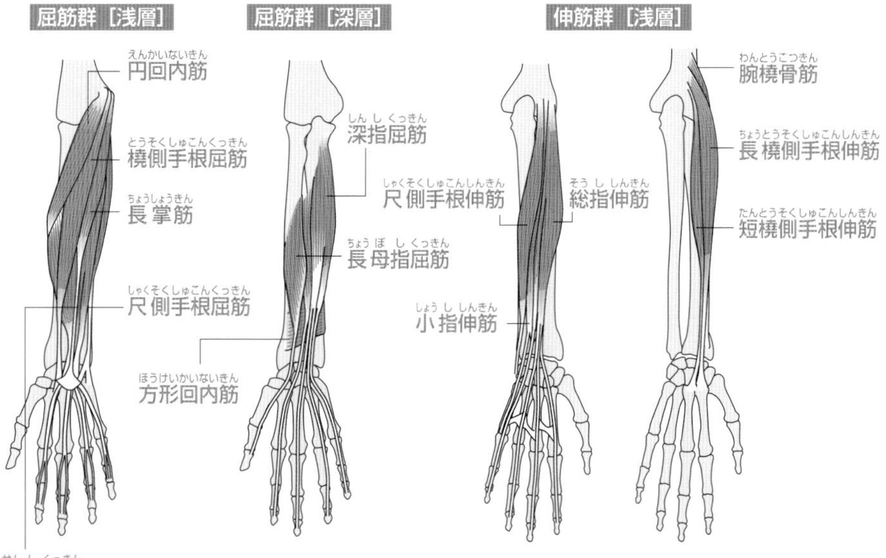

〈掌屈に働く筋〉 上腕骨内側上顆に起始する屈筋群

橈側手根屈筋：第２～第３中手骨に停止する。

尺側手根屈筋：豆状骨、豆中手靱帯、第５中手骨に停止。

長掌筋：手掌腱膜に停止する。

〈背屈に働く筋〉 上腕骨外側上顆に起始する伸筋群

長橈側手根伸筋：第２中手骨に停止する。

短橈側手根伸筋：第３中手骨に停止する。

尺側手根伸筋：第５中手骨に停止する。

橈屈と尺屈については、掌屈に働く屈筋と背屈に働く伸筋が、以下の組み合わせで働くことで実現しています。

〈橈屈に働く筋の組み合わせ〉

橈側手根屈筋＋長橈側手根伸筋＋短橈側手根伸筋

〈尺屈に働く筋の組み合わせ〉

尺側手根屈筋＋尺側手根伸筋

橈屈の可動域が尺屈より小さいのは、橈骨の**茎状突起**が突出していることにより、動きが制限されるためです。

長橈側手根伸筋
上腕骨外側上顆に起始し、第2中手骨に停止する。背屈と橈屈に作用する。

短橈側手根伸筋
上腕骨外側上顆に起始し、第3中手骨に停止する。背屈と橈屈に働く。

尺側手根伸筋
上腕骨外側上顆に起始し、第5中手骨に停止する。背屈と尺屈に働く。

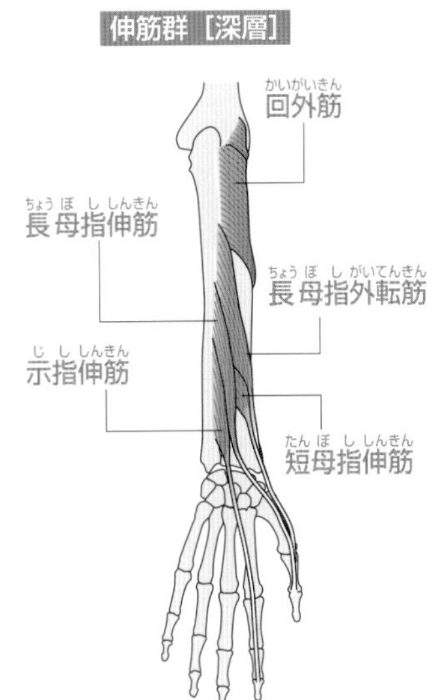

手首の動きと筋

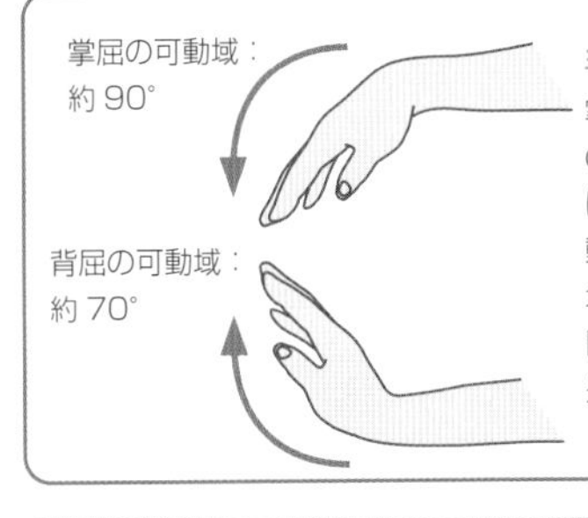

手首の掌屈と背屈
掌屈の可動域は約 90°。このうち橈骨手根関節の動きは 60%、手根中央関節の動きは 40%。背屈の可動域は約 70°で、橈骨手根関節の動き 40%と手根中央関節の動き 60%で実現。

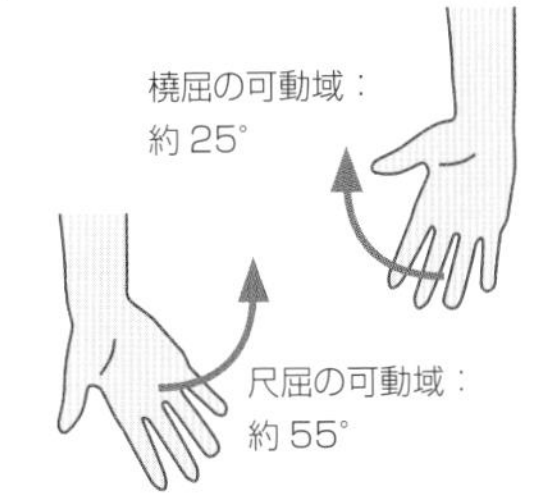

手首の橈屈・尺屈
橈屈の可動域は約 25°。橈骨手根関節と手根中央関節は、それぞれ 50%ずつ関与する。尺屈の可動域は約 55°で橈骨手根関節が 40%、手根中央関節が 60%働く。

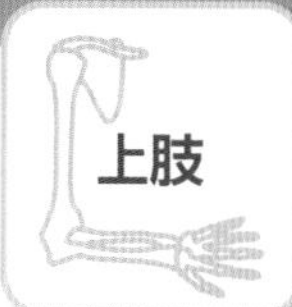

上肢

手指の動きと筋

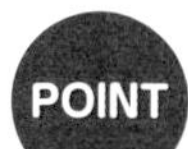

- 母指のCM関節は運動性が高いため、多様な動きができる。
- 手指を動かす筋は、起始部によって２つのグループに分けられる。
- 特定の指（母指、示指、小指）だけに働く筋がある。

手の母指がよく動くのはCM関節のおかげ

手指には、母指がほかの４指とは異なる動きをする特徴があります。母指の手根中手関節（CM関節）が運動性に富むためで、可動域は橈側外転（橈骨側に母指を広げる）と尺側内転（尺側側に戻す）が約60°、掌側外転（手のひら側に直角に曲げる）と掌側内転（元に戻す）が約90°です。さらにほかの４指と向かい合う対立運動も可能です。

第２～５指の動きは、中手指節関節（MP関節）、近位指節間関節（PIP関節）、遠位指節間関節（DIP関節）の屈曲・伸展によります（MP関節は外転・内転も可能）。

手指の運動には多くの筋がかかわりますが、起始する骨により外在筋と内在筋の２グループに大別されます。

〈外在筋〉 橈骨や尺骨に起始し、手の骨に停止する筋。

深指屈筋（第２～５指を屈曲）、浅指屈筋（第２～５指を屈曲）、長母指屈筋（母指を屈曲）、総指伸筋（第２～５指を伸展）、示指伸筋（第２指を伸展）、小指伸筋（第５指を伸展）、長母指伸筋（母指を伸展）、短母指伸筋（母指を伸展）、長母指外転筋（母指を橈側と掌側に外転）

〈内在筋〉 手の骨に起始・停止する筋。

短母指外転筋（母指を掌側外転）、短母指屈筋（母指を屈曲と、尺側・掌側に内転）、母指対立筋（母指を対立）、短小指屈筋（小指を屈曲）、小指外転筋（小指を外転）、小指対立筋（小指を母指と対立）、母指内転筋（母指を尺側と掌側に内転）、掌側骨間筋（第２・４・５指の内転）、背側骨間筋（第２・４指の外転など）、虫様筋（第２～５指のMP関節を屈曲、PIP関節とDIP関節を伸展）

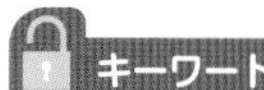

キーワード

外在筋・内在筋

外在筋は、橈骨や尺骨に起き、手の骨に停まる筋群。内在筋は起始・停止とも手の骨にある筋群。

メモ

母指手根中手関節の動き

橈側外転（母指を広げる）、尺側内転（広げた母指を閉じる）、掌側外転（手のひら側に直角に曲げる）、掌側内転（掌側外転位から戻す）、対立運動（ほかの４指と向き合うように動かす）など、運動性に富む。

その他のグループ分類

短母指内転筋、短母指外転筋、短母指屈筋、母指対立筋をまとめて「母指球筋」、また小指外転筋、短小指屈筋、小指対立筋をまとめて「小指球筋」と総称する。

手の靭帯

手の関節もさまざまな靭帯によって補強されているが、大きく「橈骨・尺骨と手根骨をつなぐ靭帯」「手根骨同士をつなぐ靭帯」「手根骨と中手骨をつなぐ靭帯」「中手骨底部の靭帯」の４グループに分けられる。

手指の筋

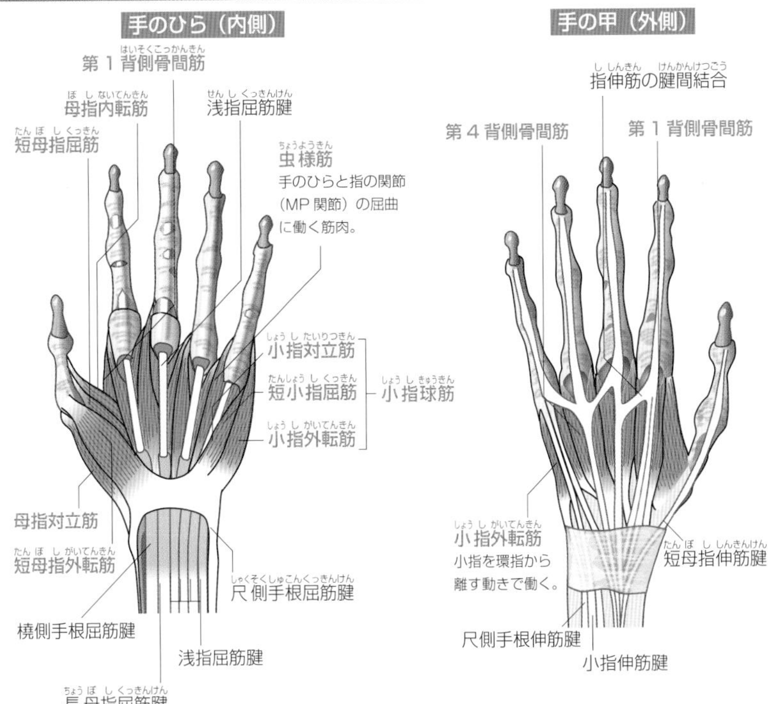

指の手根中手関節（CM関節）の動き

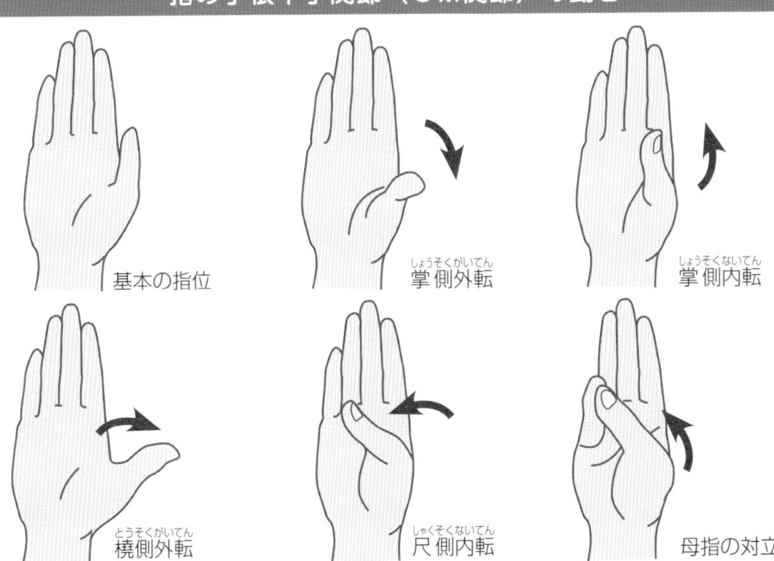

運動雑学
COLUMN
④

日本のランナー人口は 10 人に 1 人

「走る人」が増えています。走る習慣がある人の数は、調査によってばらつきはあるものの、1000 万人を優に超えるのは間違いないとか。日本人の約 10 人に 1 人という大変な数です。たしかに、街では朝昼晩どの時間帯でも、必ず何人かのランナーを見かけます。各地のマラソン大会には応募者が殺到。最も人気がある「東京マラソン」は、3 万 6000 人の定員（第 8 回の一般枠。10km を含む）に 30 万人以上が応募し、走るより前に熾烈な競争に勝たなければならないという大変な状況になっています。一方、大会に出場することなく日々黙々と走り続ける人もたくさんいるわけですから、これはもう一過性の「ブーム」とは言えないでしょう。

ただ、ランナーの増加に比例するように、「ランニング障害」も増えているので注意が必要です。走っていると、つい高い目標を設定してストイックに取り組みがちですが、何事も「過ぎたるは及ばざるがごとし」。健康増進のために走るなら、のんびりダラダラ走る「ジョギング」に徹した方が、脂肪の燃焼効率からいっても適しています。

また、脂肪燃焼が主目的なら、関節への負荷が小さい「ウオーキング」の方が優れているという意見もあります。ちなみに、ランニングやジョギングには両足が同時に地面から離れる瞬間があり、ウオーキングにはどちらかの足が必ず地面に着いている、といった違いがあります。

5章

下肢の構造と機能

大腿と下腿の骨格
足の骨格
股関節のしくみ
股関節の動きと筋
膝関節のしくみ
膝関節の動きと筋
足首と足指の関節のしくみ
足首の動きと筋
足指の動きと筋
足のアーチ

下肢
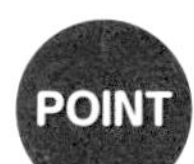

大腿と下腿の骨格

POINT
- 下肢を形成する骨は下肢帯骨と自由下肢骨に大別される。
- 大腿は太くて長い大腿骨１本で構成されている。
- 下腿はメインの脛骨とサブの腓骨の“２本柱”になっている。

下肢の骨は体重を支えるために太くて長い

下肢を形づくる骨を下肢骨と総称しますが、これはさらに下肢帯骨と自由下肢骨に大別されます。下肢帯骨は体幹と自由下肢骨を連結する骨のことで、具体的には寛骨を指します。一方、自由下肢骨は大腿と下腿、足を構成する骨のことです。

大腿を構成する骨は大腿骨１本です。人体で最も長くて太い骨で、上端には関節頭である大腿骨頭と大転子と呼ばれる隆起があります。大腿骨頭は寛骨臼と連結して股関節を形成しています。関節面は表面が滑らかな丸形ですが、大腿骨頭窩というくぼみも見られます。大腿骨頭の根元はやや細く（大腿骨頸）、直下には小転子と呼ばれる小さな隆起があります。一方、大腿骨の下端は外に張り出して外側顆と内側顆を形づくり、その間は膝蓋面（前面）と顆間窩（後面）という凹みになっています。外側顆と内側顆の直上には外側上顆、内側上顆という小隆起があります。

下肢は脛骨（内側）と腓骨（外側）という２本の骨で構成されています。脛骨は大腿骨に次いで太く長い骨で、下肢にかかる荷重を支えています。これを側面からサポートしているのが腓骨です。脛骨は上端で膝関節を形成して大腿骨と連結していますが、この関節は大腿脛骨関節（大腿骨と脛骨を連結）と膝蓋大腿関節（大腿骨と膝蓋骨で形成）から成る複合関節です。一方、腓骨は脛腓関節で脛骨と連結しています。下端は脛骨も腓骨もともに足関節（距腿関節）で足の距骨と連結しています。脛骨の関節面は内果関節面、腓骨の関節面は外果関節面と呼ばれます。

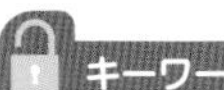
キーワード

下肢帯骨
体幹と自由下肢骨を連結する骨で、寛骨を指す。

自由下肢骨
大腿、下腿、足の骨の総称。

大腿骨頸
大腿骨頭の根本の細くなった部分。

脛骨
下腿の主軸となる骨。

腓骨
脛骨を側面から補助する骨。

外側上顆・内側上顆
外側顆と内側顆の上にある小隆起。

メモ

内果・外果
内果は脛骨の隆起で、いわゆる「内くるぶし」。外果は腓骨の隆起で「外くるぶし」。

下肢の骨格

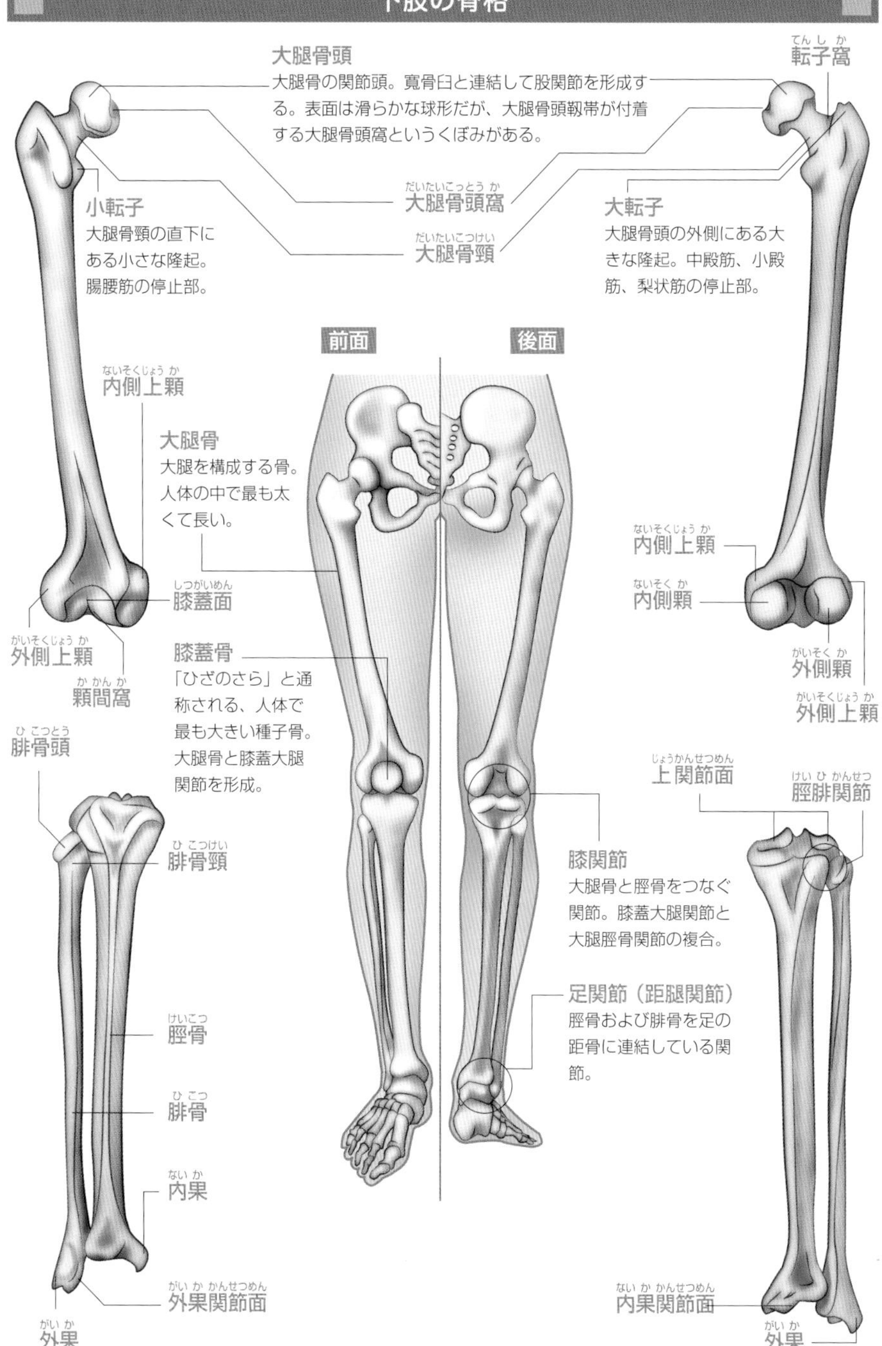

大腿骨頭
大腿骨の関節頭。寛骨臼と連結して股関節を形成する。表面は滑らかな球形だが、大腿骨頭靱帯が付着する大腿骨頭窩というくぼみがある。
転子窩
小転子
大腿骨頸の直下にある小さな隆起。腸腰筋の停止部。
大腿骨頭窩
大腿骨頸
大転子
大腿骨頭の外側にある大きな隆起。中殿筋、小殿筋、梨状筋の停止部。
前面
後面
内側上顆
大腿骨
大腿を構成する骨。人体の中で最も太くて長い。
内側上顆
内側顆
膝蓋面
外側上顆
顆間窩
外側顆
外側上顆
膝蓋骨
「ひざのさら」と通称される、人体で最も大きい種子骨。大腿骨と膝蓋大腿関節を形成。
腓骨頭
上関節面
脛腓関節
腓骨頸
膝関節
大腿骨と脛骨をつなぐ関節。膝蓋大腿関節と大腿脛骨関節の複合。
足関節（距腿関節）
脛骨および腓骨を足の距骨に連結している関節。
脛骨
腓骨
内果
外果関節面
内果関節面
外果
外果

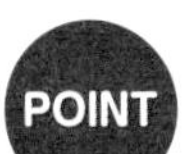

下肢

足の骨格

POINT

- ●足の骨は足根骨（7個）、中足骨（5個）、趾骨（14個）に大別される。
- ●下腿の脛骨と腓骨は、足根骨の距骨と距腿関節を成して連結している。
- ●趾骨は基節骨、中節骨、末節骨に分けられる。母趾には中節骨がない。

大小の骨が連結して体を支え歩行する

足は大きく前足部、中足部、後足部に分けられます。各部はさまざまな骨で構成されていますが、大きく足根骨（そくこんこつ）、中足骨、趾骨（しこつ）に分けられます。基本的には手の骨と同じですが、機能を体重の支持と歩行に特化しているため、手のように多様な動きはできません。

足根骨：脛骨・腓骨との連結部から足の甲にかけて存在する骨（計7個）で、後足部と中足部を構成する。さらに次の5種類の骨に分類できる。

- 距骨（きょこつ）：脛骨および腓骨と足関節（距腿関節）で連結している骨。関節頭は距骨滑車と呼ばれる。
- 踵骨（しょうこつ）：かかとの骨。足の骨の中で最も大きい。上に距骨が乗り、前方で舟状骨、立方骨と連結する。
- 舟状骨（しゅうじょうこつ）：甲の骨。距骨、踵骨、立方骨、楔状骨に連結。
- 立方骨（りっぽうこつ）：距骨、踵骨、舟状骨、楔状骨（けつじょうこつ）に連なる甲の骨。
- 楔状骨（けつじょうこつ）：内側楔状骨、中間楔状骨、外側楔状骨の3個から成る甲の骨。

中足骨：甲の中央から前方の骨（計5個）で、位置的には前足部になる。内側から第1～5の番号で呼ぶ。

趾骨（しこつ）：前足部を構成する、いわゆる足の指の骨。趾節骨とも表す。計14個。

基節骨（きせつこつ）：足の指の根元の骨。計5本。
中節骨（ちゅうせつこつ）：足の指の第1～2関節の間の骨。母趾にはない。
末節骨（まっせつこつ）：足の指の末端の骨。計5本。

これらの骨はアーチ状に連結し（足弓（そくきゅう））、安定した身体支持と、歩行時の衝撃緩和に作用しています（P.144参照）。

試験に出る語句

足弓
足の骨が連結して描くアーチ状の構造。体重の支持と、歩行時の接地衝撃の緩和に作用する。

キーワード

足根骨
下腿の骨と連結する距骨と、踵骨、舟状骨、立方骨、内・中・外楔状骨の7個から成る。後足部と中足部を構成する。

中足骨
前足部の後方を構成する5個の骨。

趾骨
前足部前方の、いわゆる足の指の骨。基節骨、中節骨、末節骨から成る。母趾には中節骨がない。

足部の骨格

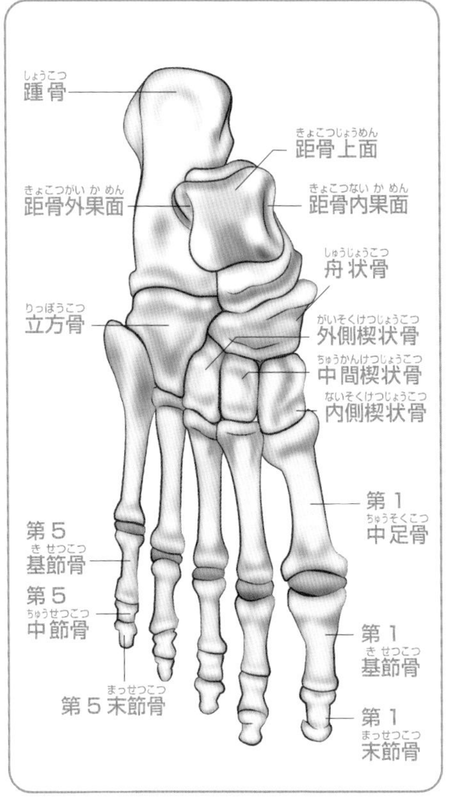

踵骨
距骨上面
距骨外果面
距骨内果面
舟状骨
立方骨
外側楔状骨
中間楔状骨
内側楔状骨
第1中足骨
第5基節骨
第5中節骨
第1基節骨
第5末節骨
第1末節骨

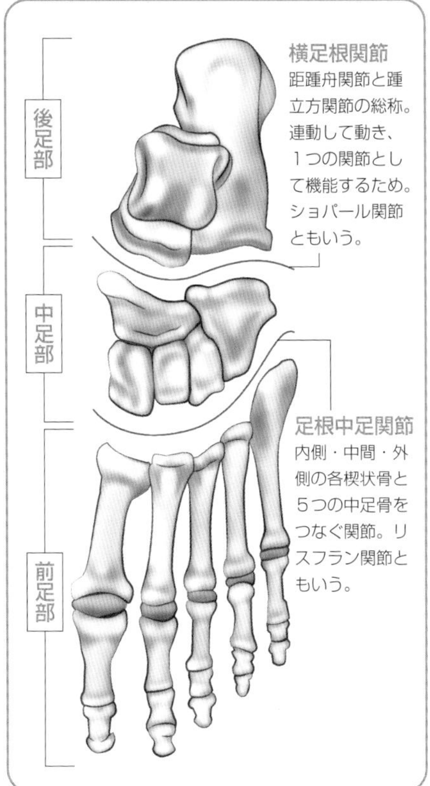

後足部
中足部
前足部
横足根関節
距踵舟関節と踵立方関節の総称。連動して動き、1つの関節として機能するため。ショパール関節ともいう。
足根中足関節
内側・中間・外側の各楔状骨と5つの中足骨をつなぐ関節。リスフラン関節ともいう。

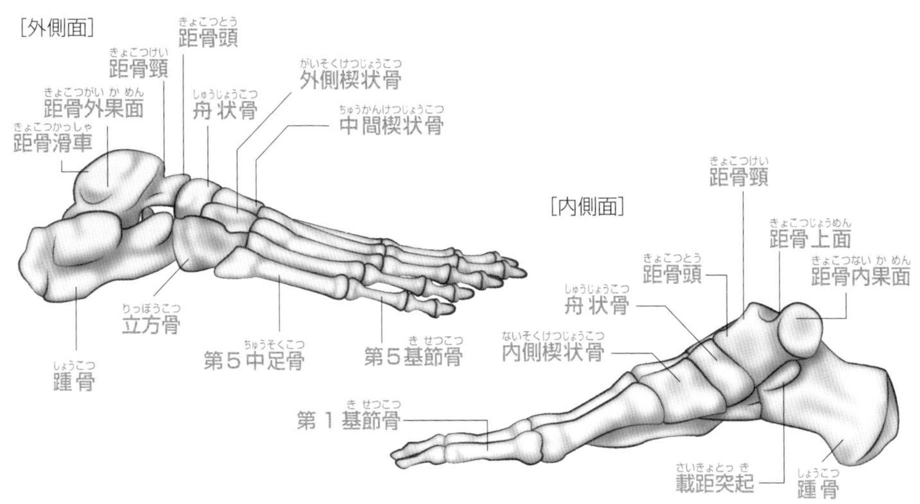

[外側面]
距骨頭
距骨頸
距骨外果面
距骨滑車
舟状骨
外側楔状骨
中間楔状骨
立方骨
踵骨
第5中足骨
第5基節骨
[内側面]
距骨頸
距骨上面
距骨頭
距骨内果面
舟状骨
内側楔状骨
第1基節骨
載距突起
踵骨

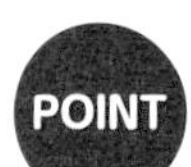

下肢

股関節のしくみ

POINT
- 股関節は大腿骨と寛骨を連結する人体最大の球関節（臼状関節）。
- 大腿骨頭が寛骨臼に深くはまり、靱帯が連結を補強している。
- 靱帯は緊張することで可動域を制限し、股関節の脱臼を防いでいる。

股関節は上半身をしっかり支える臼状関節

大腿骨と**寛骨**を連結している**股関節**は、人体で最も大きな**球関節**です（関節窩が深く、**臼状関節**にも分類される）。大腿骨の丸い関節頭（**大腿骨頭**）が寛骨の関節窩（**寛骨臼**）に深くはまっており、肩関節ほど可動域は大きくありませんが、上体の荷重をしっかり支えるつくりになっています。なお大腿骨頭は、大腿骨の中心軸（**解剖軸**）と 120 ～ 130°の角度を成して寛骨臼にはまっています（この角度を**頸体角**という）。また、上方から見たとき、大腿骨頭の頸部の軸は、前額面から前方へ 10 ～ 30°傾いています（**前捻角**）。

以上の構造を補強しているのが、股関節に付着している各種の靱帯です。単なる補強にとどまらず、関節の動きを制限して脱臼を防ぐ役割を担っていることが特徴です。

大腿骨頭靱帯：股関節内部にある靱帯。内転を制限する。
腸骨大腿靱帯：最も強靱な靱帯。上部と下部に分かれ、上部は外転を、下部は内転を制限する。
恥骨大腿靱帯：伸展、外転、外旋を制限する。
坐骨大腿靱帯：伸展、外転、内旋を制限する。

大腿骨頭靱帯は、大腿骨頭への血液供給も担っています。

股関節の動き（P.97 参照）は、大腿骨頭と**膝関節**を結ぶ**運動軸**で考えます。多軸性関節なので可動域は広く、**屈曲**（約 125°）、**伸展**（約 15°）、**外転**（約 45°）、**内転**（約 20°）、**外旋**（約 45°）、**内旋**（約 35°）をします。ただし屈曲は、膝関節が伸展しているときには 70 ～ 90°に制限され（**ハムストリング**の緊張による）、外転は 30°以上傾けると骨盤も傾くため、もう一方の股関節も外転することになります。

試験に出る語句

股関節
大腿骨と寛骨を連結している関節。球関節だが、大腿骨頭が寛骨臼に深くはまり、可動域が制限されるため臼状関節にも分類される。

大腿骨頭靱帯
股関節内で大腿骨頭と寛骨球をつなぐ靱帯。股関節の内転時に緊張して、動きに制限を加える。大腿骨頭への血液供給も行なっている。

股関節の構造

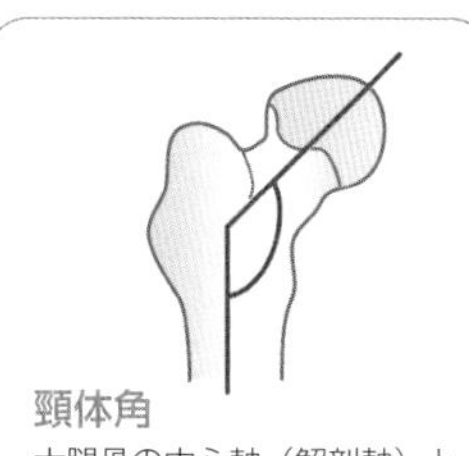

頸体角
大腿骨の中心軸（解剖軸）と120～130°の角度(頸体角)で寛骨臼にはまっている。

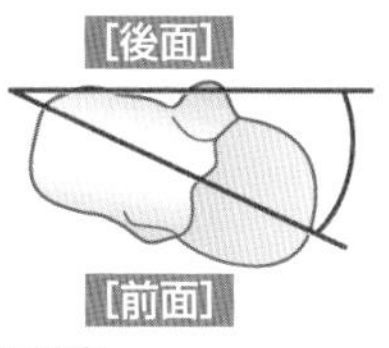

前捻角
上方から見ると大腿骨頭の頸部の軸は前方へ 10～30°傾いている（前捻角）。

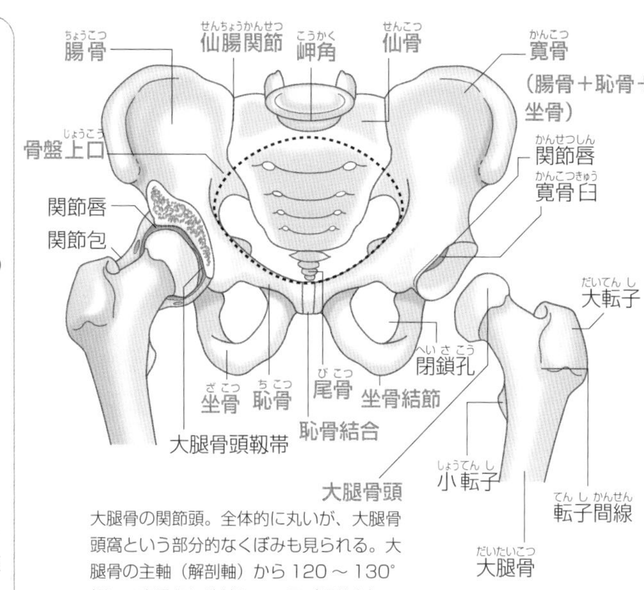

大腿骨頭
大腿骨の関節頭。全体的に丸いが、大腿骨頭窩という部分的なくぼみも見られる。大腿骨の主軸（解剖軸）から 120～130°傾いて寛骨臼に連結している（頸体角）。

股関節の靱帯の分布

恥骨大腿靱帯
腸骨と恥骨の癒合部（腸恥隆起）の周辺と腸骨大腿靱帯の深表面を結ぶ靱帯で、股関節の前面を補強する。屈曲時に弛緩、伸展時に緊張する。

腸骨大腿靱帯
腸骨と大腿骨上端（大転子・小転子）を結ぶ強靱な靱帯。股関節前面を補強する。また、大腿骨側で2つに分かれており、上部は外転を、下部は内転に制限を加える。全体としては、屈曲時には弛緩し、伸展時には緊張する。

坐骨大腿靱帯
寛骨臼の周縁と大腿骨の大転子付近を結び、股関節の後面を補強する靱帯。伸展、外転、内旋に制限を加える。

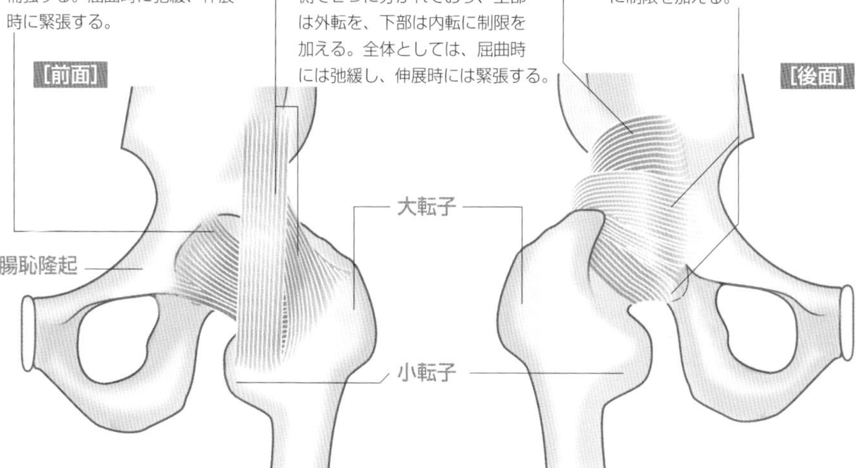

下肢

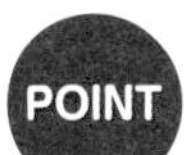

股関節の動きと筋

POINT

- 股関節を動かす筋は股関節から大腿部にかけての前後側面に分布する。
- 主に前面は屈曲、後面は伸展、外側面は外転、内側面は内転に働く。
- 股関節と膝関節の両方の動きに働く筋もある。

股関節に働く筋は前後左右に分布している

股関節を動かす筋は、股関節から大腿部にかけての前面、後面、外側面、内側面に分布しています。前面の筋は屈曲、後面は伸展、外側面は外転、内側面は内転に主に働きます。

腸腰筋：前面にある腰椎および寛骨（腸骨）と大腿骨を結ぶ腸骨筋、大腰筋、小腰筋の総称。屈曲に働く。

縫工筋：前面にあって、寛骨と脛骨の内面を結ぶ筋。屈曲のほか、外旋や膝関節の屈曲にも作用する。

大腿直筋：前面にあって寛骨と脛骨を結ぶ。大腿四頭筋の一つ。股関節の屈曲のほか、膝関節の伸展にも働く。

大腿筋膜張筋：前面にあって寛骨と大腿骨を結ぶ。主に外転に働くほか、屈曲や内旋にも関与する。

大殿筋：股関節の後面を覆う大きな筋で、骨盤と大腿骨を結び、伸展に働くほか、外旋にも作用する。

ハムストリング：大腿部後面にある大腿二頭筋、半腱様筋、半膜様筋の総称。股関節の伸展のほか、膝関節の屈曲にも作用する。

深層外旋六筋：後面にあって外旋に働く筋の総称（外閉鎖筋、内閉鎖筋、大腿方形筋、梨状筋、上双子筋、下双子筋）。寛骨と大腿骨上部を結び、足を設置する際に大腿骨から骨盤に伝わる衝撃の吸収も行なう。

中殿筋・小殿筋：外側面にあって寛骨と大腿骨を結ぶ。中殿筋は外転、小殿筋は内旋に働く。

内転筋群：内側面にあって寛骨下部（坐骨・恥骨）から大腿骨や脛骨に伸びる内転に働く筋の総称。大内転筋、長内転筋、短内転筋、恥骨筋、薄筋がこれに該当する。

試験に出る語句

縫工筋
寛骨（腸骨）に起始し、脛骨内面にまで延びる長い筋。屈曲、外転、外旋に作用する。

大腿筋膜張筋
寛骨（腸骨）から大転子の腸脛靱帯に至る筋。外転、屈曲、内旋に関与する。

深層外旋六筋
外閉鎖筋、内閉鎖筋、大腿方形筋、梨状筋、上双子筋、下双子筋の総称。寛骨と大腿骨上部を結ぶ。外旋に働く。

中殿筋・小殿筋
寛骨と大腿骨を結ぶ。中殿筋は外転、小殿筋は内旋に働く。

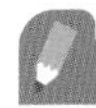

メモ

ハムストリング
大腿二頭筋、半腱様筋、半膜様筋の総称。股関節の伸展のほか、膝関節の屈曲にも働く。

股関節の動きに関わる筋

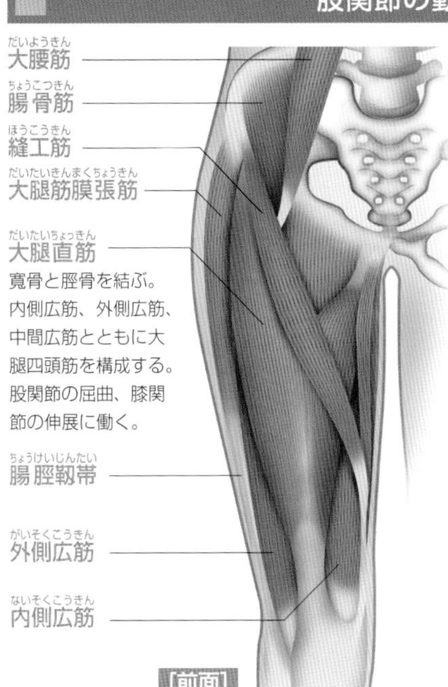

大腿直筋：寛骨と脛骨を結ぶ。内側広筋、外側広筋、中間広筋とともに大腿四頭筋を構成する。股関節の屈曲、膝関節の伸展に働く。

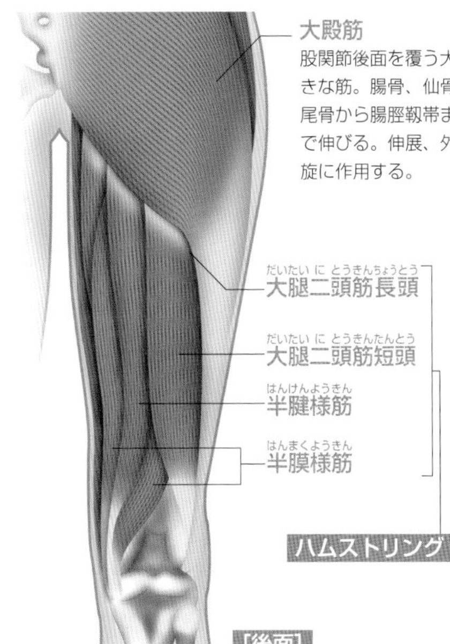

大殿筋：股関節後面を覆う大きな筋。腸骨、仙骨、尾骨から腸脛靭帯まで伸びる。伸展、外旋に作用する。

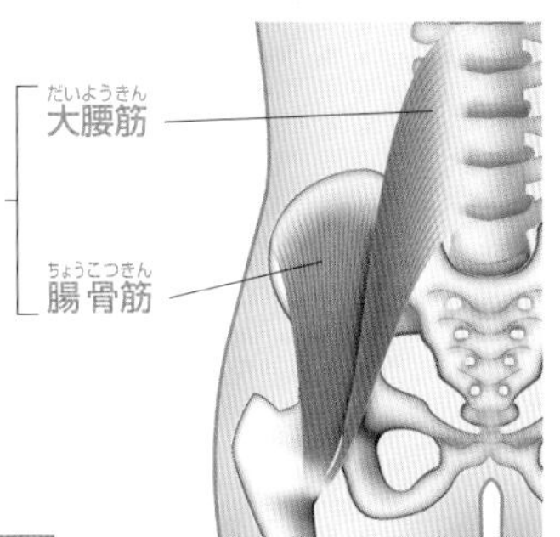

腸腰筋

腸骨筋（腸骨に起こり大腰筋と合流して大腿骨の小転子に停止）、大腰筋（椎骨に起こり腸骨筋と合流）、小腰筋（胸椎下部に起こり寛骨に至る）の総称。屈曲に働く。

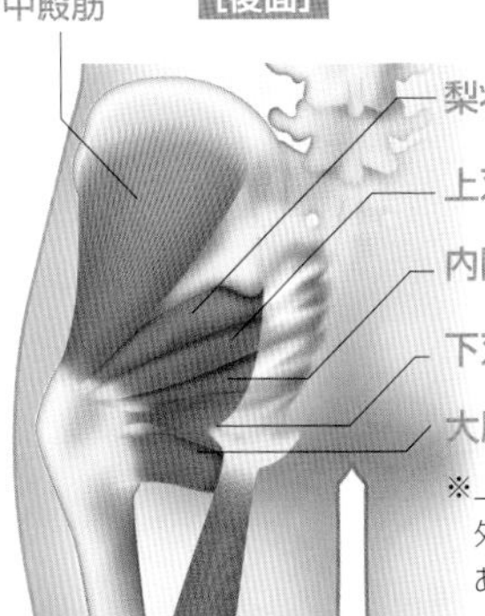

※上記以外に外閉鎖筋がある。

内転筋群

内転に働く、大内転筋、長内転筋、短内転筋、恥骨筋、薄筋の総称。

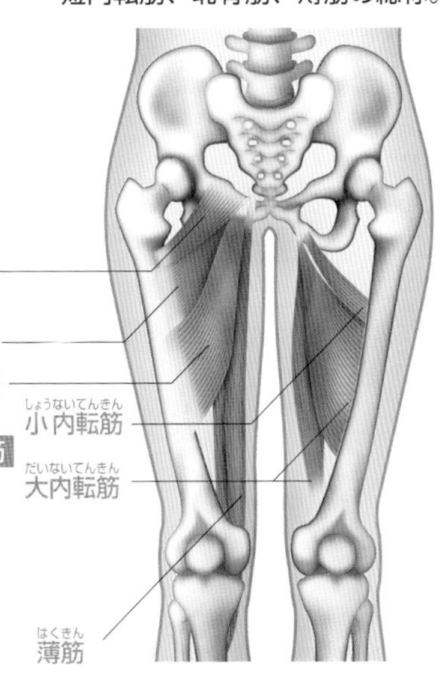

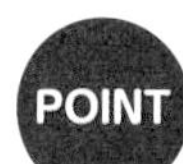

膝関節のしくみ

POINT

- ●膝関節は大腿脛骨関節と膝蓋大腿関節から成る複合関節である。
- ●膝関節には荷重や衝撃の緩衝材として働く半月板が備わっている。
- ●側副靱帯や十字靱帯などが膝関節の強度を高めている。

膝関節は2つの関節の複合体

膝関節は、大腿骨と脛骨を連結する大腿脛骨関節と、大腿骨と膝蓋骨をつなぐ膝蓋大腿関節の2つで構成されています（1つの関節包に包まれている）。大腿脛骨関節の関節面は2つあり、丸い大腿骨の関節頭（内側顆・外側顆）が、浅く凹んだ脛骨の関節窩を、転がって滑るように動きます（揺りかごのような動きで双顆関節に分類される）。膝蓋大腿関節を構成するのは、大腿骨の内側顆と外側顆の間の凹み（膝蓋面）と、ここにはまる膝蓋骨の関節面です。大腿脛骨関節が屈曲・伸展すると、連動して膝蓋骨も上下に滑るように動きます。これによって大腿四頭筋の力が効率よく大腿脛骨関節に伝わり、屈曲・伸展が生じます。

膝関節は“サポートシステム”が充実している

膝関節は関節面の連結が浅いため、これを補完するしくみが備わっています。その筆頭は、脛骨の関節窩を囲むように存在する、線維軟骨性の半月板です。C字形の内側半月とO字形の外側半月があり、関節面の適合性を高めるとともに、関節にかかる荷重と衝撃の軽減に働いています。

また、下記の靱帯も、膝関節の強度を高めています。

内側側副靱帯・外側側副靱帯：膝関節を内側と外側から補強している靱帯。左右方向の脱臼を防止する。

前十字靱帯・後十字靱帯：膝関節の中央部で互いに交差する関節内靱帯。前後方向の脱臼を防止する。

膝蓋靱帯：膝蓋骨と脛骨を結ぶ。大腿四頭筋腱の延長。

膝横靱帯：内側半月と外側半月を結ぶ靱帯。

試験に出る語句

半月板
大腿脛骨関節の間にある軟骨性の円板。C字形の内側半月とO字形の外側半月があり、膝関節にかかる荷重と衝撃の緩衝材として働く。

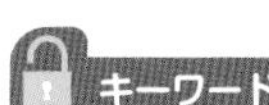

キーワード

膝蓋靱帯
大腿四頭筋の停止腱の延長。膝関節の関節包前面を成し、膝蓋骨と脛骨前部を結ぶ。

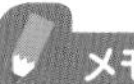

メモ

その他の膝関節の靱帯
脛骨内側と大腿骨外側顆後面を結ぶ斜膝窩靱帯、腓骨頭と大腿骨内側顆を結ぶ弓状膝窩靱帯がある（どちらも膝関節を後面から補強する）。

膝関節の可動域
屈曲130～140°、伸展0°（過伸展5～10°）。回旋は90°屈曲した状態で、大腿骨と脛骨ともに、内旋が10～20°、外旋が20～30°。

膝関節の構造と靭帯

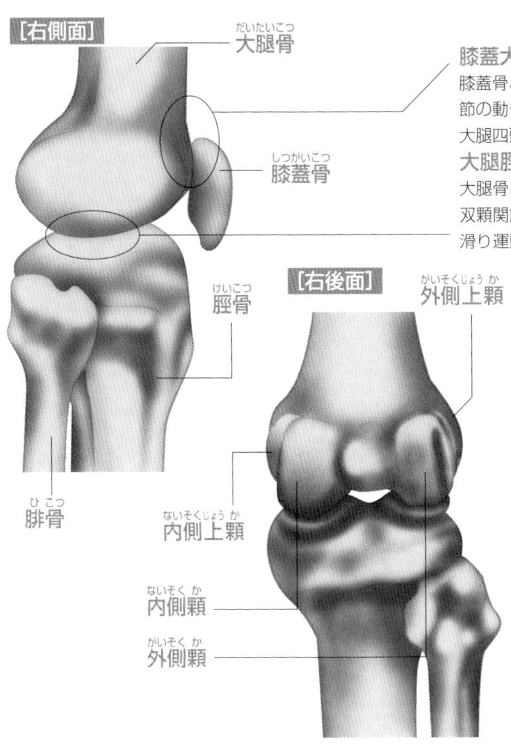

膝蓋大腿関節
膝蓋骨と大腿骨をつなぐ平面関節。大腿脛骨関節の動きに合わせて膝蓋骨が滑るように動き、大腿四頭筋の力を効率よく伝える働きを担う。

大腿脛骨関節
大腿骨と脛骨をつなぐ関節。関節面が2つある双顆関節で、揺りかごのような、転がり運動・滑り運動をする。

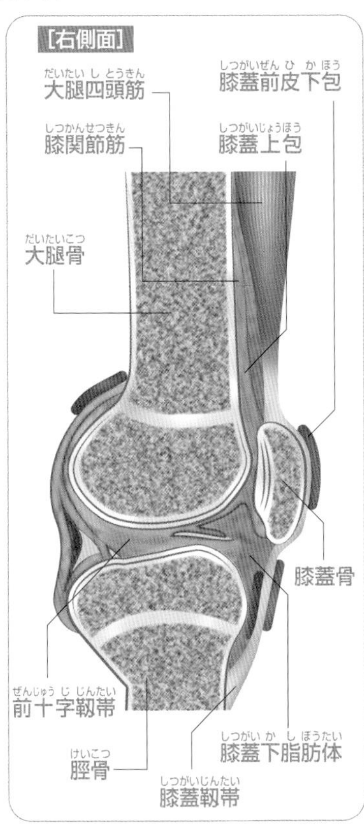

[屈曲位・右前面]

膝横靭帯
内側半月と外側半月をつないでいる靭帯。

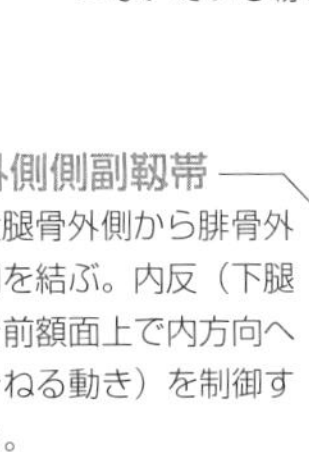

外側側副靭帯
大腿骨外側から腓骨外側を結ぶ。内反（下腿を前額面上で内方向へひねる動き）を制御する。

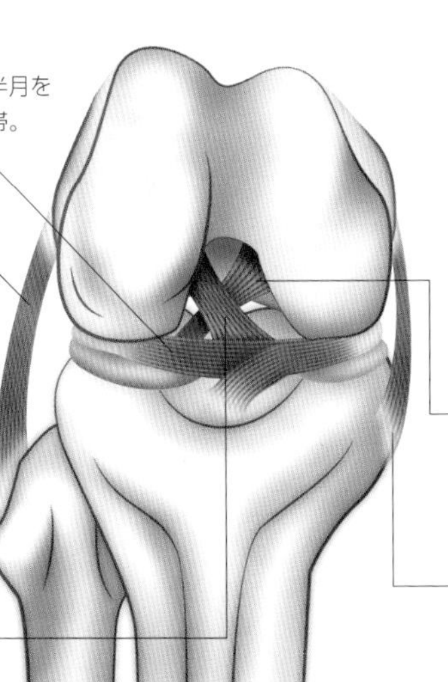

前十字靭帯
大腿脛骨関節内にある靭帯。脛骨前部から大腿骨外側顆後部を結ぶ。

後十字靭帯
脛骨後部と大腿骨内側顆前部を結ぶ。前十字靭帯と関節中央でクロスする。前後方向の脱臼を防止する。

内側側副靭帯
大腿骨内側から脛骨内側を結ぶ。外反（下腿を前額面上で外方向へひねる動き）を制御する。

下肢
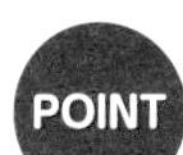

膝関節の動きと筋

POINT
- ●膝関節を動かす筋の多くは、股関節の動きにも関与している。
- ●大腿四頭筋は４つの筋から成る、膝関節の伸展に働く筋群。
- ●ハムストリングは、膝関節の屈曲に働く３つの筋の総称。

膝関節に働く筋の多くは股関節にも関与する

膝関節を動かす筋は大腿部の前後面に分布していますが、股関節の動きにも関与する二関節筋が多くを占めます。主に前面の筋が伸展、後面の筋が屈曲に働きます。

大腿四頭筋：大腿部前面にある４つの筋の総称。伸展に働く。停止腱は４筋共通の膝蓋靱帯となり、脛骨に至る。

大腿直筋：寛骨に起始する。股関節の屈曲にも働く。

中間広筋：大腿骨前面上部に起始。膝関節だけに働く。

外側広筋：大腿骨大転子に起始。膝関節だけに働く。

内側広筋：大腿骨の内側に起始。膝関節だけに働く。

縫工筋：大腿骨前面の筋。屈曲に働く。寛骨（腸骨）に起こり、脛骨内面に停止。股関節の屈曲にも寄与する。

大腿筋膜張筋：伸展に働く。寛骨（腸骨）に起こり、大腿骨の前面で、腸脛靱帯（腸骨と脛骨を結ぶ靱帯）に停止する。股関節の外転や屈曲、内旋にも関与する。

ハムストリング：大腿部後面にある３つの筋の総称。屈曲に働く。股関節の伸展にも働く。

大腿二頭筋：起始部は長頭（坐骨結節に起始）と短頭（大腿骨中ほどに起始）に分かれ、合体して腓骨に至る。短頭は膝関節だけに働く。外旋にも作用する。

半腱様筋：坐骨結節と脛骨内側を結ぶ。内旋にも働く。

半膜様筋：坐骨結節に起こり、末端は３つに分かれて脛骨、膝窩筋筋膜、膝関節の関節包後面に停止する。

膝窩筋：膝関節だけに関与する単関節筋。大腿骨上側上顆に起始し、後面に回り込むように伸びて、脛骨に停止する。屈曲・内旋の際、膝関節の固定解除に働く。

試験に出る語句

大腿筋膜張筋
寛骨（腸骨）から大腿骨大転子前面の腸脛靱帯に至る筋。屈曲に働く。股関節の外転や屈曲、内旋にも関与する。

大殿筋
股関節後面を覆う大きな筋。腸骨、仙骨、尾骨から腸脛靱帯まで伸びる。股関節の伸展、外旋に作用する。

メモ

ハムストリング
大腿二頭筋、半腱様筋、半膜様筋の総称。

膝関節の伸筋群と屈筋群

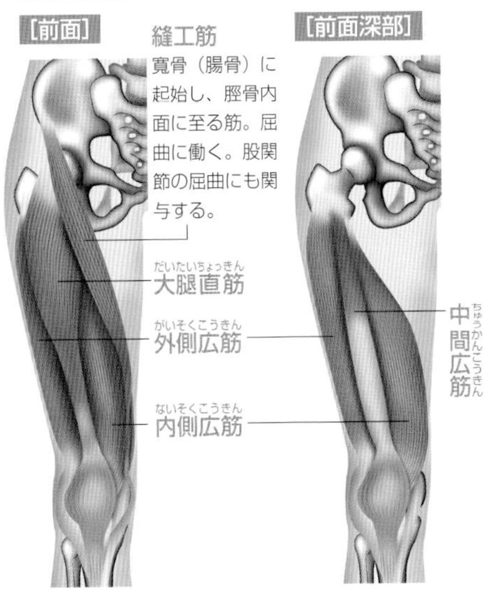
[前面]
縫工筋
寛骨（腸骨）に起始し、脛骨内面に至る筋。屈曲に働く。股関節の屈曲にも関与する。
大腿直筋
外側広筋
内側広筋
[前面深部]
中間広筋

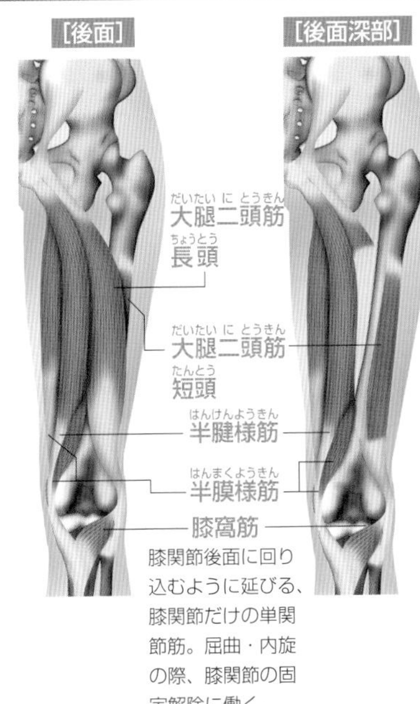
[後面]
[後面深部]
大腿二頭筋 長頭
大腿二頭筋 短頭
半腱様筋
半膜様筋
膝窩筋
膝関節後面に回り込むように延びる、膝関節だけの単関節筋。屈曲・内旋の際、膝関節の固定解除に働く。

膝の伸展するしくみ

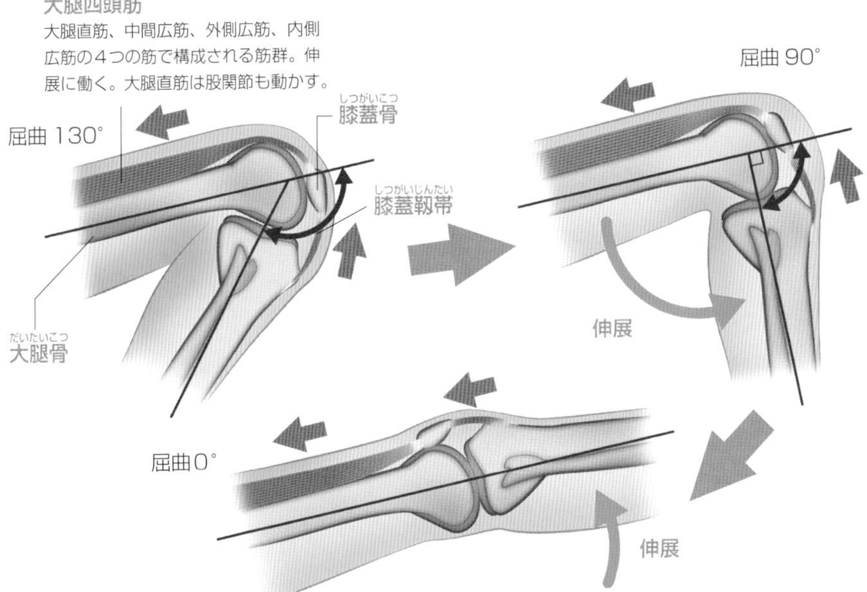
大腿四頭筋
大腿直筋、中間広筋、外側広筋、内側広筋の4つの筋で構成される筋群。伸展に働く。大腿直筋は股関節も動かす。
屈曲 130°
膝蓋骨
膝蓋靭帯
大腿骨
屈曲 90°
伸展
屈曲 0°
伸展

下肢

足首と足指の関節のしくみ

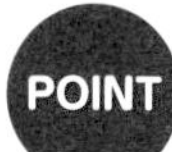

POINT

- 広義の足関節は距腿関節と足根間関節の総称。
- 距腿関節は「ほぞ組み構造」で、背屈と底屈に作用する。
- 足根間関節は複数の関節の総称で“合わせ技”で多様に動く。

足首の関節は「ほぞ組み構造」をしている

通常、足関節といえば、足首にある距腿関節を指します。下肢の脛骨および腓骨と後足部を形成する距骨を連結する関節で、形状としては蝶番関節（または、その変形タイプである螺旋関節）に分類されます。具体的には、距骨の関節頭（距骨滑車）が、脛骨と腓骨の深い足関節窩にはまり込む「ほぞ組み構造」を成し、これによって足首の運動（背屈：約25°と底屈：約50°）が行なわれます。

広義の足関節は、足根骨同士をつなぐ足根間関節を含み、これは主に3つがあります。各々の運動性は低いものの、弾力性に富み、複合して外反、内反などに働きます。

距骨下関節：距骨と踵骨の関節
距踵舟関節：距骨と踵骨、舟状骨の関節
踵立方下関節：踵骨と立方骨の関節

このうち、距踵舟関節と踵立方下関節は横に並び、1つの関節のように機能するため、合わせて横足根関節（ショパール関節）とも呼ばれます。また、足根間関節は底部で内側靱帯と外側靱帯で補強されていることも特徴です。

中足部を成す立方骨および3個の楔状骨と5本の中足骨をつなぐ関節を足根中足関節（リスフラン関節）といい、背屈、底屈、外転、内転に働きます。

各5本の中足骨と基節骨をつなぐのは中足趾節関節（MP関節）です。形式は半関節で屈曲、伸展、外転、内転に働きます。足の指骨の関節は趾節間関節といい、手指同様、近位趾節間関節（PIP関節）と遠位趾節間関節（DIP関節）があります。いずれも屈曲と伸展に働く蝶番関節です。

試験に出る語句

足根間関節
距骨下関節（距骨と踵骨をつなぐ）、距踵舟関節（距骨と踵骨、舟状骨をつなぐ）、踵立方下関節（踵骨と立方骨をつなぐ）から成る。複合的に動き、外反・内反などに働く。

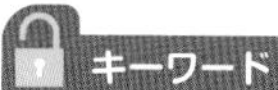

キーワード

内側靱帯
足部内側の靱帯で、その形状から三角靱帯とも呼ばれる。脛骨と距骨、踵骨をつないで、外反を防いでいる。

外側靱帯
足部外側の靱帯で、前距腓靱帯、後距腓靱帯、踵腓靱帯に分けられる。

中足趾節関節
MP関節と略称。中足骨と基節骨をつなぐ半関節。

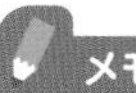

メモ

その他の靱帯
足根間関節底面には、底側踵舟靱帯（スプリング靱帯）、底側踵立方靱帯（短足底靱帯）などがあり、足弓をキープしている。

趾節間関節
足指の関節。基節骨と中節骨の関節を近位趾節間関節（PIP関節）、中節骨と末節骨の関節を遠位趾節間関節（DIP関節）と呼ぶ。

足部の構造

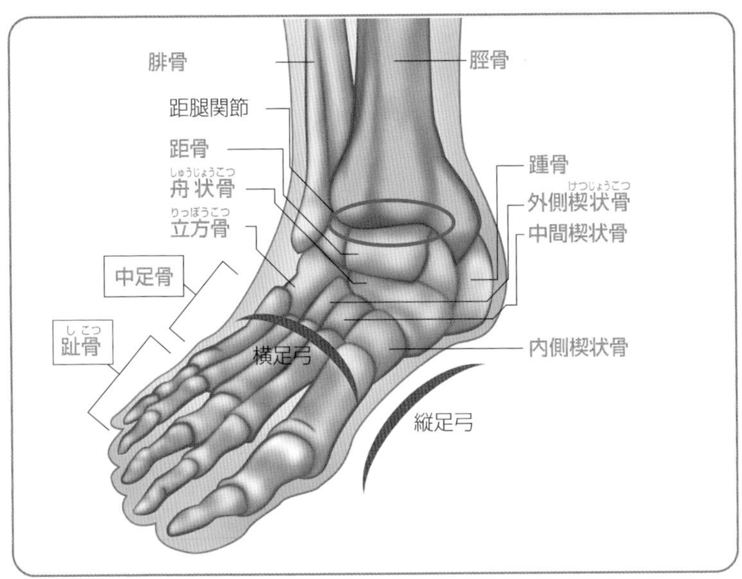

[内側]

距腿関節
狭義の足関節。脛骨と腓骨の深い足関節窩に、距骨の関節頭（距骨滑車）がはまった「ほぞ組み構造」をしている。背屈と底屈に作用する。

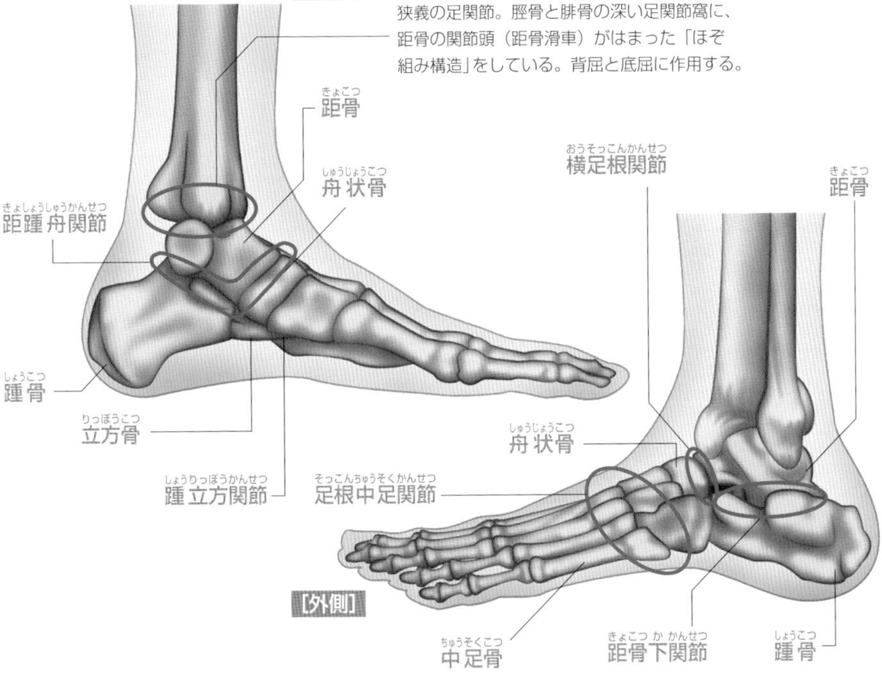

距骨
舟状骨
距踵舟関節
踵骨
立方骨
踵立方関節

横足根関節
距骨
舟状骨
足根中足関節

[外側]

中足骨
距骨下関節
踵骨

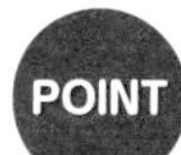

下肢

足首の動きと筋

POINT

- 距腿関節の基本的な動きは背屈と底屈。
- むこうずねの筋が背屈、ふくらはぎの筋が底屈に働く。
- 距腿関節と距骨下関節の組み合わせで、内返しと外返しができる。

2つの関節の組み合わせで特殊な動きをする。

距腿関節（きょたいかんせつ）は背屈（つま先を上げる。屈曲に相当）に約25°、底屈（つま先を下げる。伸展に相当）に約50°の可動域があります。この2つが基本ですが、運動軸の関係で、背屈は外転と回内、底屈は内転と回外の小さな動きも伴います。

〈背屈に働く筋〉 むこうずねにある筋。

前脛骨筋（ぜんけいこつきん）：脛骨外側と内側楔状骨（けつじょうこつ）、第1中足骨を結ぶ。

長趾伸筋（ちょうししんきん）：脛骨外側や腓骨前縁などに起始、第2～5末節骨に停止。第2～5趾の背屈にも作用する。

第三腓骨筋（だいさんひこつきん）：腓骨下部に起始、第5中足骨で停止。

試験に出る語句

内返し
足裏を内側に向けたまま、つま先を下げる運動。底屈と回外と内転の組み合わせ。後脛骨筋と長趾屈筋が動筋。前脛骨筋、長趾骨筋、長母趾屈筋が補助動筋。

外返し
足裏を外側に向けたまま、つま先を上げる動き。背屈と回内と外転の組み合わせ。長腓骨筋と短腓骨筋が動筋。第三腓骨筋、長趾伸筋が補助動筋。

下腿の筋

[前面]
長腓骨筋（ちょうひこつきん）
前脛骨筋（ぜんけいこつきん）
第三脛骨筋（だいさんけいこつきん）
長趾伸筋（ちょうししんきん）
腓腹筋内側頭（ひふくきんないそくとう）
ヒラメ筋
短母趾伸筋（たんぼししんきん）
長母趾伸筋（ちょうぼししんきん）
[後面]
アキレス腱
長趾屈筋（ちょうしくっきん）
腓腹筋外側頭（ひふくきんがいそくとう）
ヒラメ筋
長腓骨筋（ちょうひこつきん）
長母趾屈筋（ちょうぼしくっきん）

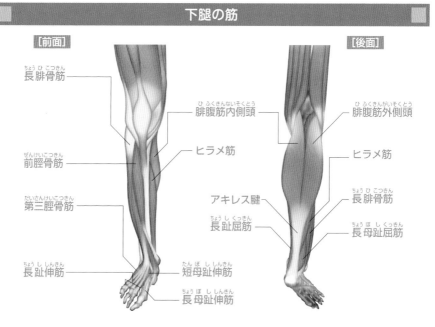

長母趾伸筋（ちょうぼししんきん）：腓骨内側面などに起始し、母趾の末節骨に停止する。補助的に働く。母趾の伸展にも働く。

〈底屈に働く筋〉 ふくらはぎから足首にかけての筋。

下腿三頭筋：**腓腹筋**（内側頭と外側頭）と**ヒラメ筋**の総称。２つの腓腹筋は大腿骨、ヒラメ筋は脛骨と腓骨にそれぞれ起始し、腱は合流して**アキレス腱**を成し、踵骨に停止する。膝関節の屈曲にも関与する。

長母趾屈筋：脛骨後面に起こり、母趾の末節骨に停止。

長趾屈筋：脛骨後面に起こり、第２～５末節骨に停止。

長腓骨筋（ちょうひこつきん）：腓骨に起こり、第１中足骨に停止。

短腓骨筋（たんひこつきん）：腓骨に起こり、第５中足骨に停止。

一方、距骨下関節は内転（約10°）、外転（約20°）、回外（約30°）、回内（約20°）の動きが可能です。

これら距腿関節と距骨下関節の動きの組み合わせにより、足首は**内返し**（底屈＋回外＋内転）や**外返し**（背屈＋回内＋外転）という特殊な動きができるようになっています。

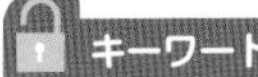

前脛骨筋
距骨下関節で単独に働くと、回外と内転に作用する。

足首の外転と内転
足首の外転は水平面上でつま先を外側に向ける動き。内転は同じく水平面状でつま先を内側に向ける動き。

足首の回内・回外
足首の回内は前額面上で足裏を内側に向ける動き。回外は同じく前額面上で足裏を外側に向ける動き。

足首の内返しと外返し

[内返し]
足裏を内側に向けた状態でつま先を下げる動き。底屈、回外、内転の組み合わせ。

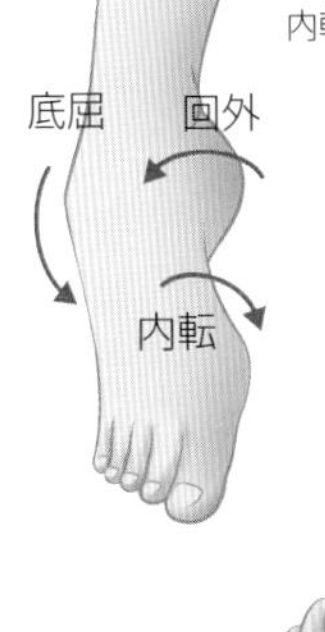

[外返し]
足裏を外側に向けた状態でつま先を上げる動き。背屈、回内、外転の組み合わせ。

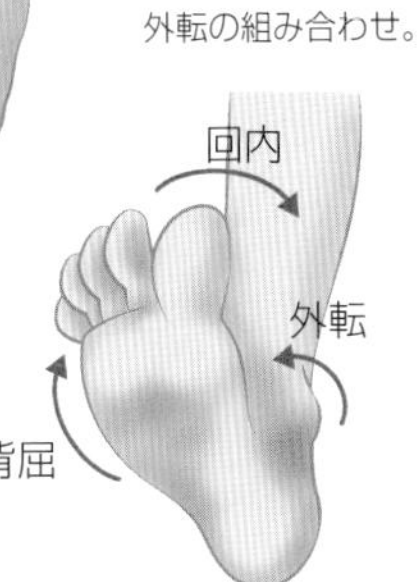

足首の動き

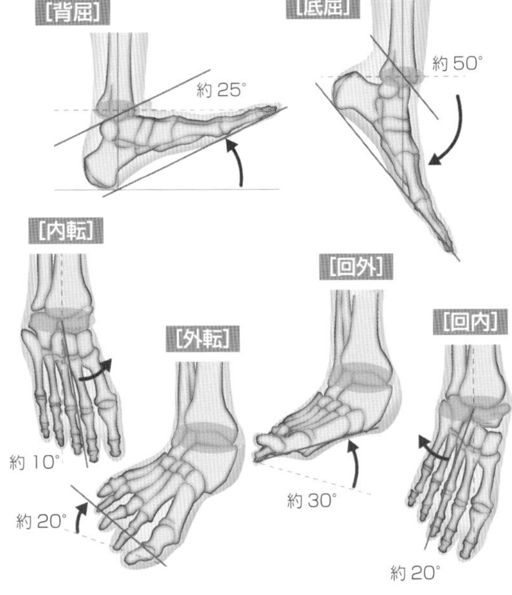

下肢
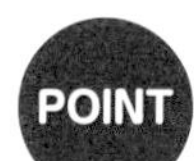

足指の動きと筋

POINT
- 母趾について働く筋と、それ以外の足指に働く筋がある。
- 手指と共通する筋が多いが、細かな動きはできない。
- 足の底には内在筋が集中している。

大小さまざまな筋が足の指を動かす

足指の動きに働く筋は、母趾とそのほかの指とで若干違いがあります。名称が手指と同じ筋もありますが、対立運動ができないため、手指のような細かな動きはできません。

母趾の動きと主要な筋：可動域は中足趾節関節で屈曲約35°、伸展約60°。趾節間関節で伸展0°、屈曲約60°。
短母趾屈筋（屈曲に作用）、短母趾伸筋（伸展に作用）、長母趾屈筋（屈曲に作用）、長母趾伸筋（伸展に作用）、母趾外転筋（外転に作用）、母趾内転筋（内転に作用）。

ほかの指の動きと主要な筋：可動域は中足趾節関節で屈曲約35°、伸展約40°。近位趾節間関節で伸展0°、屈曲約35°。遠位趾節間関節で伸展0°、屈曲約50°。
短趾屈筋（屈曲に作用）、短趾伸筋（伸展に作用）、虫様筋（MP関節の屈曲、DIPおよびPIP関節の伸展に作用）、背側骨間筋（外転に作用）、底側骨間筋（内転に作用）、小趾外転筋（小趾の外転に作用）、短小趾屈筋（小趾の屈曲に作用）、小趾対立筋（小趾の屈曲に作用）。

足裏の筋は足部の中で起始・停止する

起始部と停止部が足部にある筋を内在筋といいます。最表層は足底腱膜という丈夫な腱膜が覆っており、これらは足弓の維持を支え、足の安定性に寄与しています。

内在筋は次のグループに分けられます。

母趾球筋：母趾外転筋、母趾内転筋、短母趾屈筋など
小趾球筋：小趾外転筋、短小趾屈筋、小趾対立筋など
中足趾：短趾屈筋、虫様筋、背側・底側骨間筋など

試験に出る語句

短母趾伸筋
踵骨に起始し、母趾の基節骨に停止する。母趾の伸展に作用する。

長母趾伸筋
腓骨側面に起始し、母趾の基節骨に停止する。母趾の伸展に作用する。

母趾内転筋
中足趾節関節や立方骨、楔状骨などに起始し、母趾の基節骨に停止する。母趾の内転に作用する。

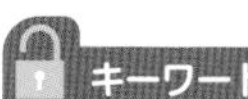
キーワード

短趾伸筋
踵骨背面に起始し、母趾と小趾以外の伸筋の腱に停止。伸展に作用する。

背側骨間筋
中足骨側面に起始し、末節骨に停止する。外転に作用する。

底側骨間筋
第3〜5指の中足骨内側から末節骨をつなぐ筋。内転に作用する。

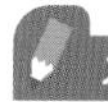
メモ

小趾対立筋
小趾の中足骨の底部、長足底靱帯に起始、同中足骨前端に停止する短い筋。小趾外転筋の一部と見ることもできる。小趾の底屈に作用。

足指の動きと筋

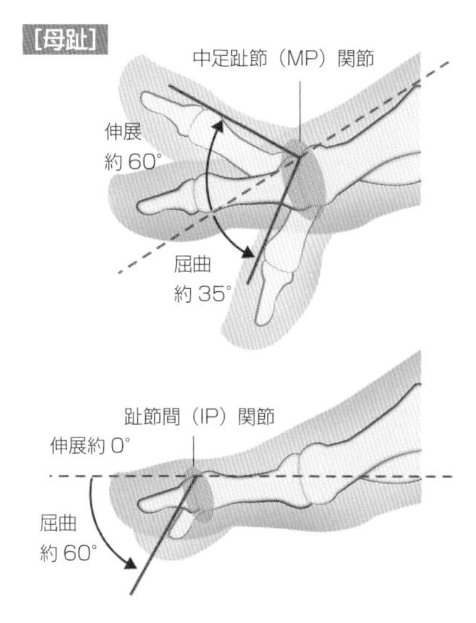

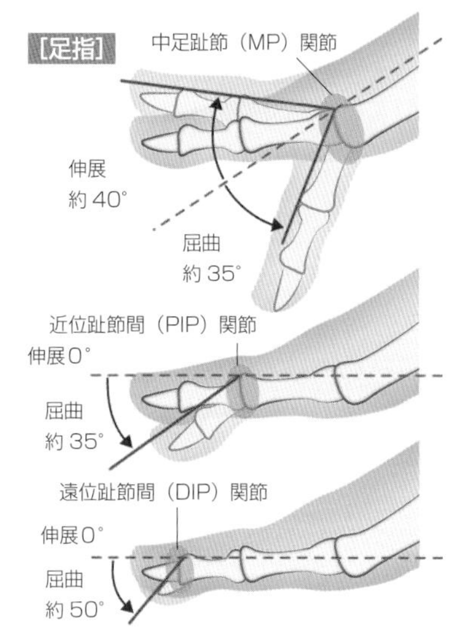

足部の内在筋

足部の内在筋は足底部に集中し、存在する深度によって4層に分けられる。

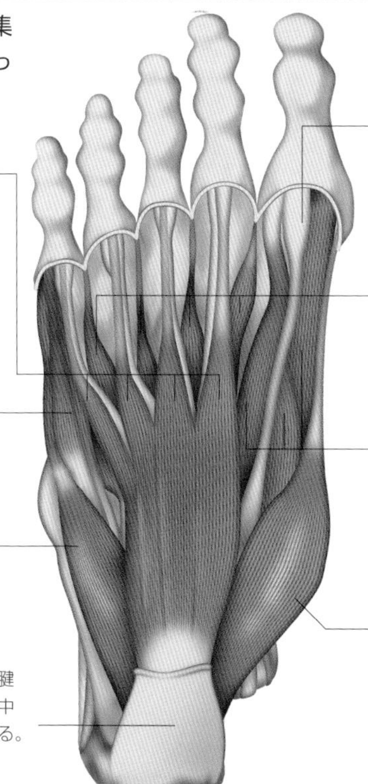

短趾屈筋
踵骨に起始し、母指以外の基節骨に停止。屈曲に作用する。

短小趾屈筋
小趾の中足骨に起始し、基節骨に停止する。小趾の屈曲に作用する。

小趾外転筋
踵骨に起始し、小趾の基節骨に停止する。小趾の外転と屈曲に作用する。

足底腱膜（そくていけんまく）
踵骨から中足趾節関節まで伸びる腱性の強靱な膜。両側には外側足底中隔と内側足底中隔が分岐して伸びる。

長母趾屈筋（腱）
腓骨後面に起始し、母趾の基節骨に停止する。母趾の屈曲に作用する。

虫様筋
母趾以外の足指を動かす総伸筋腱に起こり、母趾以外の屈筋腱に停まる。MP 関節の屈曲、DIP 関節と PIP 関節の伸展に作用する。

短母趾屈筋
立方骨や楔状骨に起始し、母趾の基節骨に停止する。母趾の屈曲に作用する。

母趾外転筋
踵骨内側に起始し、母趾の基節骨に停止する。母趾の外転に作用する。

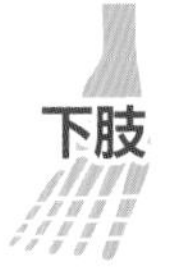

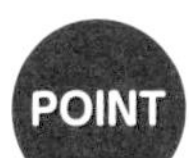

下肢

足のアーチ

POINT

- ●足の底は縦方向と横方向のアーチを描いている（足弓）。
- ●足のアーチは体重の支持と接地衝撃の吸収に作用している。
- ●足底腱膜は歩行をサポートするウィンドラス機構にも働く。

足のアーチにより身体は3点支持されている

足の底は縦横2方向に弓形を描いています。これを足弓（そくきゅう）といい、通称、足のアーチといいます。この構造によって荷重が3点（母趾の中足骨頭、小趾の中足骨頭、踵骨（しょうこつ））に分散され、三角形による安定した支持が実現しています。

縦のアーチは内側と外側の2種類があります。内側アーチは踵骨・距骨（きょこつ）・舟状骨（しゅうじょうこつ）・内側楔状骨（けつじょうこつ）・母趾中足骨を結んで“土踏まず”を形成しているアーチで（頂点は舟状骨）、接地の衝撃を吸収する役割を担っています。外側アーチは踵骨・立方骨・小趾中足骨をつなぐアーチで（頂点は踵骨と立方骨の関節部）、体重をかけない状態で形成（かけた状態で消失）され、バランスの維持に寄与しています。

横のアーチは両側の縦アーチの間に形成されるアーチで、近位部は立方骨と3つの楔状骨（頂点は中間楔状骨）、遠位部は5つの中足骨（頂点は第2趾中足骨）が描いています。

アーチを維持し、歩行を補助する足底腱膜

足のアーチを補強しているのは、骨同士をつないでいる大小の靱帯や腱膜です。スプリング靱帯、短足底靱帯などがありますが、最も強靱なのは、踵骨から5つの基節骨まで伸びる足底腱膜です。その張力でアーチを維持するほか、歩行時のウィンドラス機構に働くことで重要です。これは、足を地面から離す際に内側縦アーチが大きくなるしくみで、足指の背屈によって足底腱膜が牽引されて張力が増加し、アーチが挙上されるものです。これによって足底は、前進のため蹴り出す力を効果的に発揮できる形状になります。

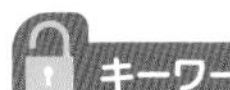

キーワード

スプリング靱帯
底側踵舟靱帯の別称。縦方向のアーチの維持に働く。

短足底靱帯
底側踵立方靱帯の別称。縦方向のアーチの維持に働く。長足底靱帯もあり、同様の機能がある。

足底腱膜
踵骨から基節骨まで延びる腱性の強靱な膜。足弓の維持やウィンドラス機構に働く。

足のアーチ

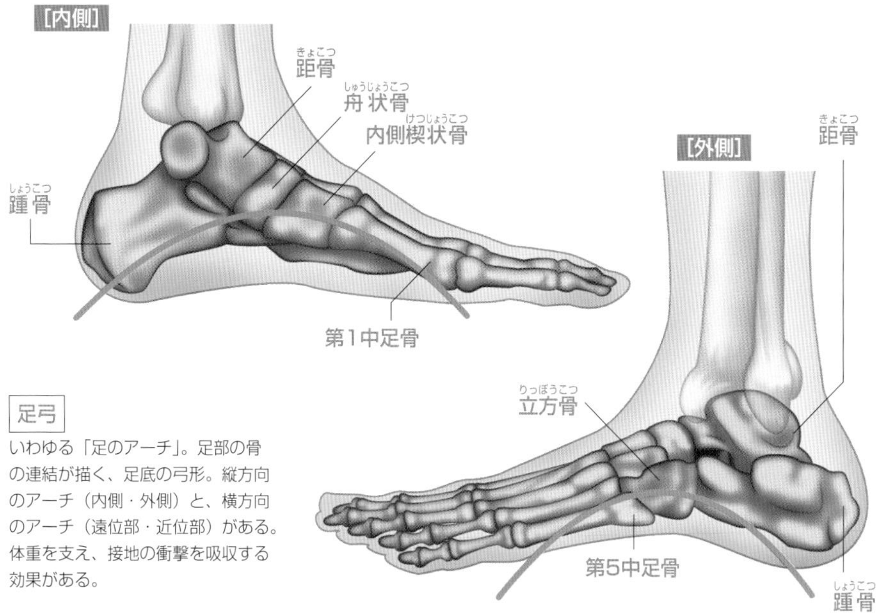

足弓

いわゆる「足のアーチ」。足部の骨の連結が描く、足底の弓形。縦方向のアーチ（内側・外側）と、横方向のアーチ（遠位部・近位部）がある。体重を支え、接地の衝撃を吸収する効果がある。

ウィンドラス機構（巻き上げ機構）

足指の背屈によって足底腱膜が牽引されると、張力が高まって縦方向のアーチが強化される。これにより、前進の推進力となる蹴り出しの力を効果的に発揮できる。

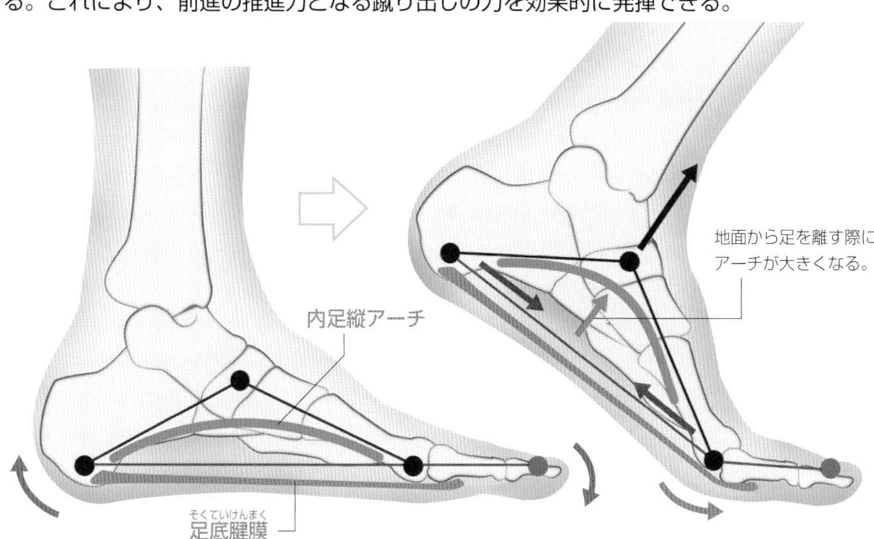

運動雑学
COLUMN
⑤

プロテインを飲むなら、いつが最適？

筋力トレーニング（筋トレ）を終えたら、汗だくのウエアを着替える前に、まずプロテイン（たんぱく質）飲料をゴクゴク……。スポーツジムでよく目にする光景です。関心がない人は「そんなに急いで飲まなくても」と思うかもしれませんが、本人は真剣です。何しろ「運動後30～40分以内に飲まなくては」と認識しているのですから。この時間帯は「ゴールデンタイム」と通称され、筋トレをする人の間では、半ば「常識」として語られています。しかし、実はこの話、「俗説」の域を出ていません。

たしかに、たんぱく質の筋への同化を促進するテストステロン（男性ホルモンの一種）の分泌が筋トレ後に増加したとの研究報告があり、これが「ゴールデンタイム」の「元ネタ」と思われます。しかし、勘違いしてはいけないのは、「この時間帯を逃すとたんぱく質は筋にならないわけではない」ということです。実際、「トレーニング前に飲む方がいい」「いや、就寝前が最も効果的」などの「異論」も多く存在します。また、飲んだプロテインが、すべて筋になるわけでもありません。基本はやはり、毎日の食事にあることを理解すべきでしょう。

とはいえ、たんぱく質の理想とされる摂取量（成人で体重1kg当たり1日1g。スポーツ選手では1.5～2g）を考えると、食事だけでカバーするのが大変であることもたしかです。その観点から言えば、運動後のプロテインも、決して無駄とは言えないでしょう。

6章

姿勢と動作のしくみ

体の重心とは
姿勢・動作の安定性とは
立位のメカニズム
立位の調整と異常
歩行のメカニズム（下肢）
歩行と筋
走行動作のメカニズム
走行時の関節や筋の作用
走行速度にかかわる要素
跳ぶ動作（垂直跳び）
垂直跳びと筋
遠くに跳ぶ動作
走り幅跳びの動作と筋
ボール投げの動作
投動作と筋
蹴る動作と筋
ゴルフのスイング動作
泳ぐ（クロール）動作
自転車を漕ぐ動作

体の重心とは

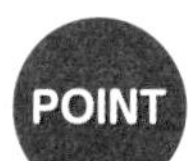

姿勢と動作

POINT

- ●重心とは、物体に働く重力の作用点のことである。
- ●人体の重心は、身体各部の重心の総和である。
- ●成人の重心は、おおよそ仙骨のやや前にある。

物体全体の質量の中心が重心

重心（じゅうしん）とは「物体の重さ＝質量の中心」のことをいいます。複雑な形をした物体や、部位によって密度が均一でない物体でも、それぞれの部分の質量に応じて働く**重力**（**万有引力**）を合成すれば、その物体全体に働く重力の作用点である重心を求めることができます。

例えば複雑な形をした板（平面的で材質がほぼ均一なもの）の重心は、次頁上図のような方法で簡単に調べることができます。違う２つの点で吊り下げ、その２点からそれぞれ真下に伸ばした線が交わったところが重心になります。

人体の重心の位置と調べ方

人間の重心は、頭、体幹、上肢、下肢といった**身体各部にかかる重力が作用する点の総和**と考えることができます。成人が直立した場合の重心は、**仙骨**（せんこつ）**のやや前**にあり、重心の高さ（身長に対する割合、足底から）の平均は、男性では約56％、女性では約55％と言われています。

人体の重心を調べる方法には、装置を使って測定して計算する**直接法**と、体の各部の位置と重さから図を描いて求める**間接法**があります。運動に伴って変化する重心を調べる場合は間接法が用いられることが多く、例えば次頁下図のように、重さが6の紡錘形（ぼうすいけい）Aと重さが4の紡錘形Bが接しているとき、全体の重心はAの重心とBの重心を結んだ線を4対6に分けた点となります。人体の場合、体の各部の体重に対する重量比と重心の位置の平均値が算出されているので、そこから重心を導き出します。

試験に出る語句

重心
ものの重さの中心。人体の重心は、体の各部の重心の総和である。

キーワード

重力
物の重さを生む力。地球上では、万有引力と、地球が自転するために生じる遠心力の合力。

メモ

身体各部の重量比
成人の男性と女性について、それぞれ身体各部の全体重に対する重量比や重心の位置の平均値が示されている。詳細は専門書で確認のこと。

重心の求め方（平面的で材質が均一なものの場合）

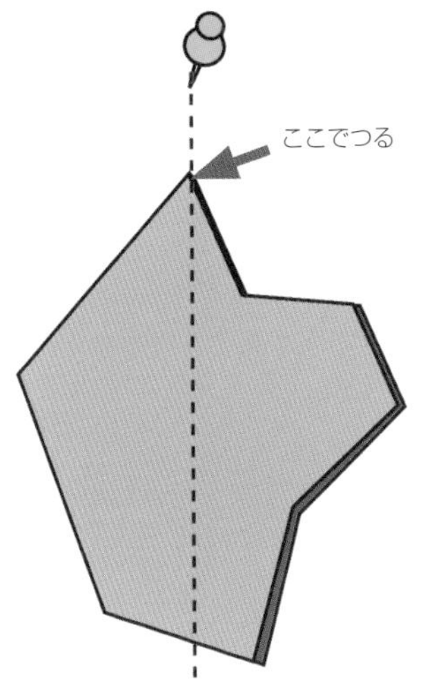

①任意の１点でつり下げ、その点から真下に向かって線を書く（青線）。

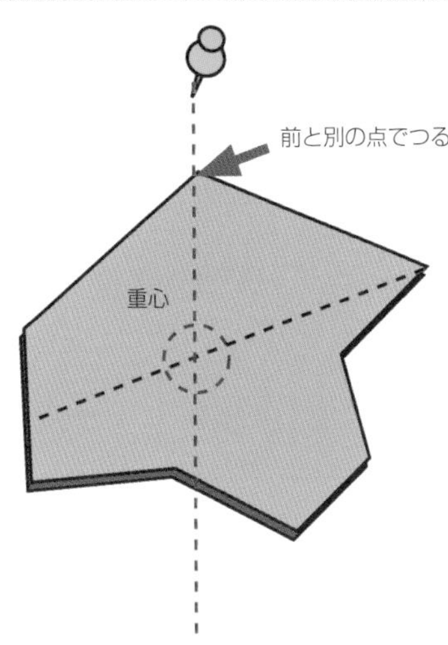

②別の点でつり下げ、その点から真下に向かって線を書く（赤線）。２本の線の交点が重心。

成人の重心の位置

成人が直立した場合の重心は、仙骨のやや前にある。

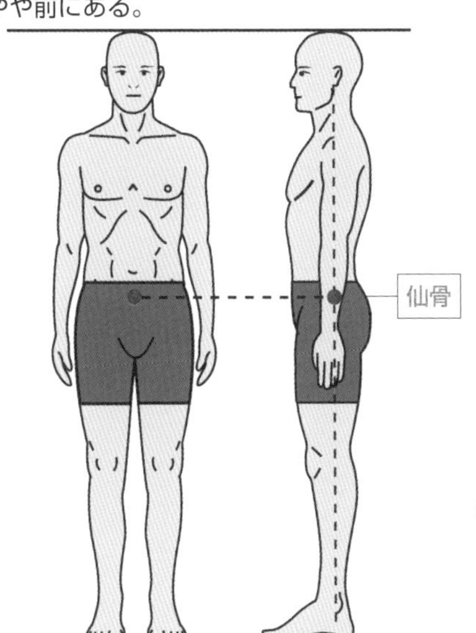

間接法による重心の求め方

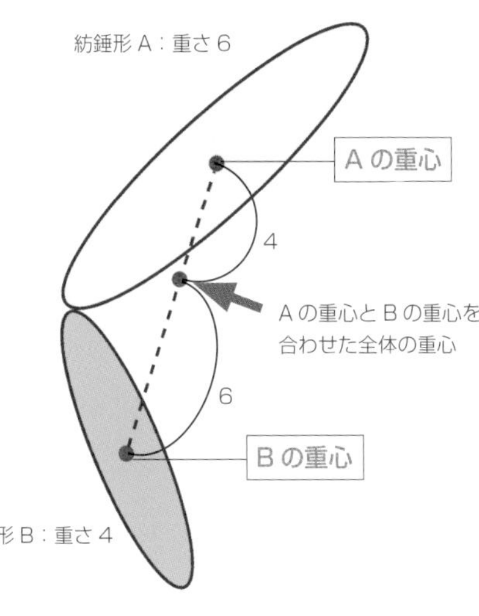

姿勢・動作の安定性とは

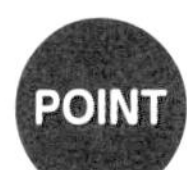

- 基底面が広く、重心線が基底面の中心に近いと安定する。
- 重心が低いほど安定性が高い。
- 重いものほど安定性が高い。

基底面と重心線との関係が重要

姿勢や運動が安定するためには、①**基底面**（きていめん）が広い、②重心が低い、③質量が大きいといった条件が必要です。

人が立っている場合の基底面は、両足の足底面と、それらで囲まれた面です。なお、両足をそろえて立つよりも、両足を開いて立つ方が基底面は大きくなります。さらに、杖をついたり歩行器などの道具を使ったりすれば、基底面を広げることができます。重心が動いても、重心から真下に下ろした**重心線**が基底面の中に収まっていれば転倒しにくく、したがって基底面が大きいほど、また、重心線が基底面の中心に近いほど**安定性**は高くなります（重心線が基底面の辺縁にある場合、少しの外力が加われば、容易に重心線が基底面を外れる可能性があります）。

重心が高いと、少し傾いただけで重心線が基底面から外れ転倒してしまいますが、重心が低い場合、かなり大きく傾けなければ、重心線が基底面から外れません。レスリングや柔道などで相手と組み合った場合も、腰を落として重心を下げた方が安定し、倒されにくいのはこのためです。

なお、**基底面の大きさと重心の高さが同じであれば、重いものの方が安定性は高くなります。**重いものの方が動かすのにエネルギーが必要だからです。

いくつものパーツの組み合わせである人体は、同じ重量で同じ高さの重心を持つ円柱よりも安定性は低くなります。運動を行なっている場合は、足底などと床との接触面の摩擦が大きければ安定性も高くなります。さらに人間の場合は、体のバランスを取る機能も安定性に影響します。

試験に出る語句

基底面
床についている部分で囲まれた面。支持基底ともいう。

重心線
重心から真下に下ろした線。これが基底面の中に入っていれば倒れにくい。

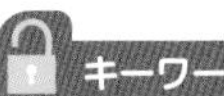

キーワード

安定性
ある姿勢や運動時の倒れにくさ。バランスを保とうとする性質。片足立ち<立位<座位<臥位（がい）となる。

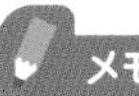

メモ

心理的要因
人の場合、安定性には心理的要因もかかわる。例えば視野を遮ったり、高所で足元が心もとないと感じた場合などには、それだけでバランスを崩すことがある。

スタンスによる基底面の大きさの違い

基底面が大きいほど、また、重心線が基底面の中心に近いほど安定性は高くなる。

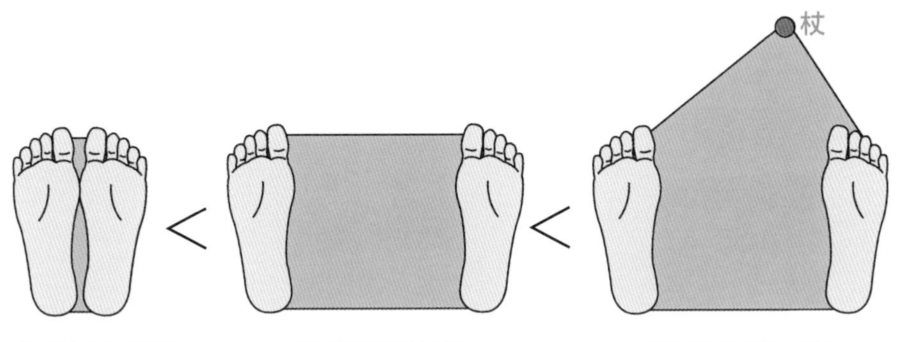

立位で足をそろえた場合

立位で両足を開いた場合

立位で両足を開き、杖をついた場合

重心が低い方が安定する

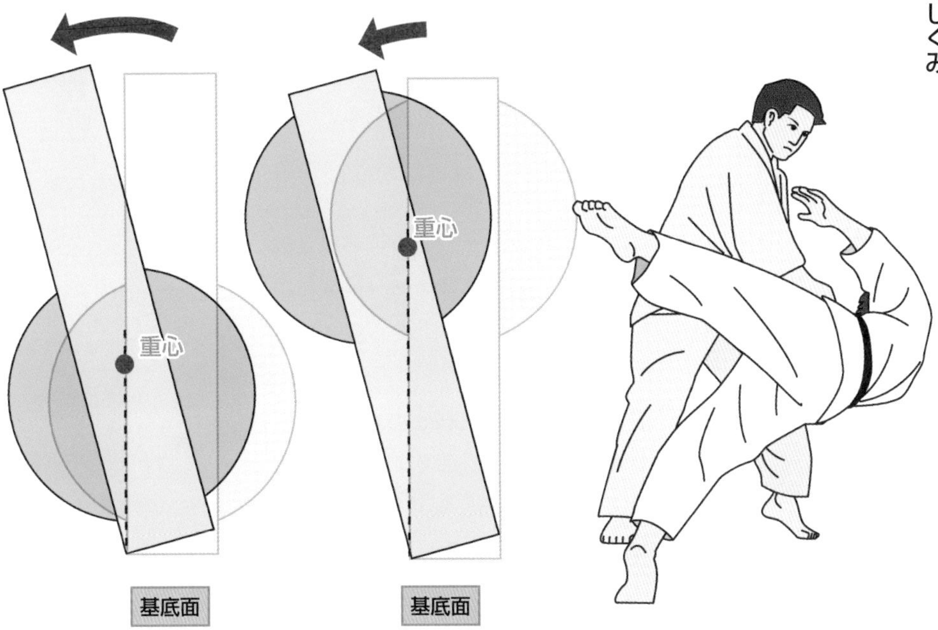

重心

重心

基底面

基底面

同じ重さで同じ基底面を持つものでも、重心が低い方（左）が、大きく倒れないと重心が基底面を外れない（安定している）。

よって柔道などでは腰を落として重心を低くした方が倒されにくい。

姿勢と動作

立位のメカニズム

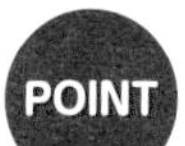

POINT

- ●直立姿勢は最も基本的な姿勢である。
- ●重心線が外果の前方を通るのが力学的に良い立位である。
- ●重力に逆らって立位を維持する筋を抗重力筋という。

さまざまな体位と姿勢

体位（たいい）とは、体が重力に対してどの向きに位置しているかを表すもので、立位（りつい）、座位（ざい）、臥位（がい）に大別されます。また、姿勢とは体の各部位がさまざまな構えをした状態のことで、立位という体位では、直立姿勢、つま先立ち、片足立ち、前傾、中腰などの姿勢が想定できます。

直立姿勢での骨格と筋

人間にとって最も基本的な姿勢は、両足をそろえて真っすぐに立ち、正面を向き、両方の上肢を体側に付けた直立姿勢です。人体は左右にシンメトリー（対称）なので、直立姿勢では体の正中線（せいちゅうせん）は地面に対して垂直であり、重心から真下に下ろした重心線とも一致します。

ただし、人体は前後には非対称なので、直立姿勢では乳様突起、肩峰、大転子のやや後方、膝蓋骨後面（しつがいこつこうめん）（膝関節中心のやや前方）、外果の前方を結ぶ直線が、重心線とほぼ一致した姿勢が力学的に良いとされます。

体の後方に位置し、前後に湾曲している脊柱（せきちゅう）は、前方に倒れやすくなります。その脊柱を立て、正常な湾曲を維持するのが脊柱の後面につく脊柱起立筋（せきちゅうきりつきん）（腸肋筋（ちょうろっきん）、最長筋（さいちょうきん）、棘筋（きょくきん））です。大殿筋（だいでんきん）や腸腰筋（ちょうようきん）、腹筋群や大腿四頭筋（だいたいしとうきん）などが骨盤と股関節を伸展位に保ち、下腿三頭筋（かたいさんとうきん）や前脛骨筋（ぜんけいこつきん）が足関節の角度を保ちます。このように、重力に逆らって身体を立位に保つために働く筋を抗重力筋（こうじゅうりょくきん）といいます。膝関節は、重心線が関節の前方を通るうえ、伸展位ではロックされるため、伸展位を保つための筋力はほぼ不要です。

試験に出る語句

直立姿勢
正面を向き、両足をそろえて真っすぐに立ち、両上肢を体側に付けた最も基本的な姿勢。

抗重力筋
重力に逆らって立位を保つための筋の総称。本文にある筋のほか、頸部の筋、ハムストリングなども含まれる。

キーワード

体位
体が重力に対してどの方向を向いているかを示すもの。立位、座位、臥位に大別される。

姿勢
基本的な体位に加え、四肢などがどんな構えをしているかを表すもの。座位では長座、正座など、臥位では側臥位、腹臥位などがある。

メモ

脊柱の湾曲
頸椎は前湾、胸椎は後湾、腰椎は前湾、仙骨は後湾している。脊椎の湾曲は、頭部の重さを分散するためのものとされる。

直立姿勢と重心線

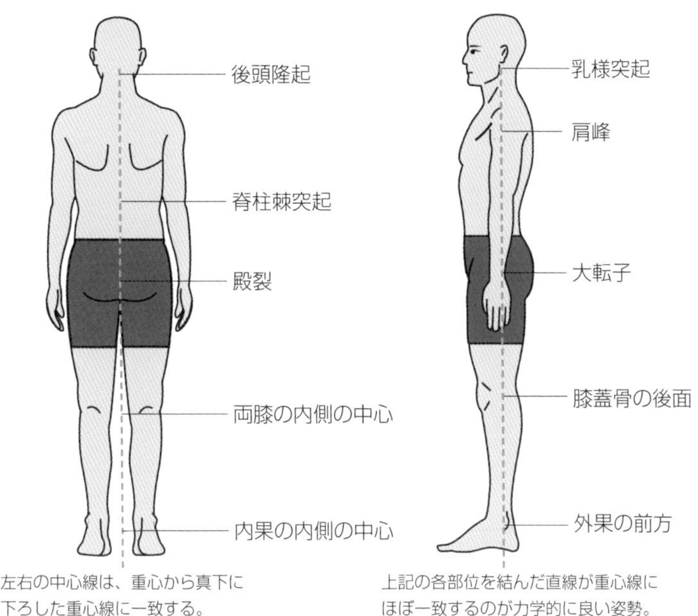

左右の中心線は、重心から真下に下ろした重心線に一致する。

上記の各部位を結んだ直線が重心線にほぼ一致するのが力学的に良い姿勢。

抗重力筋

抗重力筋とは、身体を立位に保つために働く筋のことをいう。

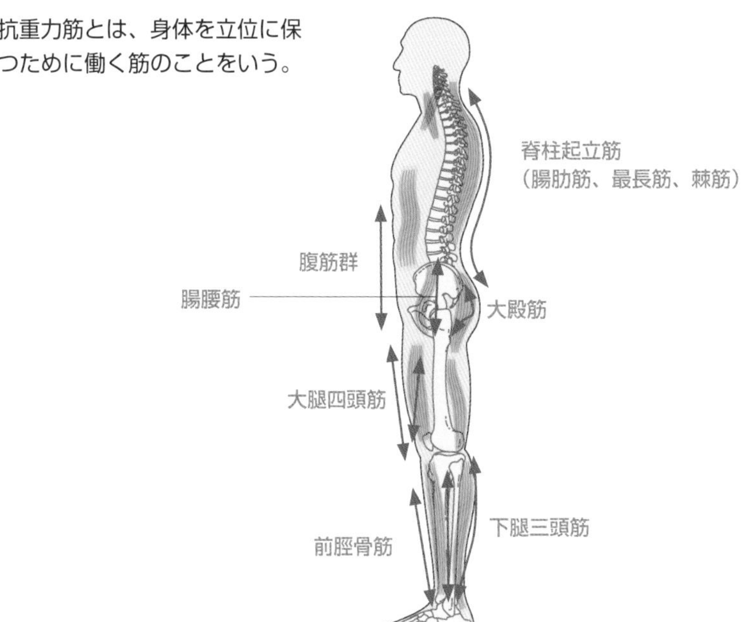

姿勢と動作

立位の調整と異常

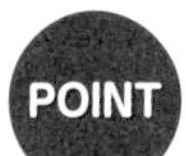

POINT

- ●直立姿勢でも、重心はわずかに動揺している。
- ●重心の動揺は反射によって常に補正されている。
- ●加齢や神経障害、筋力低下などで立位が不安定になる。

直立姿勢の動揺を調整するしくみ

直立姿勢は、構造や力学的に、また筋のエネルギー消費の面から見ても、立位の中では最も安定しており、疲れにくく、楽な姿勢だと言えます。

しかし直立姿勢でも、重心は常に動揺しています。それは、人体は積み木のように床に安定して立つ物体ではなく、よく動く関節の構造を持ち、抗重力筋の力で立位を保っているからです。立位で体が傾き、良い姿勢とされるラインから重力線がずれると、平衡覚（へいこうかく）や体の位置覚、骨格筋の運動覚、足底の触覚や圧覚などの感覚がその様子を感知します。そして、その情報が中枢神経（ちゅうすうしんけい）に届き、反射によって傾きやずれを打ち消すような運動が起こります。

また、姿勢の制御には視覚も大きくかかわっています。特に日常的には、目に見えているものをバランスを取るための手がかりにしているので、天井を見上げたり目を閉じたりすると、体のバランスが取りにくくなります。

立位が不安定になる要因

重心の動揺は、筋力やバランス能力の低下、平衡覚や視覚の異常、足底の感覚異常などがあると、大きくなります。よって、加齢、神経や骨格筋および関節の疾患や障害、小脳失調、目まいなどがある人は、立位が不安定になります。

また、加齢などで膝関節が曲がってしまうと、直立姿勢でも膝関節が伸び切らず、ロックされません。そのため膝関節を伸展させるために筋力が必要になり、楽に立っていられず、不安定になるのです。

試験に出る語句

反射
感覚神経からの情報が、脊髄などでショートカットして運動神経に指令が出るしくみ。姿勢の制御には、伸張反射、緊張性姿勢反射などいくつもの反射がかかわっている。

キーワード

位置覚、運動覚
体の部位がどの位置にあるか（位置覚）、どう動いているか（運動覚）を、骨格筋や関節などにある感覚受容器が感知する。深部感覚の種類。

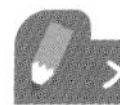

メモ

小脳の働き
大脳皮質の運動野から発せられた指令と、それによって起こった運動の情報を照らし合わせて、運動を微調整する働きがある。

重心の動揺

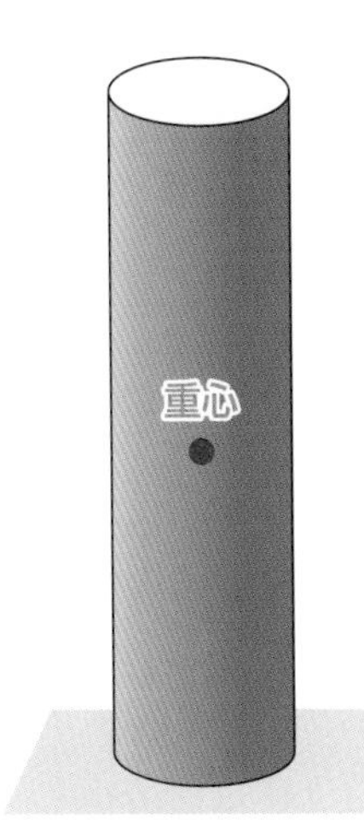

平らな場所に置かれた円柱の重心は動揺しない。

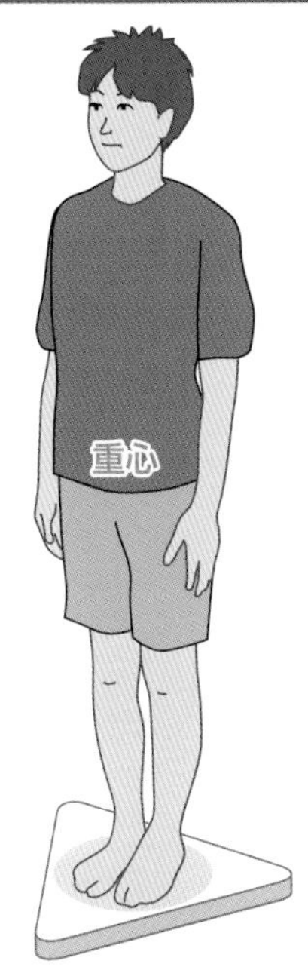

重心の揺れ

人間の重心は常に動揺していて、倒れないように微調整されている。

膝が曲がると楽に直立姿勢が取れない

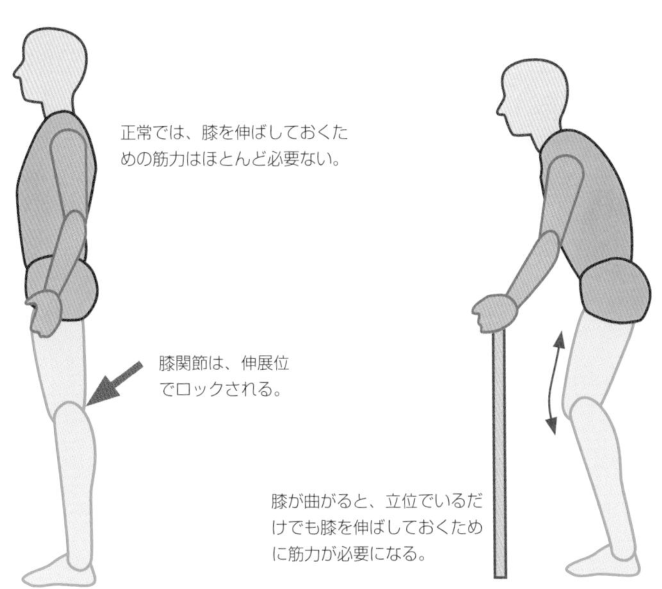

正常では、膝を伸ばしておくための筋力はほとんど必要ない。

膝関節は、伸展位でロックされる。

膝が曲がると、立位でいるだけでも膝を伸ばしておくために筋力が必要になる。

歩行のメカニズム（下肢）

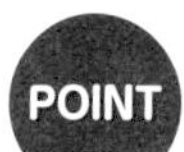

- 歩行は人間にとって最も基本的な移動方法である。
- 片足の着地から、再び同側の足が着くまでを歩行周期という。
- 歩行周期はどの足で支持しているかで４期に分けられる。

両下肢を交互に振り出す歩行運動

動物が自力で違う場所に行くことを**移動**（**ロコモーション**）といいます。そして、人間にとって最も基本的な移動方法が**歩行**です。人間の歩行は、両下肢を交互に出すというパターンが繰り返されるもので、特に意識されることなく自動化されています。健常者では、個性はあるものの、誰でも同様の歩行パターンを示します。歩行の動作は特別な訓練を行なうことなく習得できます。１歳前後で立位が可能になり、よちよち歩きから、３歳くらいでほぼ成人と同じような歩行ができるようになります。

歩行周期（歩行サイクル）と運動

１歩とは、片足が床に着いてから、反対の足が着くまでのことで、その距離を**歩幅**（ほはば）といいます。また、歩行時の左右の踵（かかと）の間の幅を**歩隔**（ほかく）といい、片足が着いてから、反対の足が着き、さらに最初の足が着くまでを**歩行周期**（**歩行サイクル**）といいます。歩行は、常にどちらかの足が床に着いている運動で、両足が着いている瞬間もあります。その様子から歩行周期は、図のように**両足支持期**と右または左の**片足支持期**の４期に分けることができます。また足が着地する様子は、**踵（かかと）を着く**、**足底全体が着く**、**踵が離れる**、**つま先が離れる**という動作に分解できます。

歩行中､重心は上下にも左右にも移動します。上下では、片足支持期の途中で最も高くなり、両足支持期に最も低くなります。また左右では、重心は着地している足の方に移動し、両足支持期に中心を通過します。

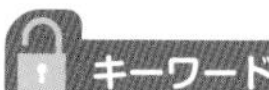

ロコモーション
移動のこと。locomotionには、運動やその動力、移動､運転などの意味がある。

歩幅
成人男性の歩幅は約65cm、女性の歩幅は約55cmである。歩幅は加齢とともに短くなる。

歩行周期（歩行サイクル）と重心の移動

歩行周期とは、片足が着いてから、反対の足が着き、再びもとの足が着くまでのこと。両足支持期と、右または左片足支持期の４期に分けられる。

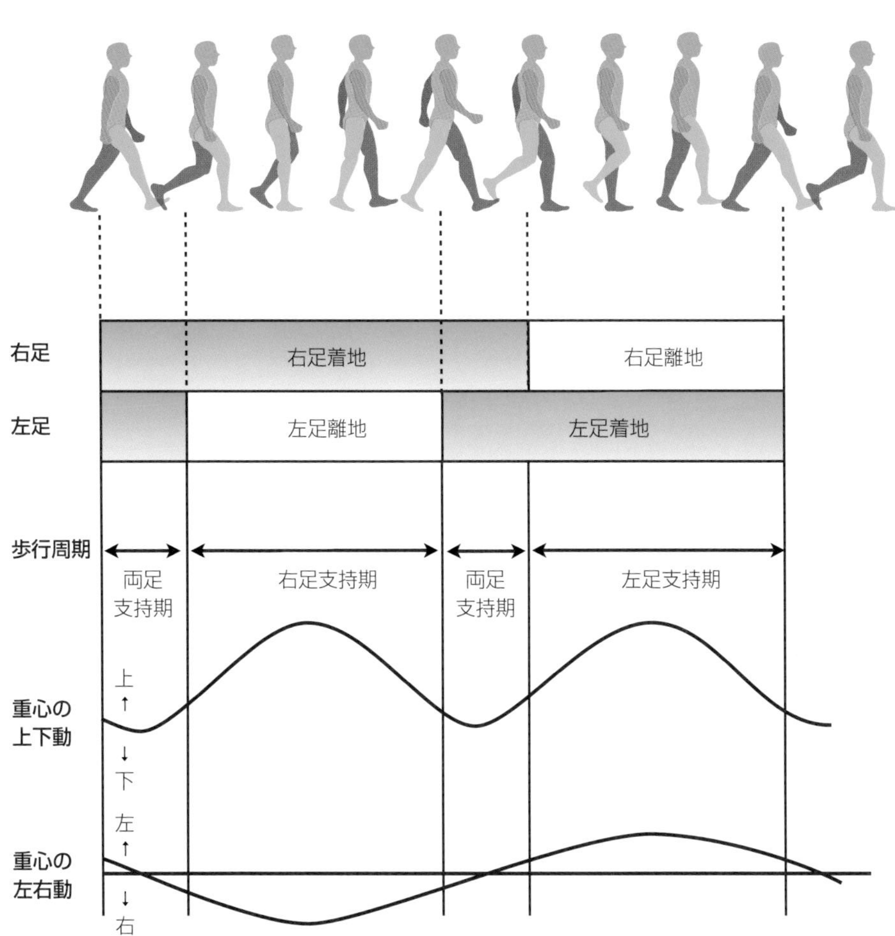

COLUMN

ロコモティブシンドローム

加齢や疾患などによって運動器に問題が生じ、歩行や日常生活が困難になり、要介護状態になったりその危険性が高い状態のこと。略称はロコモ。詳細は P.62 を参照。

姿勢と動作

歩行と筋

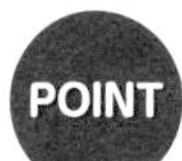

POINT

- 歩行はエネルギー消費量が小さい運動である。
- 筋は、主に姿勢の維持のために動員されている。
- 使われる筋は、立脚相、遊脚相、着地直前で異なる。

歩行とエネルギー消費

歩行はエネルギー消費量が小さいため、人間は長時間歩き続けることができます。

特に普通のスピードで歩く場合は、消費エネルギーの多くが立位を保つことに使われており、前に進むことに使われるエネルギーはそれほど多くありません。それは**歩行時の下肢の運動が振り子の運動**だからです。下肢が後ろに振り上げられると**位置エネルギー**が生まれ、そのエネルギーが下肢を振り子のように前方に振り出します。そのため、下肢を後方から前方に動かす力はあまり必要ありません。

歩行時に働く筋

片足を着地して体を支えているとき（**立脚相**（りっきゃくそう））は、骨盤を支える**中殿筋**（ちゅうでんきん）、膝関節を伸展させる**大腿四頭筋**、足関節を伸展（底屈）させる**下腿三頭筋**、足指を屈曲（底屈）させる**長趾屈筋**（ちょうしくっきん）などが働いています。下肢が地面を離れているとき（**遊脚相**（ゆうきゃくそう））は、膝関節を屈曲させる**ハムストリング**、股関節を屈曲させる**腸腰筋**などが働きます。さらに前方で下肢を着地する瞬間には、下肢を内転させる**大内転筋**（だいないてんきん）、膝関節を伸展させる**大腿四頭筋**、足関節を屈曲（背屈）させる**前脛骨筋**などが働きます。

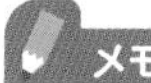

試験に出る語句

立脚相と遊脚相
歩行時の片足の様子で、着地して体を支えているときを立脚相、離地して下肢を前方に振り出しているときを遊脚相という。

メモ

ハムストリング
大腿の後面にあり、主に膝関節を屈曲する作用がある筋の総称。大腿二頭筋、半腱様筋、半膜様筋のこと。

COLUMN 歩行に異常をきたす要因

歩行障害の要因には、下肢長の左右差、下肢の麻痺や拘縮、変形、筋力低下、関節の不安定性、運動神経障害、疼痛（とうつう）などのほか、パーキンソン病や正常圧水頭症などがあります。

歩行時の下肢の動きは振り子運動

振り子運動とは、１点でつるされた振り子が行ったり来たりする運動のこと。位置エネルギーが運動エネルギーに変換されるため、空気抵抗などがなければ永遠に振れ続ける。

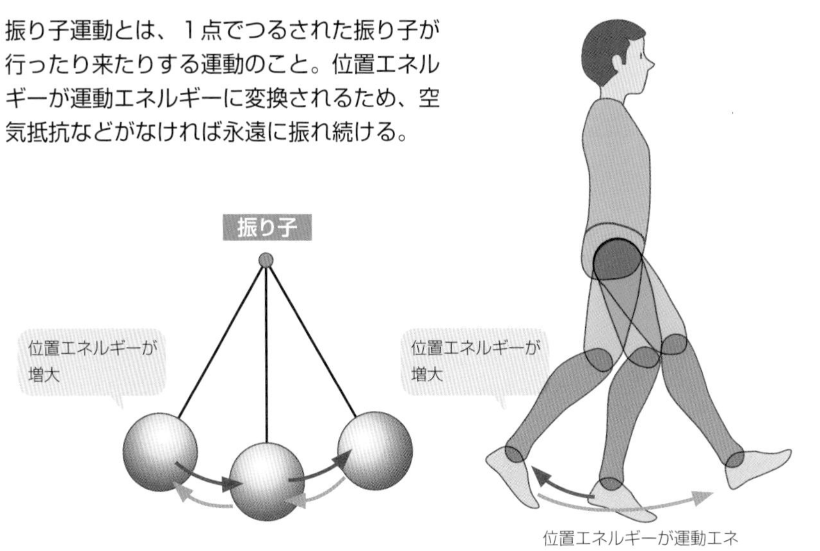

歩行時の下肢の動きと筋

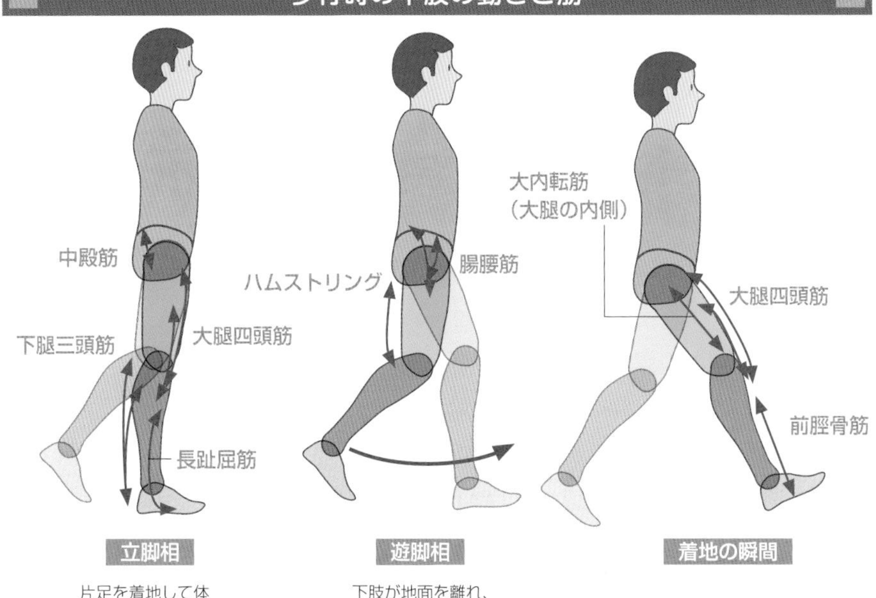

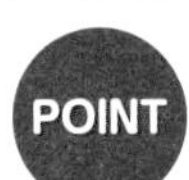

姿勢と動作 走行動作のメカニズム

POINT
●走行動作では、両足が同時に着地している瞬間はなく、両足ともに着地していない瞬間がある。
●走行動作は支持相と非支持相とに分けられる。

走行動作の特徴

走行は、下肢を交互に動かしながら前進する移動方法で、歩行を速くしたようなものです。しかし走行は、両足とも地面に着いている瞬間はなく、両足とも地面に着いていない瞬間があるという点で、歩行とは異なります。また、一般に走行は、歩行よりスピードが速くなります。

走行動作には、どちらかの足が地面に着いている瞬間の支持相（しじそう）と、両足が地面から離れている瞬間の非支持相（飛翔期ともいう）があります。支持相は、足で地面を蹴って推進力を生む局面なので、駆動相（くどうそう）ともいいます。支持相と非支持相とが占める割合は、おおよそ50％ずつですが、走行の速度が速くなると支持相の割合は少なくなります。

走行動作の分解

前方に振り出した足のつま先（多くは小趾球）が地面に着きます（次頁上図❶）。これが支持相の始まりです。続いて足底全体が地面に着きます（次頁上図❷）が、踵が浮いたままの人もいます。この間、反対側の下肢は、股関節、膝関節ともに屈曲し、後方から引きつけ、前方に振り出していきます。次に、着地している方の足を後方に蹴り出し（次頁上図❸）、後方の足が地面を離れると、両足が地面から離れる非支持相となります（次頁上図❹）。そして、この間に前方に振り出した方の足が地面に着くと、次の支持相になります（次頁上図❺）。

また、上肢は下肢の左右の動作と相反して前後に振り、骨盤の回旋を相殺してバランスを保ちます。

試験に出る語句

支持相
走行動作において、片足が地面に着いている瞬間。この相でスピードを生み出すので、駆動相ともいう。

非支持相
走行動作において、両足が地面から離れている瞬間。飛翔期ともいう。

キーワード

上肢の振り
走行中、上肢では肘関節は90°程度屈曲し、前腕は中間位か軽度回内し、手指は軽く握って前後に振る。走る速度が速くなると、特に後方に振る幅が大きくなる。

メモ

体幹の傾き
走行中、加速しているときは体幹は軽度に前傾する。長距離走などで、加速せず、速度が維持されている状況では、体幹はほぼ垂直に保たれる。

走行動作

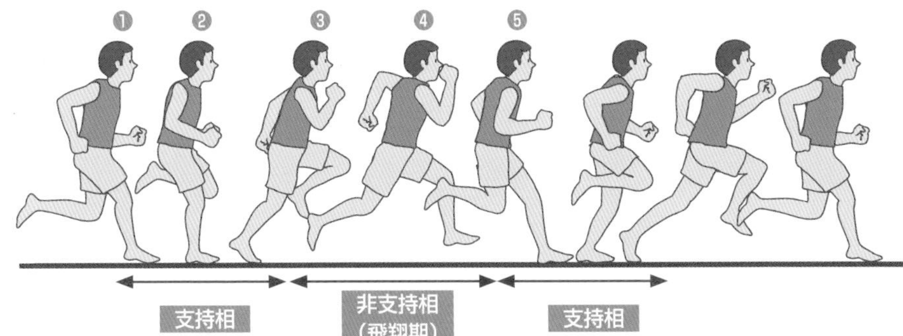

走る速度による動作の違い

速度が速くなるにつれて、支持相の割合が少なくなる。

低速（3.27m/s）

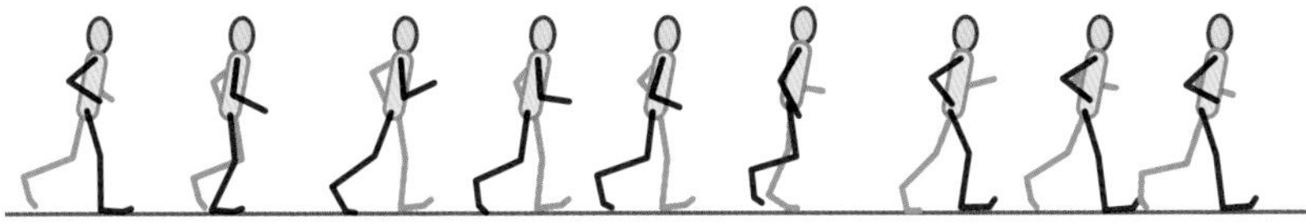

中速（6.27m/s）

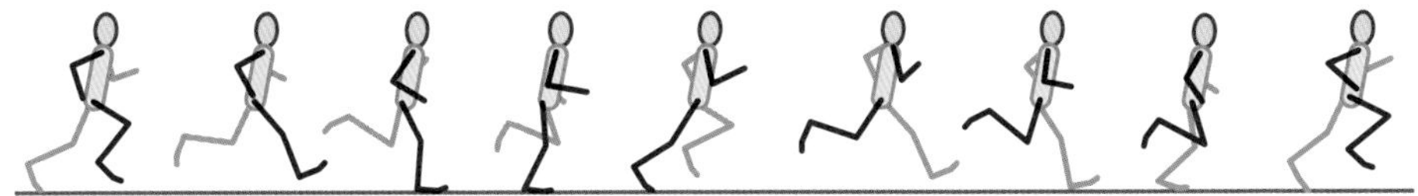

高速（9.68m/s）

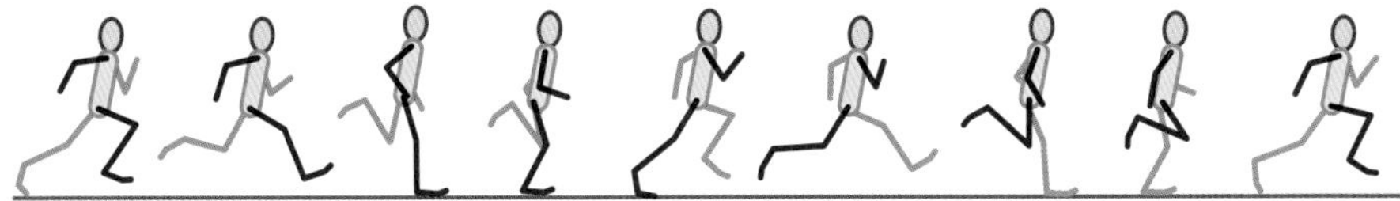

走行時の関節や筋の作用

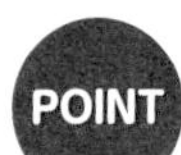

- 足を着地するときは、関節の角度を保つ必要がある。
- 足を後方に蹴るときは大殿筋や下腿三頭筋が働く。
- 足を着地する直前から各筋肉は準備に入る。

足を着地するとき

走行動作において足が着地する瞬間は、その足に全体重がかかるため、その衝撃を各関節で吸収するとともに、重さに負けて過度に曲がってしまわないように支える必要があります。特に膝関節は軽度屈曲した角度をしっかり保つ必要があるので、着地の瞬間は**大腿四頭筋**（だいたいしとうきん）の**外側広筋**（がいそくこうきん）が強く働いています。

足の着地から後方に蹴り出すまで

走行動作では、**着地した足を後方に蹴り出す**ことで**推進力**を生み出しています。この過程で**股関節**は、主に**大殿筋**（だいでんきん）の作用によって伸展していきます。膝関節は軽度屈曲位のままで維持されますが、それには大腿前面の**大腿四頭筋**、大腿後面の**ハムストリング**がともに働きます。足関節は、足が着地してから体が前方に移動するに従って屈曲（背屈）していき、最後に後方に蹴り出すときに、強く伸展（底屈）します。最後に足関節を伸展（底屈）するのは、**下腿三頭筋**（かたいさんとうきん）の作用です。

下肢を前方に振り出すとき

後方に蹴り出した下肢を前方に引きつけ始める過程では、**腸腰筋**（ちょうようきん）と**大腿四頭筋**の**大腿直筋**（だいたいちょっきん）が股関節を屈曲させます。下肢を前方に振り出す過程では、次の着地の瞬間に備えて、股関節では**大殿筋**と**大腿二頭筋**が、膝関節では**大腿四頭筋の外側広筋**と**大腿二頭筋**が働きます。また、**前脛骨筋**（ぜんけいこつきん）が足関節を屈曲（背屈）させます。

試験に出る語句

腸腰筋
脊椎（主に腰椎）から起始する大腰筋と、腸骨から起始する腸骨筋の総称で、ともに合流して大腿骨内側の小転子につく。大腿骨を上方に引き、股関節を屈曲させる。

キーワード

推進力
走行における推進力は、着地している方の下肢を前方から後方に送ることと、最後に地面を後方に蹴ることで生まれる。

メモ

拮抗筋の働き
ある屈筋が収縮して関節が屈曲するとき、拮抗筋である伸筋は、関節を支え、屈曲の速度を調節するため、長さを伸ばしながら収縮する。

走行動作と筋（下肢）

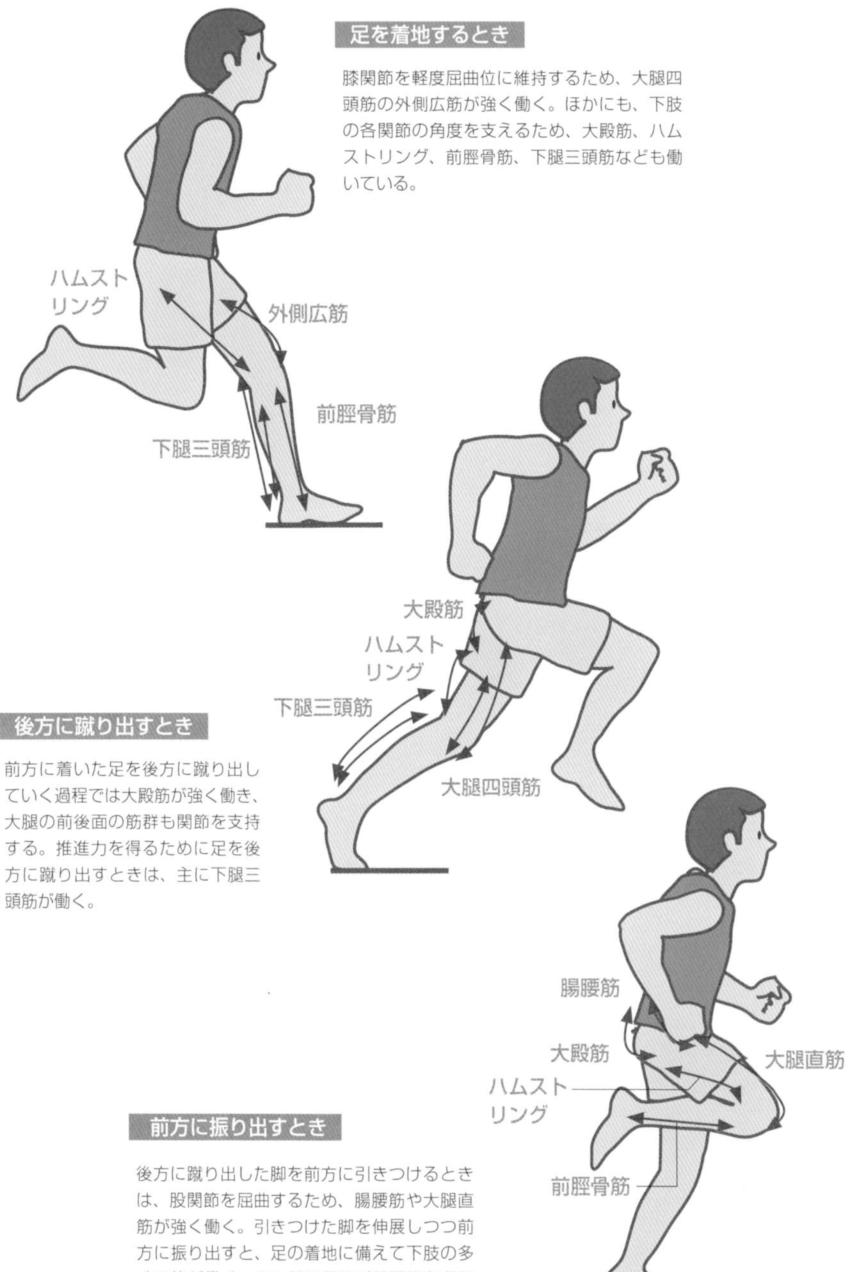

足を着地するとき

膝関節を軽度屈曲位に維持するため、大腿四頭筋の外側広筋が強く働く。ほかにも、下肢の各関節の角度を支えるため、大殿筋、ハムストリング、前脛骨筋、下腿三頭筋なども働いている。

後方に蹴り出すとき

前方に着いた足を後方に蹴り出していく過程では大殿筋が強く働き、大腿の前後面の筋群も関節を支持する。推進力を得るために足を後方に蹴り出すときは、主に下腿三頭筋が働く。

前方に振り出すとき

後方に蹴り出した脚を前方に引きつけるときは、股関節を屈曲するため、腸腰筋や大腿直筋が強く働く。引きつけた脚を伸展しつつ前方に振り出すと、足の着地に備えて下肢の多くの筋が働く。また前脛骨筋が足関節を背屈する。

姿勢と動作

走行速度にかかわる要素

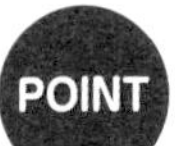

●走行スピードはストライドとピッチで決まる。
●前方で足を着地してから後方に足を蹴り出すまでの間、膝関節は軽度屈曲位のままの方が速く走れる。

ストライドの長さが重要

走るスピードは、ストライド（1歩の距離）とピッチ（1秒間の歩数）で決まります。しかし実際は、走る速さは主にストライドの長さに依存しています。走るスピードは成長とともに向上しますが、ピッチは幼児期に走れるようになってからはほとんど変化しないのに対し、ストライドは身長の伸びや筋力の増大とともに長くなります。また、13歳ごろからは、筋力が強く、身長も大きくなる男子の方がストライドが伸び、走るスピードも速くなります。

フォームとスピード

後ろに蹴り出した足を前方に振り出すときの動作について、以前は膝関節を深く屈曲して足を大腿に引きつけ、大腿を高く引き上げて“もも上げ”をする方が速く走れると言われていました。しかし近年、足の引きつけやもも上げとスピードには相関関係がないことが分かってきました。

また、前方で足を着地してから後ろへ蹴り出すとき、膝関節は軽度屈曲したままの方が速く走れます。膝関節を伸展すると、股関節の伸展で得られる移動距離が打ち消されてしまいます（次頁下図）。同時に重心の上下運動も大きくなり、前方への推進力が減衰することになります。

試験に出る語句

ストライド
1歩で進む距離。走るスピードを左右する要素。

ピッチ
1秒間の歩数。一般的には4歩 / 秒程度で、幼児期からあまり増加しない。

キーワード

スピード
走るスピードはおもにストライドの長さに依存するが、速い選手では、ストライドが長いだけでなく、ピッチも多い。

メモ

ランナー膝
ランナーに起こる膝の痛みの総称で、腸脛靭帯炎、膝蓋腱炎などによるもの。

オスグッド・シュラッター病
スポーツをしている成長期の子どもに多い。脛骨前面につく腱がくり返し引っ張られることで炎症が起き、この部分が出っ張って痛むことがある。

COLUMN

ランニング障害

走行は特に膝関節や下腿、足関節に負担がかかるので、ランナー膝、オスグッド·シュラッター病、疲労骨折など痛みを主症状とするランニング障害につながることもあります。

疾走能力の発達

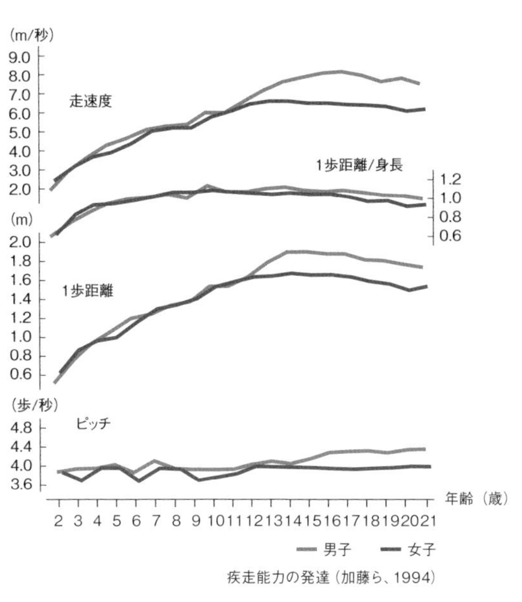

疾走能力の発達（加藤ら、1994）

走速度（一番上の曲線）の向上は、1 歩距離（ストライド・上から三番目の曲線）の伸びに比例する。1 歩距離は 6 歳ごろを過ぎると身長との比（上から二番目の曲線）が一定になる。つまり 1 歩距離は身長とともに伸びる。ピッチ(一番下の曲線）は年齢によって大きな変化はない。

フォームとスピード

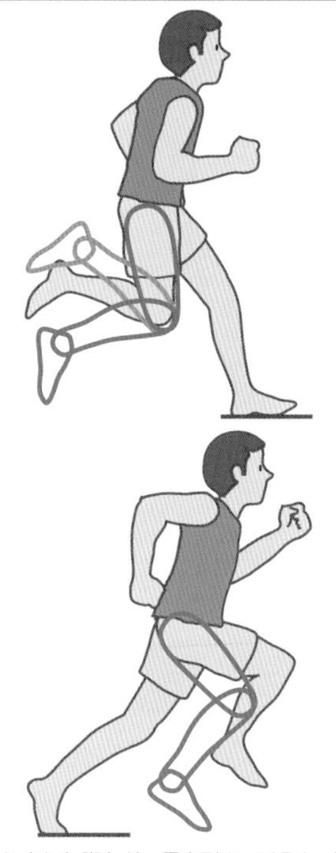

後方に蹴り出した脚をどの程度引きつけるか（上図）や、前方に振り出す脚をどの程度“もも上げ”するか（下図）は、走るスピードとは相関関係がないことが分かってきた。

膝関節が軽度屈曲位の方が良い理由

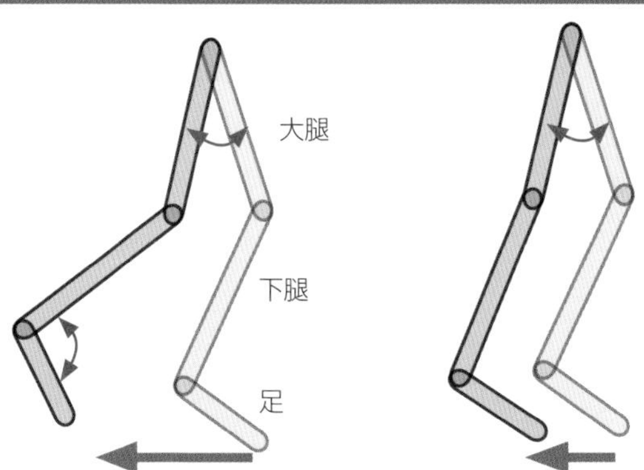

スタートの肢位から足関節の角度を維持したまま、大腿を同じ角度だけ動かした場合、膝関節を曲げたまま（左）の方が、膝関節を伸ばす（右）よりも、足の移動距離が長い。

跳ぶ動作（垂直跳び）

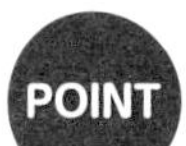

- 跳ぶためには重力に勝る上向きの力が必要である。
- 下肢を屈曲し、反動をつけた方が高く跳べる。
- 上肢の振り上げを利用した方が高く跳べる。

下肢と上肢で反動をつけて跳び上がる

垂直に跳び上がるためには、重力によって体に下向きにかかっている力を上回るだけの上向きの力が発揮される必要があります。その推進力は、下肢が地面を蹴ることで得られます。

直立姿勢から足関節を伸展（底屈）する力だけで跳び上がるのは困難ですが、跳び上がる前に軽くしゃがみ込み、反動をつけると高く跳び上がることができます。まず直立した姿勢から股関節、膝関節、足関節を屈曲させ、次にこれらの関節を一気に伸展させて跳び上がります。空中では、股関節、膝関節、足関節は自然に伸展した状態となり、着地時はそれらの関節が屈曲し、着地の衝撃を吸収します。

また、上肢を体の側面に付けたままで跳ぶより、跳び上がるタイミングに合わせて上肢を上方に振り上げた方がより高く跳ぶことができます。跳ぶ前にしゃがみ込むときに肩関節を軽度に伸展（後方挙上）しておき、下肢を伸展して跳び上がるのと同時に、肩関節を一気に屈曲（前方挙上）して、体を引っ張り上げるようにします。

跳び上がった後の空中での姿勢や動作は、跳ぶ高さに影響を及ぼすことはありません。

ホッピングの動作

その場で軽いジャンプを繰り返すホッピングでは、主に足関節と、膝関節や股関節が柔らかく屈伸し、跳躍の力を発揮しつつ衝撃を吸収します。この動作では、筋と腱のバネのような作用が重要です（P.168参照）。

試験に出る語句

反動
運動の前に、逆の方向への運動を起こすこと。跳躍のための筋にバネのような効果を与える。

キーワード

垂直跳び
その場でできるだけ高く跳び上がること。体力測定の種目になっている。

メモ

空中での動作
跳ぶ高さや方向は跳び上がるときの力のベクトルで決まるので、空中でどんな動作をしても、跳躍の高さには影響を及ぼさない。

跳ぶ動作

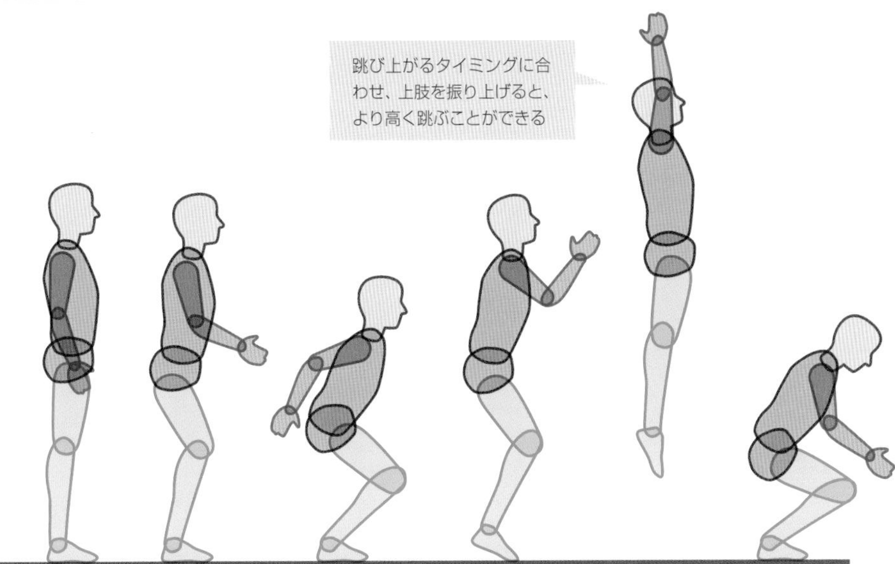
跳び上がるタイミングに合わせ、上肢を振り上げると、より高く跳ぶことができる

まず軽くしゃがみ込んでから、上肢の振りも利用して真上に跳ぶ。着地では下肢の各関節を柔らかく屈曲して、衝撃をやわらげる。

しゃがみ込みや上肢の振りがないと…

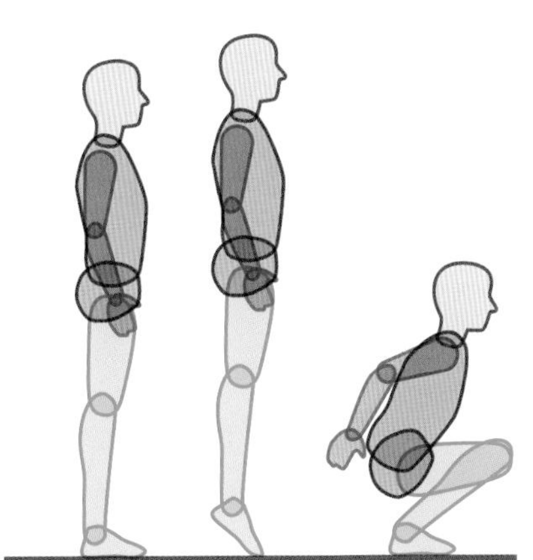

足関節の伸展（底屈）だけではわずかしか跳び上がれない。しゃがみ込んでから跳べば、股関節と膝関節を伸展する筋の力も動員され、上方向への力が大きくなる。ただし、あまり深くしゃがみ込んでしまうと、下肢の伸筋の力が十分に発揮されなくなる。

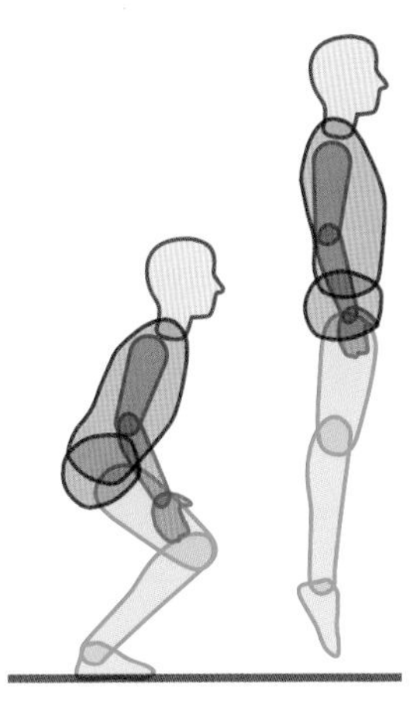

上肢の振りを使わないと、反動をうまく利用できない。

姿勢と動作

垂直跳びと筋

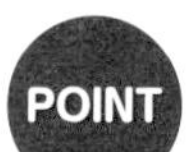

- 股関節、膝関節、足関節の伸筋群を使って地面を蹴る。
- 反動の力は、伸びた筋がバネのように縮むことで得られる。
- 反動の力には、筋の伸張反射が関係している。

地面を蹴る力を発揮する筋

跳び上がるために働く筋は、股関節、膝関節、足関節を伸展させる筋です。股関節は主に大殿筋が、膝関節は大腿四頭筋が、足関節は下腿三頭筋が伸展を行ないます。また、大腿後面のハムストリング（大腿二頭筋、半膜様筋（はんまくようきん）、半腱様筋（はんけんようきん））は、いずれも股関節と膝関節をまたいでつく二関節筋で、股関節の伸展にもかかわっています。

反動のメカニズム

高く跳び上がる前に反動をつけるためにしゃがみ込みますが、このとき、跳び上がるために働く筋は一度引き伸ばされます。筋と腱は、筋腱複合体（きんけんふくごうたい）と呼ばれる１つのユニットとして、よく伸び縮みするバネに例えることができます。しゃがむことで筋と腱が伸ばされると、バネが伸ばされたときと同じように、そこに縮もうとする力が蓄えられます。そして次の瞬間、筋が収縮に転じると、“伸びたバネ”が一気に縮み、筋の収縮力に加算されます。これが反動の効果です。ただしこの作用は、「伸びる」から「縮む」に瞬間的に切り替えられなければ効果的に働きません。

小さいジャンプを反復するホッピング運動では、着地するたびに下腿三頭筋が伸ばされ、そこに蓄えられた、縮もうとする力が、次に跳び上がる力に使われるということを繰り返しています。

また筋は、急に伸ばされると伸張反射（しんちょうはんしゃ）が起きて縮もうとする性質を持ちます。この伸張反射も、反動のしくみと関係があると考えられます。

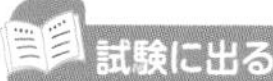

試験に出る語句

筋腱複合体
伸縮性に富む筋組織に対して、腱はほとんど伸縮しない。しかし腱は筋につながっていて、全体として張力を発揮するため、これを１つのユニットとして筋腱複合体と呼ぶ。

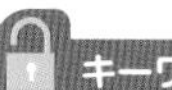

キーワード

二関節筋
２つの関節をまたいでつく筋のこと。大腿四頭筋の大腿直筋、縫工筋なども二関節筋である。

伸張反射
筋が急に伸ばされると、筋の中にある筋紡錘というセンサーがそれをキャッチし、その情報が伝えられた脊髄で反射が起き、筋を収縮させる。筋が伸ばされ過ぎて切れるのを防ぐためのものと考えられている。

メモ

垂直跳びの記録
成人の場合、男性で 55 ～ 65cm、女性で 40 ～ 50cm が標準とされる。

跳ぶ動作と筋

跳ぶ動作には、股関節と膝関節、そして足関節を伸展する、以下の筋が作用する。

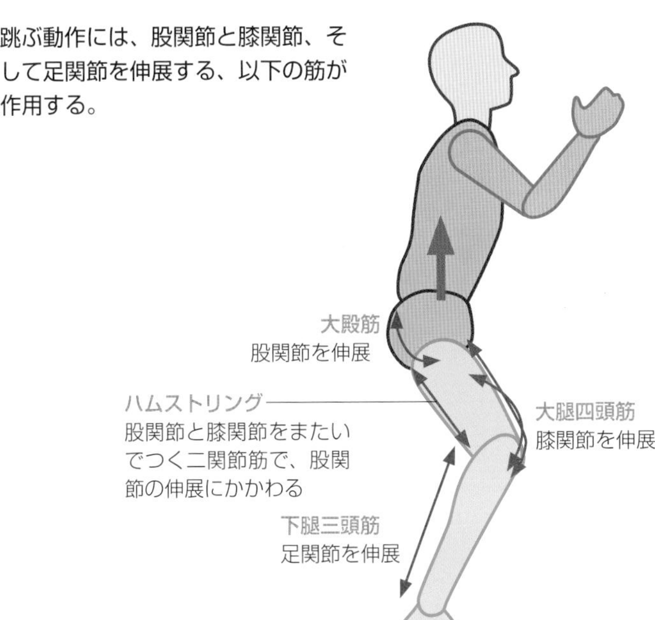
大殿筋
股関節を伸展
ハムストリング
股関節と膝関節をまたいでつく二関節筋で、股関節の伸展にかかわる
大腿四頭筋
膝関節を伸展
下腿三頭筋
足関節を伸展

ホッピング運動と反動の原理

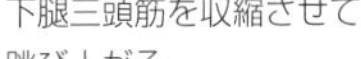
下腿三頭筋を収縮させて
跳び上がる

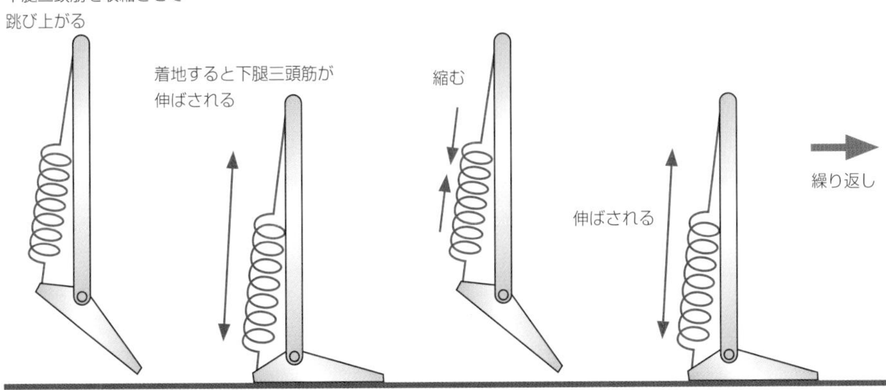
着地すると下腿三頭筋が
伸ばされる
縮む
伸ばされる
繰り返し
下腿三頭筋に縮もうとする力が蓄えられる。
下腿三頭筋の収縮に、先に蓄えられた縮もうとする力が加算される。

遠くに跳ぶ動作

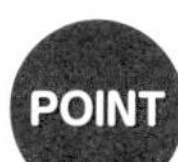

●立ち幅跳びは、垂直跳びに前方への力を加えたものである。
●走り幅跳びは、助走をつけ、片足で踏み切る運動である。
●走り幅跳びの記録は、跳び出す初速と跳躍角で決まる。

立ち幅跳びの動作

立ち幅跳びとは、直立姿勢から、前方にできるだけ遠くに跳ぶ動作のことです。跳ぶときは、垂直跳びと同様、反動を利用します。まず直立姿勢から下肢の各関節を屈曲させて軽くしゃがみつつ、上肢を大きく後方に引きます。次に体幹を前傾しながら、上肢を下後方から前上方へと振り上げつつ、両足同時に股関節、膝関節、足関節を伸展させ、地面を下後方に向けて強く蹴って跳びます。

跳び出す瞬間、全身が伸展した姿勢となります。空中では、股関節を屈曲させて大腿を前方に引き、さらに膝関節を伸展させて足を前方に出します。着地は両足同時で、下肢の各関節を十分に屈曲させて着地の衝撃を吸収します。

走り幅跳びの動作

走り幅跳びは、跳び出すときの水平方向への初速を増すために助走をつけ、片足で踏み切って跳ぶ運動です。

助走では、十分なスピードを得ることと、減速させずに踏み切りラインに歩幅を合わせることが重要になります。踏み切りの直前には、跳躍に備えて重心を下げつつ、上半身を真っすぐに伸ばして足裏全体で踏切板を素早く力強くたたくと、水平方向へのスピードにブレーキがかかり、その反力が跳ぶ力に変換されます。跳び出す角度（跳躍角（ちょうやくかく））は、一流選手では15～25°と言われています。空中では、着地点をできるだけ遠くにするため、上肢は後方から上、前方へと回転させ、体は一度反った後、強く屈曲し、下肢を前方に送り出し、両足同時に着地します。

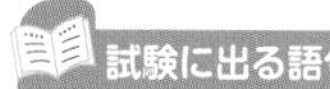

跳躍角
走り幅跳びで跳び出す瞬間の角度。角度が大き過ぎると水平方向への速度が低下し、角度が小さ過ぎると早く着地してしまう。

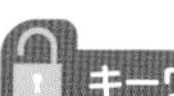

空中での動作
跳躍運動においては、空中でどんな動作をしても重心の軌跡は変わらない。空中での動作は、着地の準備のためにある。

走り幅跳びの記録
走り幅跳びの記録は、跳び出す瞬間の初速と跳躍角で決まるが、特に初速と高い相関関係がある。その初速は、助走のスピードや、直前に体を起こすタイミングなどが関係する。

立ち幅跳びの動作

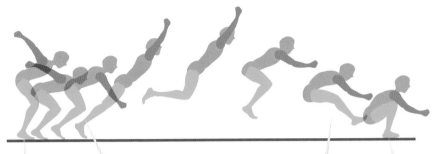

下肢の反動と、上肢の振り上げを利用する。

前方斜め上方向に跳び出す。

下肢を前方に出す。

両足で着地する。

走り幅跳びの動作（踏み切りから）

踏み切り前に重心を下げ、上体を起こす。

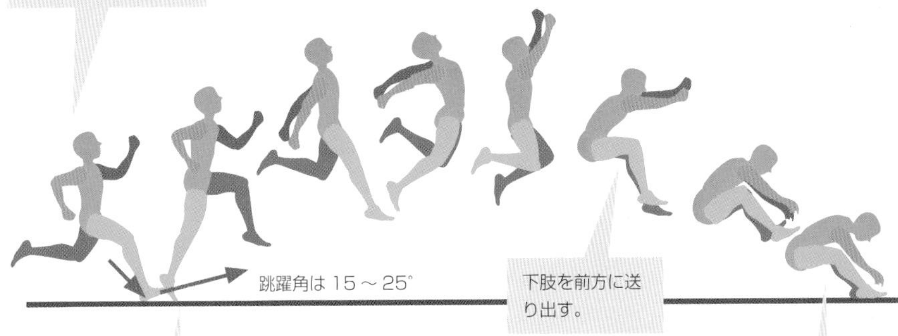

踏み切るときに助走にブレーキがかかり、その反力が跳躍力に変換される。

両足で着地する。

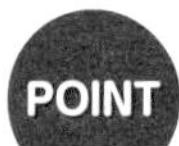

姿勢と動作 走り幅跳びの動作と筋

POINT
- 踏み切り前の歩幅の調節は、助走が減速する要因になる。
- 踏み切る瞬間、伸筋群が下肢を強く伸展する。
- 空中では、着地に向けて腹筋群などが体幹を屈曲する。

助走の速度

助走の速度は、跳び上がる瞬間の初速に影響するため、できるだけ減速しないことが望ましいと言えます。助走の前半は減速する要因は特にありませんが、踏み切りライン近くでは、跳ぶための準備として、膝関節などを少し屈曲させて重心を下げ上半身を真っすぐに伸ばすため、やや減速します。また踏み切りラインに近づいたときに、踏み切りの足が合わないと感じると、最後の何歩かで歩幅を調節することになり、助走を減速させる大きな要因となります。

踏み切りの瞬間に働く筋

走り幅跳びでは、垂直跳びや立ち幅跳びのように、反動をつけるために下肢を大きく屈曲することはありません。踏み切りの瞬間は、軽度屈曲位（けいどくっきょくい）にある下肢の各関節を、大腿四頭筋や下腿三頭筋などの伸筋群が伸展させて跳び上がります。また、その瞬間は地面から大きな反力が作用するため、伸筋群、屈筋群ともに強く働いて各関節を支えます。

また、腸腰筋や大腿四頭筋の大腿直筋などによって反対側の下肢を後方から前方に勢いよく振り上げることで、体を引き上げます。

空中動作

空中での動作で重要なのは、一度反った体を腹筋群や腸腰筋などによって強く屈曲し、下肢を前方に送り出すことです。また上肢は、広背筋などによって上から前方に振り下ろし、体の屈曲を助けます。

試験に出る語句

助走
走り幅跳びでは、跳び上がる初速をつけるため踏み切りの位置まで走ること。踏み切り板に歩幅が合うように走ることも大切である。

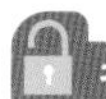
キーワード

反力
体重にかかる重力や、足を強く地面に着いたときに、地面から体に向かって働く力。

メモ

空中動作
走り幅跳びの空中での動作には、本書で挙げた動作のほか、手足を走行の動作のように動かし続けるものなどがあり、自分に合った動作を探すことが大切とされている。

助走が減速する要因

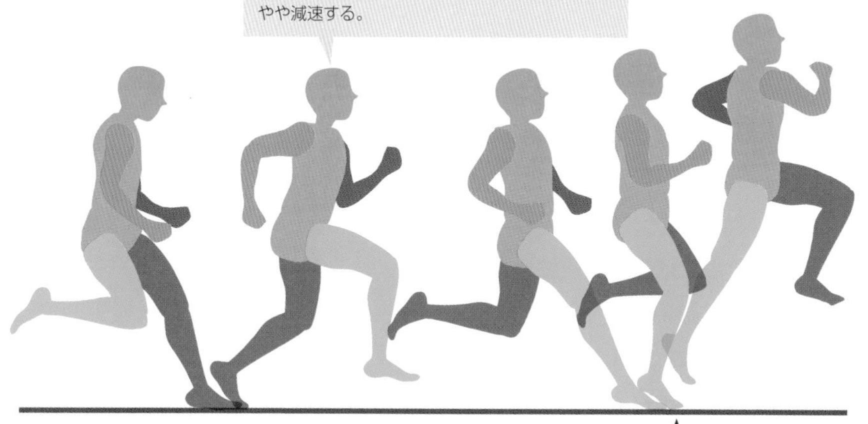
踏み切り前に重心を下げ、上体を起こすので、やや減速する。
踏み切り位置
踏み切りが合わないと判断すると、歩幅を合わせるため、助走が減速する。

踏み切りの瞬間に働く筋

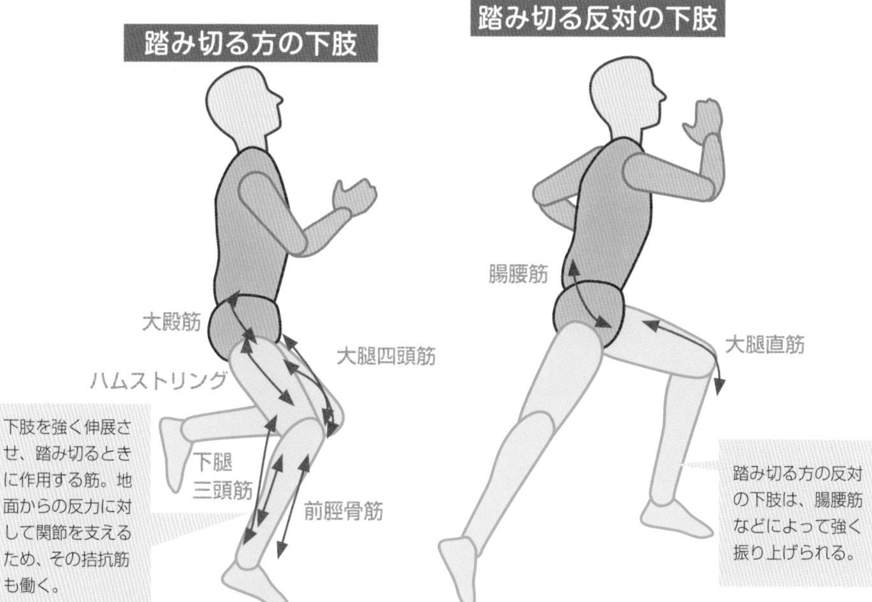

踏み切る方の下肢
踏み切る反対の下肢

下肢を強く伸展させ、踏み切るときに作用する筋。地面からの反力に対して関節を支えるため、その拮抗筋も働く。

ボール投げの動作

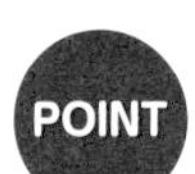

- ●投げるとは、手に持った物を遠くに放ること。
- ●投げる物や種目によって投げる動作は異なる。
- ●重心の前方移動、上肢の振り、上体の回旋が重要。

投げる動作とスポーツ

投げるという動作（投動作）は、手に持った物を遠くに放ることです。投げる動作を行なうスポーツには、野球やソフトボール、ハンドボール、やり投げ、砲丸投げ、円盤投げなどがあります。ただし、野球という種目でも投手と野手とでは動作が違い、砲丸投げ、円盤投げなどの動作もそれぞれ大きく異なります。最も一般的なのは、文部科学省の体力テスト（小学生）のソフトボール投げのような投動作です。ここではその動作について分析します。

ボールを投げる動作の分解

右投げの場合、下記の❶～❺までの動作で行なわれます（次頁下図参照）。まず、❶体の左側を投げる方向に向けて横向きに立つ、❷右下肢上に重心を置いて左下肢を上げる、❸左足を投げる方向に出して重心を移動させつつ、両上肢を開く、❹ボールを持った右手を、手掌を前に向けつつ、上肢を後方から上、前方へと振り出す（このとき体幹が左に回旋し、左足が投げる方向に向いて着地する）、❺後方から前方に振り出した右上肢をさらに前方に振り、高いところでボールを離し（リリース）、上肢を振り切る。

近くに投げるときは、これらの動作はゆったりとやや小さく行なわれます。ボールを遠くに、または速く投げようとするときは、腕の振りや重心の前方への移動がより速く、また踏み出す足もより遠くに着地させます。

なお、ボールを離すのが早過ぎるとボールは上方向へ放り出され、遅過ぎると地面にたたきつけられます。

試験に出る語句

投動作
投げる動作のこと。手に持った物を遠くに放るための動作。

キーワード

文部科学省の体力テスト
平成11年度から「新体力テスト」として実施されている。ボール投げのテストは、6～11歳はソフトボールで、12～19歳はハンドボールで行なわれる。

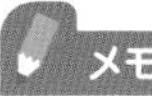

メモ

野球の投手の投動作
野球の投手の投動作は、オーバースロー、サイドスロー、アンダースローなどのフォームで大きく異なり、球種などによっても異なる。

投げる動作を行なうスポーツ

投げるという動作を行なうスポーツには、野球、ソフトボール、ハンドボール、バスケットボール、水球などボールを使うスポーツや、ハンマー投げ、やり投げ、砲丸投げ、円盤投げなどの投てき種目などがある。投げる動作は、投げる物や種目によって大きく異なる。

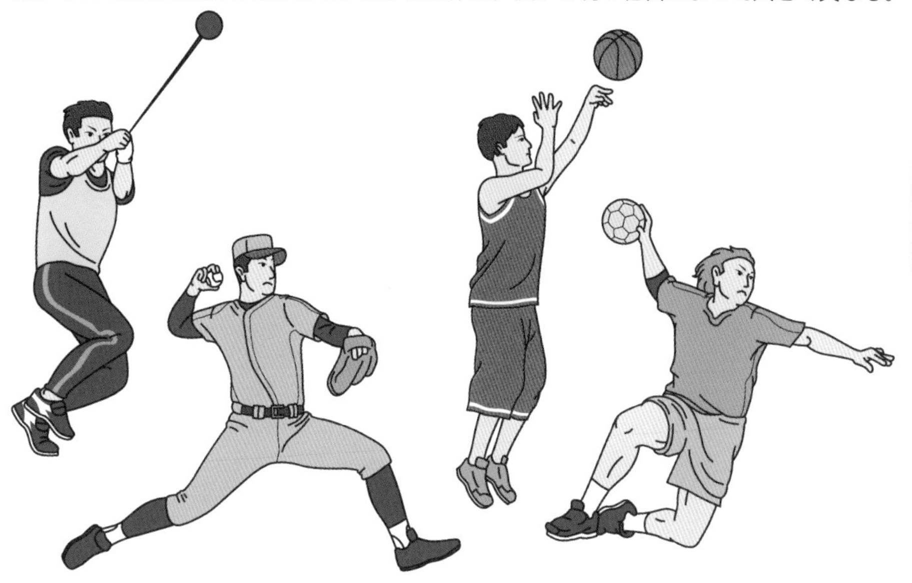

ボールを投げる動作

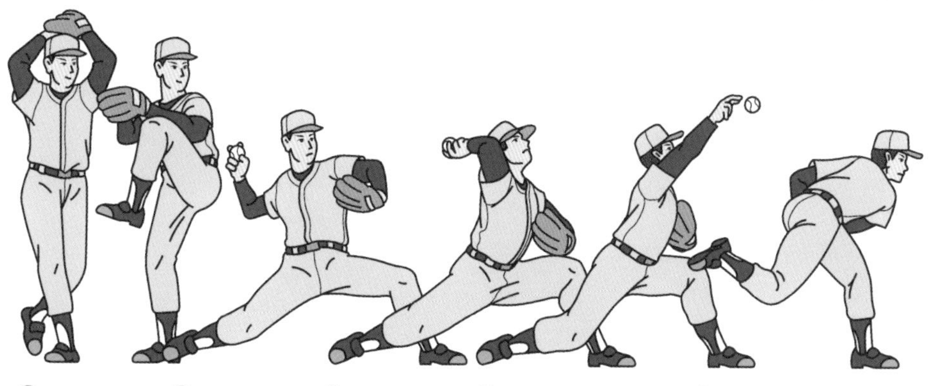

❶ 体の左側を投げる方向に向けて横向きに立つ。

❷ 右下肢に重心を置いて左下肢を上げる。

❸ 左足を投げる方向に出して重心を移動させつつ、両上肢を開く。

❹ ボールを持った右手を、手掌を前に向けつつ、上肢を後方から上、前方へと振り出す（このとき体幹が左に回旋し、左足が投げる方向に向いて着地する）。

❺ 後方から前方に振り出した右上肢をさらに前方に振り、高いところでボールを離し（リリース）、上肢を振り切る。

姿勢と動作

投動作と筋

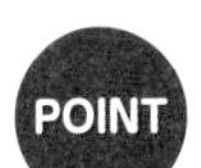

- 上肢は全体をしならせて先端部のスピードを上げる。
- 内・外腹斜筋の作用で体幹を回旋する。
- 大腿の内転筋などが踏み出す足の膝を保持する。

スピードと正確さ

投げるという動作において特に重要なのは、投げる物に与えるスピードとその方向です。それらを左右するのは、上肢の振り、上体の回旋、重心の移動といった動作を行なう筋の筋力と、各部の動作のタイミング、動作の正確さといった要素です。

上肢の運動と筋

投動作において上肢は、全体がしなることで先端の手部と手に持ったボールのスピードを上げます。一般的なオーバースローの場合、上肢を後方から上、前方へと振る際、肩関節では主に大胸筋や三角筋前部が働きます。上肢が上から前方へと向かうとき、肘関節は上腕三頭筋などによって伸展されます。そしてリリースの瞬間、手関節の屈曲筋である尺側および橈側手根屈筋や、手指の屈曲筋の浅指屈筋、深指屈筋などが働き、スナップを利かせるのです。

体幹と下肢の運動と筋

上肢を後方から前方へと振り出すときに体幹を回旋するには、右投げの場合（体幹は左回旋する）、主に左の内腹斜筋と右の外腹斜筋が働きます。また腹直筋も体幹の屈曲または前傾の維持に働きます。下肢の筋は、全身の体重や重心の変化を支えるため、どの筋も働きますが、特に前方に踏み出す膝の角度を維持するとともに、膝が外側に流れないようにすることが大切で、ハムストリングや大腿四頭筋、大腿の内転筋群などの作用が重要です。

試験に出る語句

オーバースロー
物を投げる方の手が肩の位置よりも高いところから振り下ろされるフォーム。

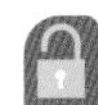

キーワード

大腿の内転筋群
股関節で大腿を内転する筋には、大内転筋、長内転筋、短内転筋がある。

リリース
投げる動作で、手に持った物を手放す瞬間。

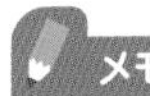

メモ

投動作の発達
2歳ごろにおもちゃなどを投げるときは、直立姿勢で手だけで投げる。4～6歳のころには、片足を出して体をやや前傾して投げるようになり、小学生になると上体の回旋や重心の移動を使って投げられるようになる。

オーバースローの動作と筋

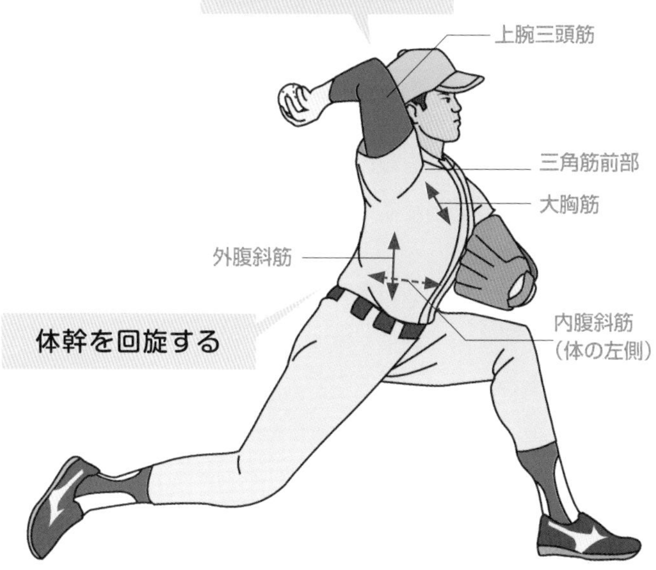
上肢を前方に振る
上腕三頭筋
三角筋前部
大胸筋
外腹斜筋
体幹を回旋する
内腹斜筋
（体の左側）

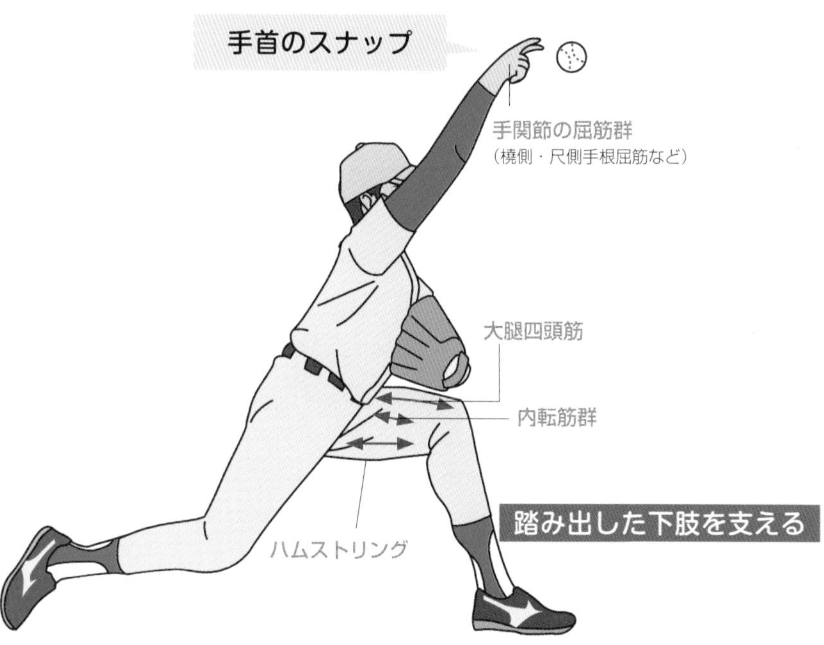
手首のスナップ
手関節の屈筋群
（橈側・尺側手根屈筋など）
大腿四頭筋
内転筋群
踏み出した下肢を支える
ハムストリング

姿勢と動作

蹴る動作と筋

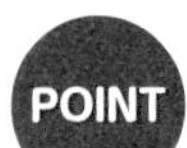

●下肢で対象物に衝撃を与える動作が蹴る動作である。
●ボールを飛ばす距離などにより動作が異なる。
●上級者では、インパクトの瞬間、足関節は固定される。

ボールを蹴る動作と作用する筋

蹴るという動作は、下肢で対象物に衝撃を与えることです。スポーツの場面では、サッカーやラグビーなどでボールを蹴るときや、空手などの格闘技で相手を蹴るときに見られますが、ここではボールを蹴る動作を解説します。

走動作から、支持する方の脚をボール近くに着地させます（次頁上図❶）。この間、蹴る方の脚は後方にやや大きく引いたところから、膝関節を屈曲させつつ、前方に向かって振り出していきます（次頁上図❷）。ボールに足が当たるインパクトの瞬間には、膝関節を素早く伸展させて、ボールに衝突する足部のスピードを増します（次頁上図❸）。

近いところに正確なパスを出すようなときは、腰の高さをあまり変えず、膝関節や足を水平に出すような形でボールを蹴り、遠くにボールを飛ばす場合は、下肢を弧を描くように振り、前方にも高く振り上げます（次頁上図❹）。

蹴る方の脚に注目すると、ボールを蹴る前に下肢を後方に振るときは、主に大腿二頭筋が働き、あとで前に振るのに備えて「ため」をつくります。前方へ振り始めてからインパクトの瞬間までは、股関節の屈曲と膝関節の伸展のため腸腰筋や大腿四頭筋が強く働くと同時に、股関節の固定のために大腿二頭筋も収縮します。なお、インパクトの瞬間からフォローまでは、足関節が屈曲（背屈）しないように下腿三頭筋が足関節を伸展（底屈）位に固定します。

また、蹴る脚を後方から前方に振るのに伴い、骨盤が回旋するのを打ち消すため、同側の内腹斜筋と対側の外腹斜筋が働き、上体を反対側に回旋させます。

試験に出る語句

蹴る動作
蹴動作ともいう。蹴る方の下肢は蹴り脚、体を支える方の下肢は支持脚とも呼ばれる。

キーワード

インパクト
蹴る動作の場合、足が対象物に衝突する瞬間。蹴る動作の場合、インパクトの瞬間に対象物にどれだけ大きな衝撃を与えられるかが重要になる。

メモ

足関節の固定
インパクトの瞬間、上級者では足関節はやや伸展（底屈）位で固定される。初級者では、前脛骨筋が働いて足関節が屈曲（背屈）する傾向がある。

ボールを蹴る動作

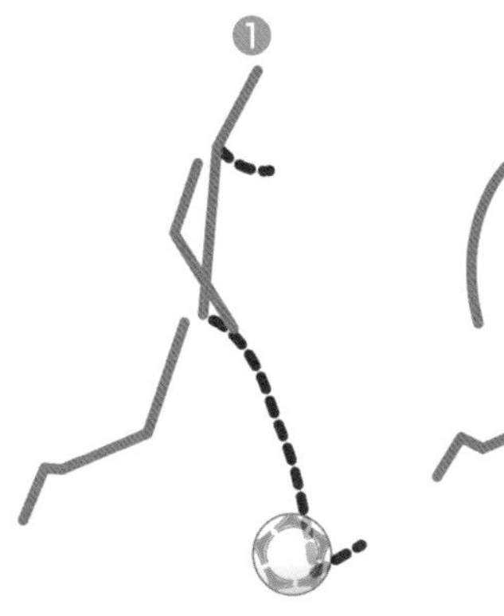

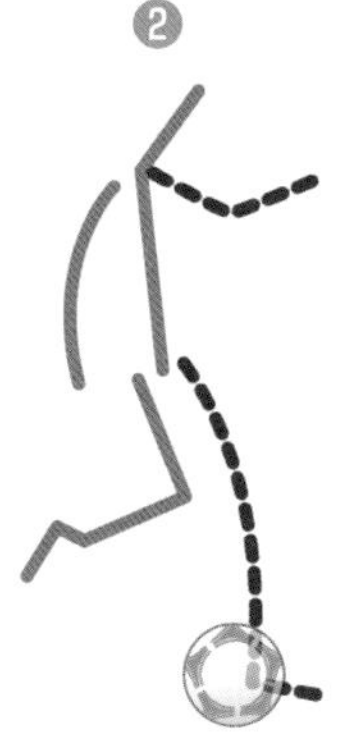

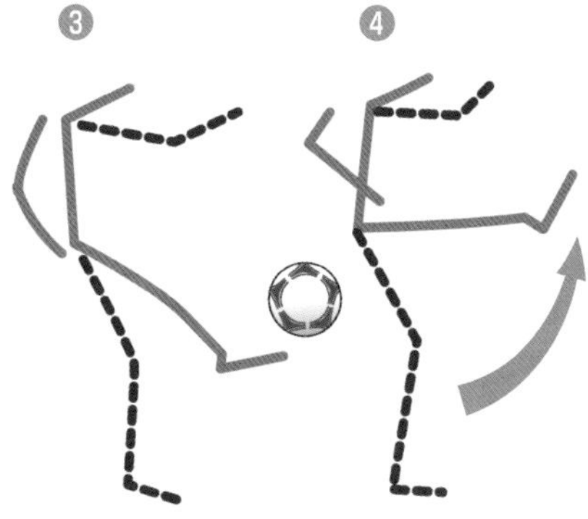

支持する足をボールの近くに置く。

蹴る方の足は後方に引き、膝関節を屈曲させつつ前方に伸ばす。

ボールに当たる瞬間に膝関節を素早く伸展させる。

遠くに蹴るときは下肢を弧を描くように振り上げる。

蹴る動作に働く筋

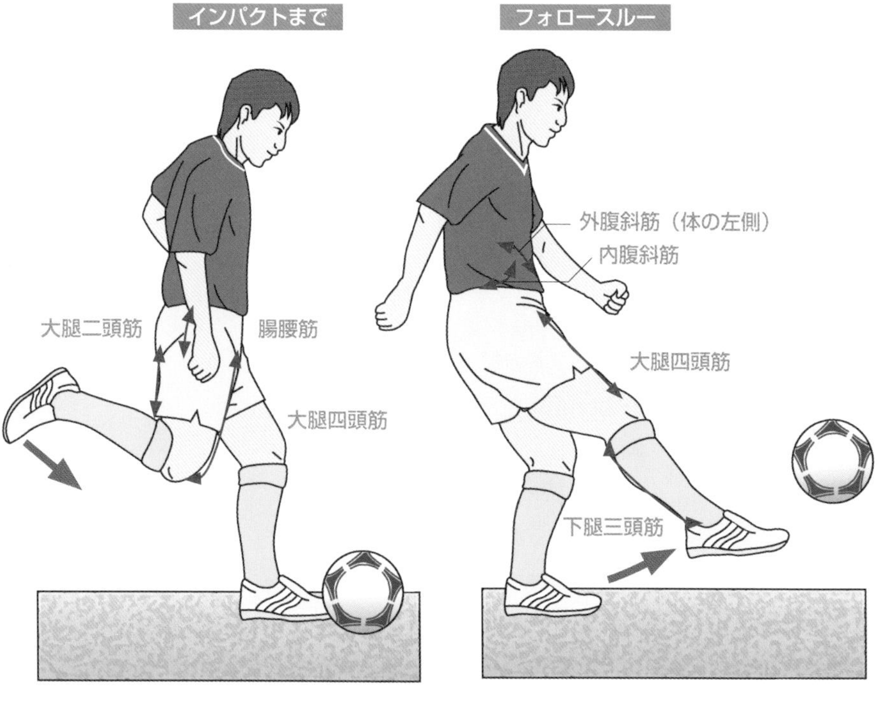

インパクトまで

大腿二頭筋

腸腰筋

大腿四頭筋

フォロースルー

外腹斜筋（体の左側）

内腹斜筋

大腿四頭筋

下腿三頭筋

ゴルフのスイング動作

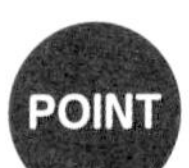

●インパクトの瞬間のヘッドスピードが飛距離を決める。
●ダウンスイングでヘッドスピードが加速する。
●ヘッドの向きやスイングの軌道が飛ぶ方向を左右する。

ダウンスイングとインパクトが重要

ゴルフのスイングの特徴は、手にクラブを持ち、地面に置いた静止したボールを打つことです。ボールの飛距離はインパクトでボールに与える衝撃の大きさで、ボールが跳ぶ方向はボールがクラブヘッドに当たる角度やスイングの軌道などで決まります。また地形や風の影響も受けます。

ゴルフのスイングではまず両脚を開いて立ち、両手でクラブのグリップを握って上体をやや前傾させて構えます。そこからの動作は、バックスイング、ダウンスイング、インパクト、フォロースルーに分けることができます。

右利きの場合のバックスイングでは、肩が先行する形で右内腹斜筋や左の外腹斜筋が体幹を右に回旋し、右の僧帽筋（そうぼうきん）や三角筋後部などの作用で、両手とクラブを後方まで持って行きます。

続くダウンスイングでは、左内腹斜筋と右の外腹斜筋が体幹を反対方向に回旋させるとともに、上腕三頭筋などが左の肘関節を伸展させつつ、左三角筋後部なども使って上肢を勢いよく振り下ろしていきます。この間、右手はクラブをしっかり握っていますが、右の肘や肩は受動的に動きます。ヘッドはグリップ部分よりも遅れて振り下ろされ始め、スイングとともに大きく加速し、上肢とクラブが一直線になるインパクトの瞬間、スピードは最大になります。この力には、体幹の回旋や上肢を振り下ろす力と、クラブの重さによって生じる遠心力が働きます。インパクトの瞬間、上肢は衝撃に負けないようにクラブを保持し、ヘッドを適切な位置と向きにコントロールするように働きます。

試験に出る語句

ダウンスイング
後方に上げたクラブを、体を回旋させながら振り下ろす動作。ここでヘッドのスピードを加速する。

ヘッドスピード
クラブの先端のヘッドの部分のスピード。インパクトの際に、ボールに与える衝撃が、ボールの初速＝ボールの飛距離を左右する。

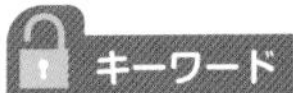

フォロースルー
ボールを打った後、その流れで行なわれる動き。ボールとは接しないのでボールの飛距離などには直接関係ないが、フォロースルーの形を意識することで良いフォームがつくれるとも言われる。

メモ

重心の移動
右利きのゴルフスイングにおいて重心は、構えでは左右の足の中心にあり、バックスイングでは右足の方向に、ダウンスイングで左足の方向に移動する。

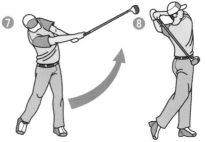

ゴルフのスイング

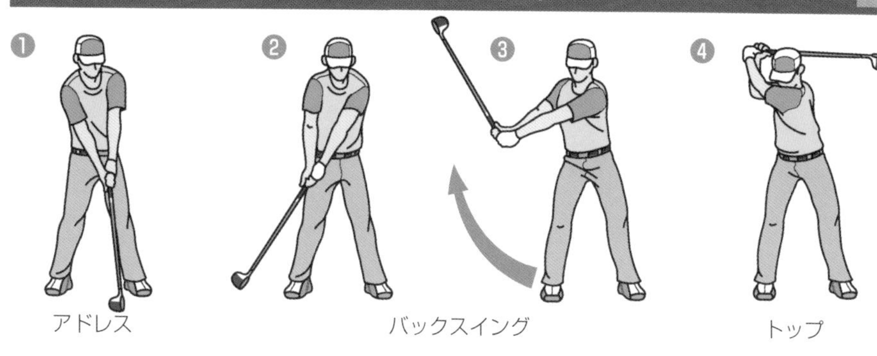

アドレス　　バックスイング　　トップ

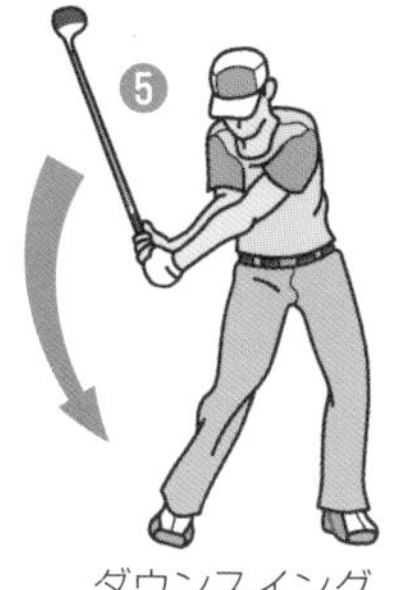

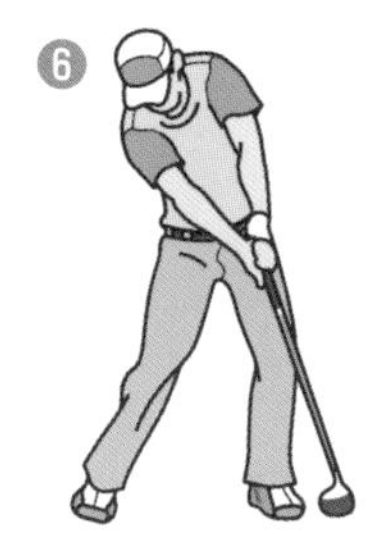

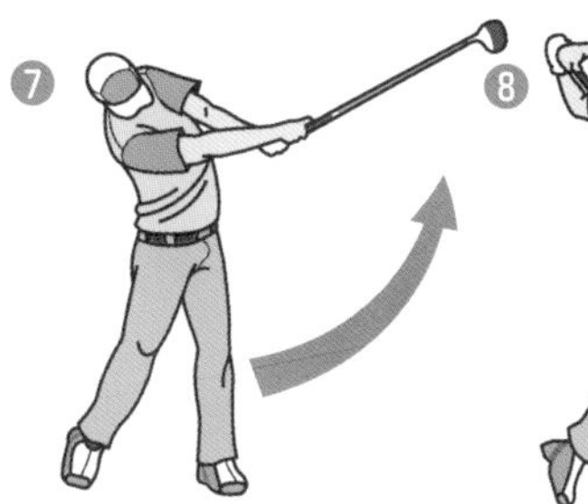

ダウンスイング　　インパクト　　フォロースルー　　フィニッシュ

ダウンスイングで働く主な筋

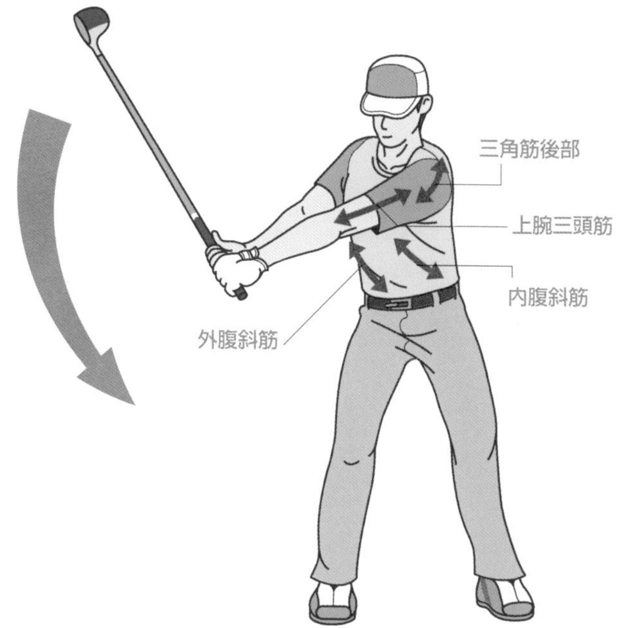

泳ぐ（クロール）動作

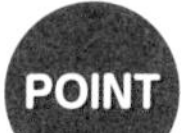

- 泳ぐとは、水面や水中を、手足を使って移動することである。
- クロールの推進力は、腕のかきによるところが大きい。
- キックは大腿から柔らかくムチのように打つ。

4泳法が基本的な泳ぎ

泳ぐとは、手足を使って水面や水中を移動することです。一般的に水泳という場合は、クロール、背泳ぎ、バタフライ、平泳ぎの4泳法を指しますが、泳ぐという運動には、それ以外にも立ち泳ぎ、潜水、古式泳法、スカーリングなどのテクニックもあります。ここでは4泳法のうち最も基本的なクロールの動作について解説します。

腕のかき

クロールでは、腕のかきによる推進力が、キックによる推進力より大きくなります。進行方向の前方に片手を入水して水を後方にかき、後方で上肢を水面から抜いて前方に回し、再び入水するまでを1ストロークといいます。

水をかくときは、手指は軽く開いた状態で、手掌を進行方向の後ろに向けます。前半は肘関節を軽く屈曲させ、手で体の中心線に近いところをかいていきます。このときは、主に上腕を伸展させる広背筋（こうはいきん）が働きます。後半では手を先行させる形で後方に強く水を押していきますが、この動作には広背筋や上腕三頭筋などが作用しています。

キック動作

クロールのキックは、バタ足とも呼ばれます。下肢全体がムチのようにしなり、大腿から柔らかく交互に動かして水を蹴ります。大腿を上下に動かすのは腸腰筋や大腿四頭筋、大殿筋などで、下腿を打ち下ろすのは、主に大腿四頭筋の働きで生まれる膝関節の動きによります。

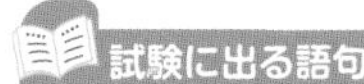

ストローク
腕のかき。手の軌道は、入水から体の中心線に近いところを通り、大腿の横で水中から抜ける。かく深さは浅い方がよいか、深いところがよいかなどの議論がある。

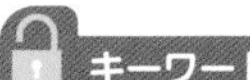

スカーリング
例えば水に垂直に浮き、手掌を下に向けて軽く傾けながら左右に振る動き。下向きの推進力を得られ、安定して浮くことができる。

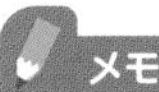

キックの動作
膝関節が強く屈曲して下腿で水面を打つようなキックや、自転車を漕ぐような動作では、十分な推進力は得られない。

腕のかきと筋

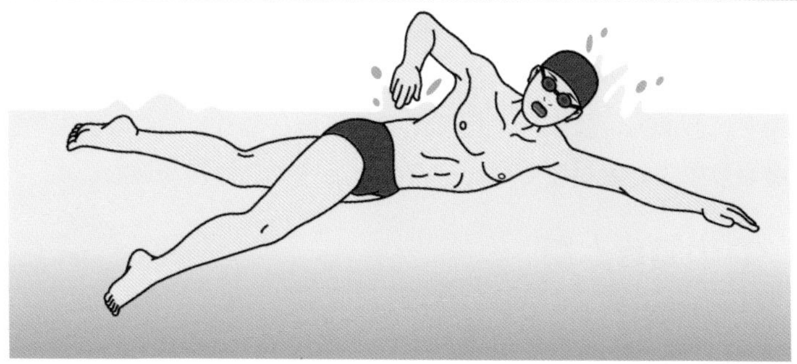

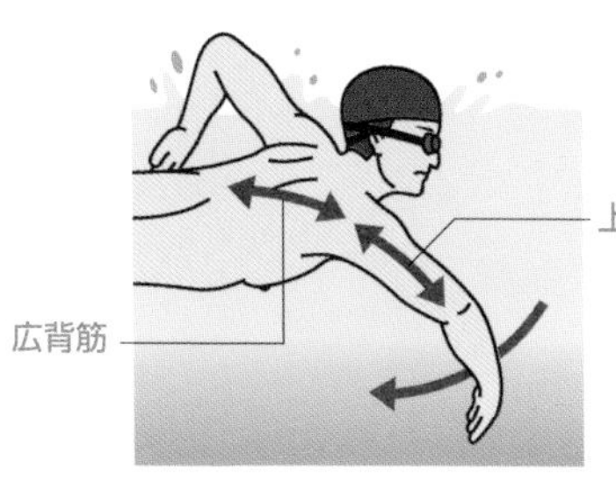

前方から見たところ

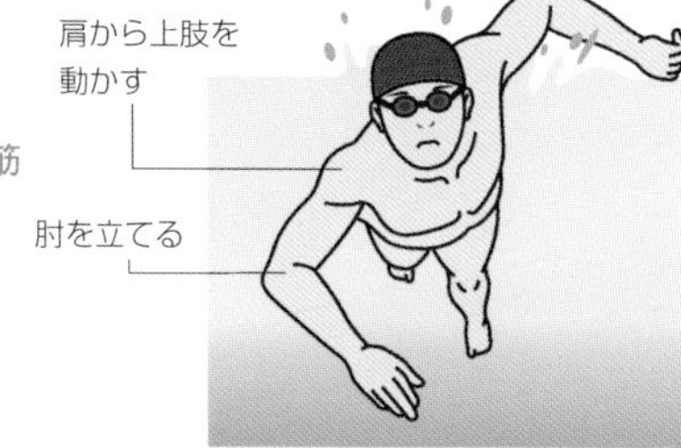

キックと筋

❶

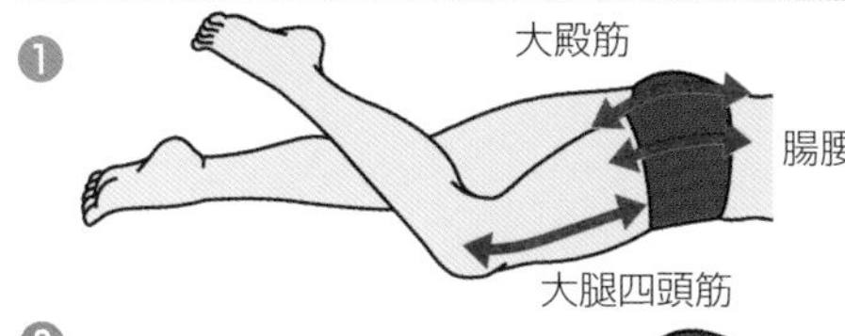

❷

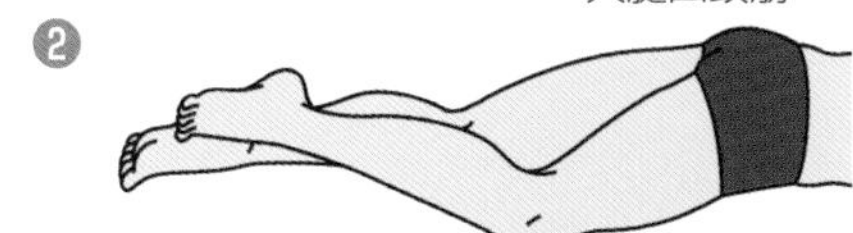

❸

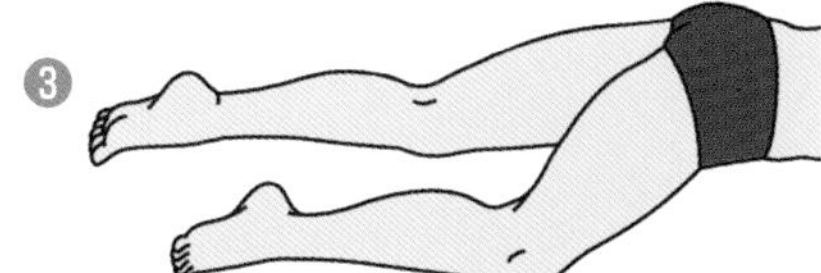

❹

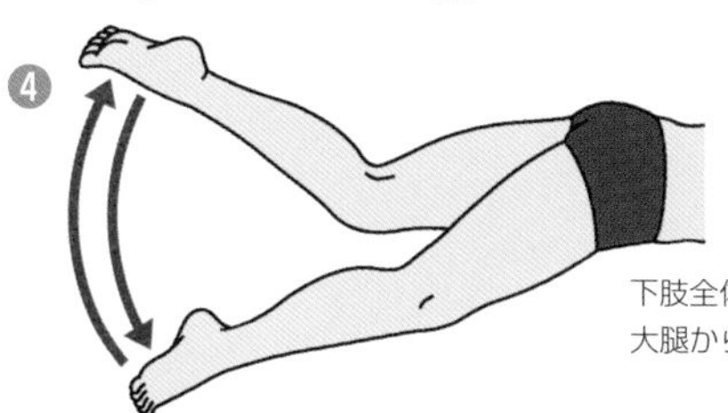

下肢全体をムチのようにしならせて、大腿から動かす。

キックは上肢の動きと同調させて打つが、手のかきが１周(２ストローク)する間に、２回（２ビート)、４回（４ビート)、６回（６ビート）キックする方法などがある。

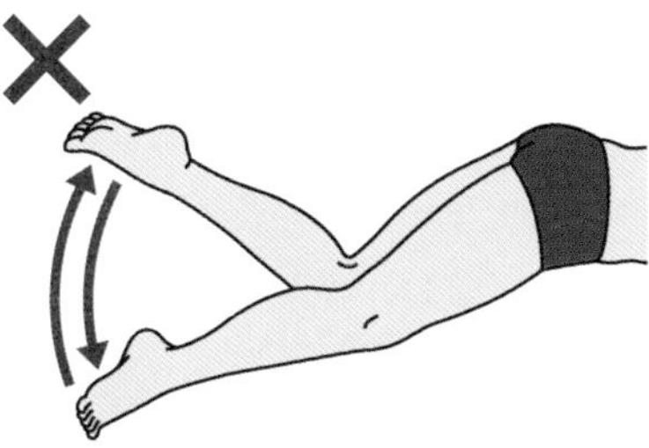

膝を曲げて、膝から下だけで水をたたいても、推進力は生まれない。

自転車を漕ぐ動作

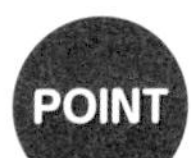

- ペダルを回転させる力は 90° から 180° までが最も強い。
- 主に股関節、膝関節、足関節の伸筋群が働く。
- 走り始めと走行中では、ペダルへの力のかけ方が違う。

ペダリングの動きと筋

自転車を漕ぐ動作は**ペダリング**と呼ばれ、ペダルに足を乗せ､交互に踏み込むことで車輪を回します。基本的には、ペダリングを行なう力が大きいほど、車輪の回転と自転車のスピードは速くなります。しかし自転車の場合、ペダルと車輪の**ギア比**が自転車のスピードを大きく左右します。

ペダルが最も高い位置を 0° として、前方に回転して元に戻るまでの間にペダルにかかる力は、0° から 180° 過ぎ辺りまでは下方向で、特に 90° から 180° くらいまでが最も強くなります。下方向にペダルを踏み込むときは、股関節の伸展筋の**大殿筋**、膝関節の伸展筋の**大腿四頭筋**、足関節の伸展筋の**下腿三頭筋**などが働きます。

180° 辺りから 0° の位置に戻るまでは、ペダルにかかる力は小さくなります。特に家庭用自転車では足がペダルに固定されていないため、ペダルを引っ張り上げることはできず、足は反対側の下肢の力によって回転するペダルに乗っているだけに過ぎません。足がペダルに固定される競技用の自転車では、180° 辺りから 0° まで戻すときに上方向への力を加えることもできます。その場合、股関節の屈曲筋の**腸腰筋**、膝関節の屈曲筋の**ハムストリング**、足関節の伸展筋の**下腿三頭筋**などが働きます。

静止状態から走り始めるときは、0° から強くペダルを踏むとともに、180° を過ぎてからもペダルを引き上げようとします。しかし一定の速度で平地を走っているときは、ペダルを踏む力は 90° から 180° くらいまでのところに集中し、ほかの部分ではほとんど力は発揮されません。

試験に出る語句

ペダリング
自転車のペダルを漕ぐこと。ペダルに足が固定されているか否かで、駆動力が異なる。

キーワード

ギア比
ペダルによって回転するギアと車輪のギアの大きさの比。1 対 1 のとき、ペダルと車輪の回転数は一致する。2 対 1 のとき、ペダルが 1 回転すると車輪が 2 回転する。

メモ

ペダルの空回り
ある程度のスピードが出ているとき、ペダリングがそのときの回転より遅い回転しか生み出せなければ、その力は推進力には使われない。

ペダリングでペダルにかかる力と筋

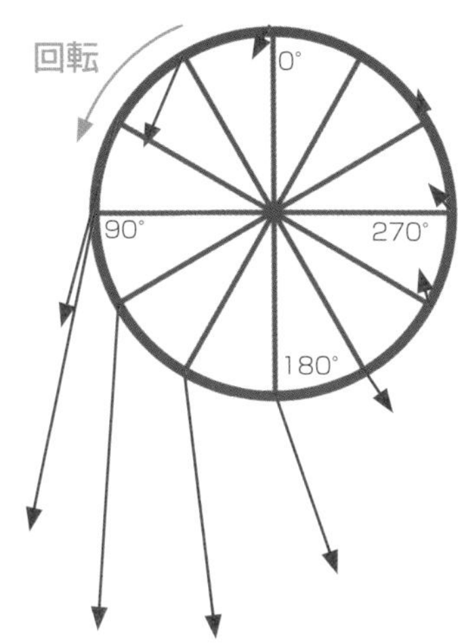

ペダルの角度とペダルにかかる力の大きさと方向

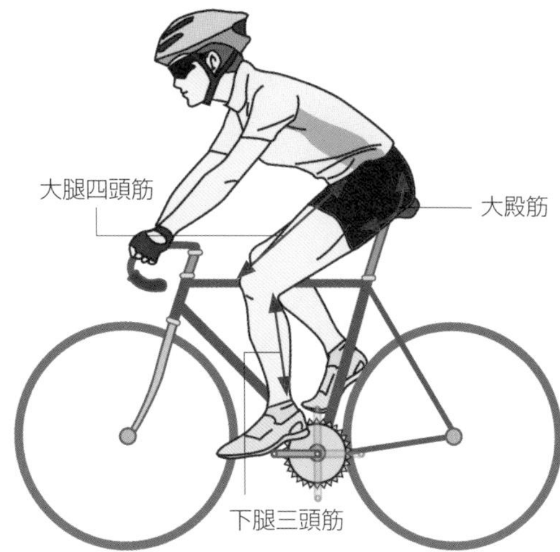

ペダルを下方向に押すときに働く筋

走り始めと走行中のペダルにかかる力の違い

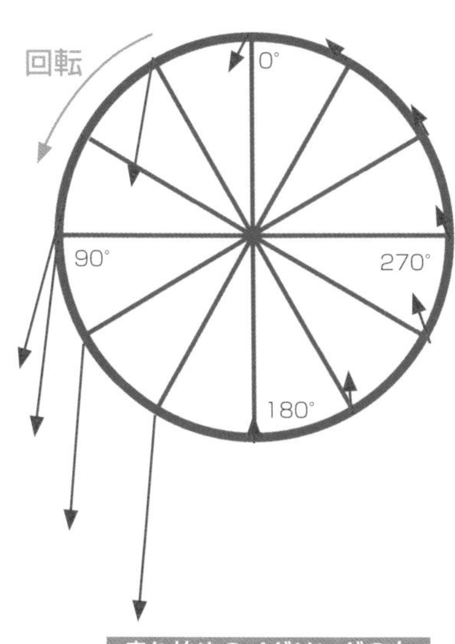

走り始めのペダリングの力

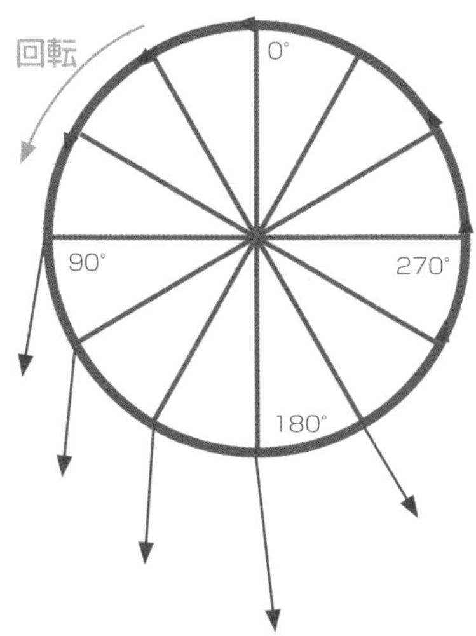

一定速度で走行中のペダリングの力

運動雑学
COLUMN
⑥

悪魔の誘惑に勝つ人、負ける人

五輪をはじめ国際規模のスポーツ競技大会には、世界から第一級の選手が集まって熱戦を繰り広げます。観戦する人々は手に汗を握って展開を見守り、さまざまなドラマに感動しますが、一方で、感動に水を差す不正の発覚が後を絶たないのは非常に残念なことです。禁止薬物の使用、いわゆる「ドーピング」です。

わが国でドーピングの深刻さが知られるようになったのは、ソウル五輪（1988年）の男子陸上100m走でしょう。当時の世界記録で優勝したばかりのベン・ジョンソン選手が検査で陽性を示し、金メダルを剝奪されました。その後も現在に至るまで不正は後を絶たず、世界的な選手が、それまで築き上げた記録と栄光を一気に失う「スキャンダル」もしばしば報じられています。栄誉を望むあまり、著名な選手さえ禁止薬物に手を伸ばすことからも、その深刻さがうかがえます。言い換えれば、そうした悪魔の誘惑に惑わされることなく、「自力」で頂点に立った選手は、肉体のみならず精神的な強さも持ち合わせているという点でも称賛に値すると言えます。

世界アンチ・ドーピング機構（WADA）が禁止している薬物には、興奮剤や筋肉増強剤、赤血球産生促進剤などがあります。ただ、風邪薬の成分や、食品・飲料に含まれる成分もリストアップされることがあるので（例：カフェインは2004年まで禁止されていた）、大会出場を控えた選手には細心の注意が求められます。

7章

運動による外傷や障害のしくみと修復

スポーツ傷害
受傷時の基本的な対応
捻挫の原因と対応
骨折・脱臼の原因と対応
肉離れ・腱断裂の原因と対応
疲労骨折の原因と対応
関節炎の原因と対応

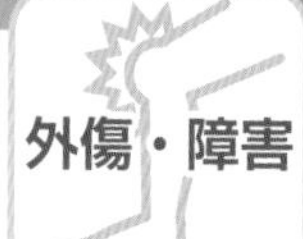

スポーツ傷害

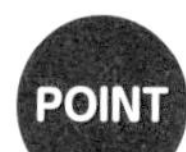

- ●スポーツ傷害とは、スポーツ外傷とスポーツ障害のこと。
- ●スポーツ外傷とは突発的に起こるけがのこと。
- ●スポーツ障害は、運動負荷が累積して慢性的に起こる。

スポーツ外傷とスポーツ障害

スポーツに関連して起きたけがや運動器の痛みなどは、**スポーツ傷害**と呼ばれ、その原因や発症のしくみによって「外傷」と「障害」に分けられます。

外傷は、転倒や衝突などによって生じる**打撲**や**創傷**、筋や関節などに過度な外力がかかって起こる**肉離れ**や**捻挫**、腱や筋の**断裂**、そして**脱臼**、**骨折**といったけがのことです。つまり**突発的に起こる急性の傷害を外傷**といいます。

障害とは、骨や筋、腱などに慢性的に生じてくる**炎症**や**疲労骨折**などのことをいいます。運動のし過ぎや、無理なフォームで動作が反復されたことなどにより、運動器への**負荷**が累積され、関節や筋に**痛み**や**腫れ**などの症状が現れます。そのため**オーバーユース症候群**とも呼ばれます。

スポーツ傷害の治療や復帰のためのリハビリテーションは、スポーツ医学の分野です。

種目とスポーツ傷害

種目によって起きやすいスポーツ傷害は違います。

外傷については、短距離走では下肢の肉離れや**アキレス腱断裂**などが、サッカーやラグビーなど選手同士が衝突する種目では打撲や裂傷などが、ジャンプして着地するバスケットボールでは**前十字靭帯断裂**などが起きやすくなります。

障害には、陸上選手の足やゴルファーの肋骨などに生じる**疲労骨折**のほか、**野球肘**（**上腕骨内側上顆炎**）、**テニス肘**（**上腕骨外側上顆炎**）、**ジャンパー膝**（**大腿四頭筋の膝蓋靭帯炎**）など、特別な名前がついているものがあります。

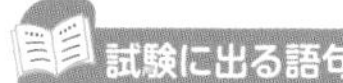

スポーツ傷害
スポーツ活動に伴って、突発的に起こる外傷と、負荷の蓄積で慢性的に起こる障害の総称。

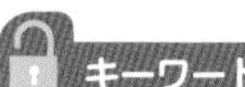

オーバーユース症候群
使い過ぎ症候群ともいう。スポーツ障害のこと。

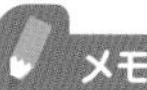

スポーツ医学
スポーツ医学は、スポーツ傷害だけでなく、スポーツと関連する疾患も含めて、その治療、リハビリ、予防などを取り扱う領域。選手の身体能力の向上や、健康増進のためのスポーツの研究、指導にも携わる。

スポーツ外傷とスポーツ障害

	外傷	障害
発症	急激に、または突発的に起こる（急性）	徐々に起こる（慢性）
傷害の種類	切り傷などの一般的なけが、打撲、捻挫、腱断裂、脱臼など	筋や腱、関節などの炎症、疲労骨折など
原因	転倒、衝突などによる外力、関節などへの急激で過度な負荷など	筋や腱などへの負荷の反復、無理なフォーム、使い過ぎなど
症状	急に起こる痛み、腫れ、発赤、熱感、動かせない、脱臼や骨折などでは局所の変形など	痛みや腫れ。運動すると痛む、または安静時にも痛む。痛みによる可動域の制限など

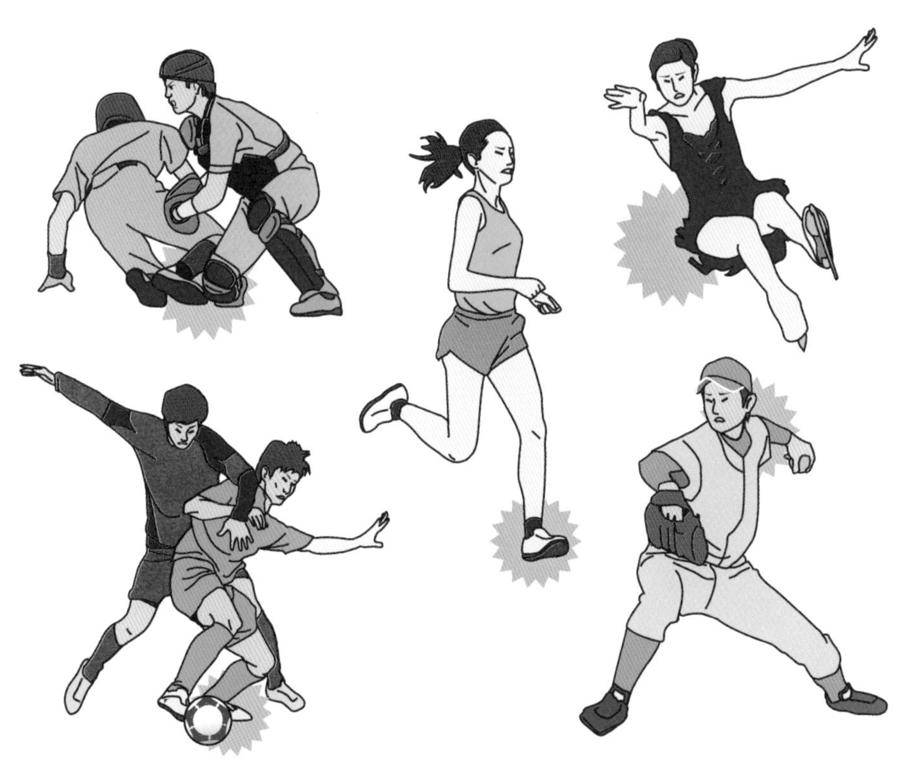

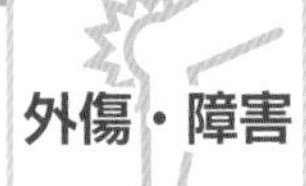
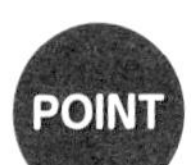

外傷・障害

受傷時の基本的な対応

POINT

- 迅速に救急処置を行ない、医師の診察を受けること。
- けがを悪化させないため、運動を中止すること。
- RICEの手順で処置を行なう。

「RICE」で処置する

運動中に、打撲や捻挫などのスポーツ外傷や、関節や筋に急に痛みが生じた場合は、スポーツを中止させ、迅速に救急処置を行ないます。なお救急処置はあくまで応急的な処置なので、医師による診察と治療を受けるべきです。

スポーツ傷害の救急処置は「RICE」の手順で行ないます。

❶R：Rest＝休むこと（安静）。けがを悪化させないように、運動を中止して休むとともに、患部を固定します。骨折が疑われる場合は、添え木をして上下2関節を固定し、捻挫の場合は関節部を、肉離れや打撲では患部を、弾性包帯などで巻いて固定します。

❷I：Icing＝冷却すること。原則として氷（氷のうなど）を使います。皮下出血の抑制、疼痛（とうつう）緩和、筋の緊張緩和、組織の細胞活動低下による2次損傷防止などの効果が期待できます。20分程度冷やして感覚がなくなったら冷却をやめ、痛みが再発したら再び冷やすことを丸2日程度継続します。

❸C：Compression＝圧迫すること。包帯などで適度に圧迫することで、皮下出血などによる腫れを抑制することができ、患部の固定にも役立ちます。ただし、患部への循環を阻害しないように、また時間とともに患部が腫れてくることを想定し、過度に圧迫しないようにします。

❹E：Elevation＝挙上すること。固定、冷却、圧迫をした後、患部を心臓より高い位置に挙上します。患部への血流を減らし、出血や浮腫を抑制してズキズキとする痛みを軽減することができます。

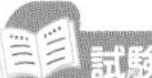

試験に出る語句

救急処置
けが人や病人を救助して、救急隊員や医師に引き継ぐまでの救命処置や応急の手当てを行なうこと。

キーワード

皮下出血（内出血）
皮下の組織や内臓などで起こる出血。骨折や捻挫、打撲などで見られる。皮膚に傷がなく出血が外に出てこないため、出血量が分かりにくい。

弾性包帯
捻挫の処置のために開発された、厚手で伸縮性のある包帯。適度な圧力で巻くと患部の固定と圧迫の効果がある。

メモ

重篤なスポーツ傷害への備え
スポーツの現場では、けがだけでなく、心停止や頭蓋内出血などの疾患や、頭頸部外傷など、重篤な傷害も起こりうる。そのようなときのために、AED（自動体外式除細動器）を備えつけ、救急蘇生の訓練を行なっておくことも大切である。

スポーツ傷害の基本的な救急処置

❶ Rest（安静）

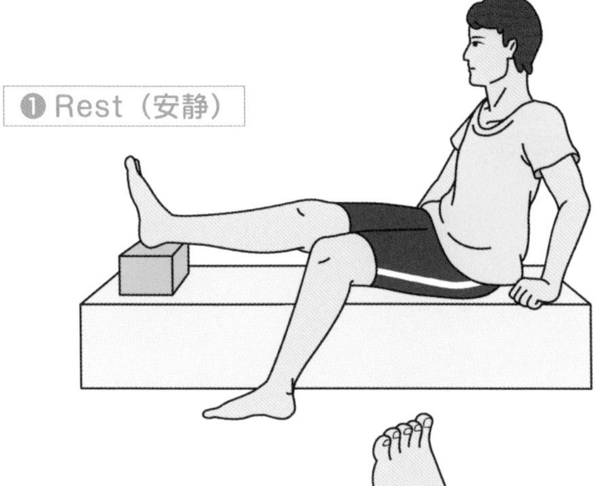

運動を中止して安静にする。
患部がぐらぐら動かないように固定する。骨折が疑われる場合は添え木をして固定する。
捻挫などの場合は包帯などで固定する。

❷ Icing（冷却）

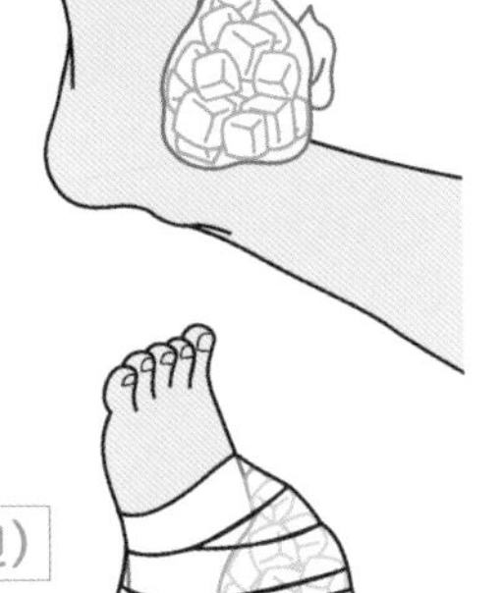

患部を氷で冷やす（凍傷に注意）。
袋に氷と水を入れて氷のうをつくり当てる。
20 分前後で感覚がなくなったら冷却をやめ、また痛みが出てきたら再度冷やす。

❸ Compression（圧迫）

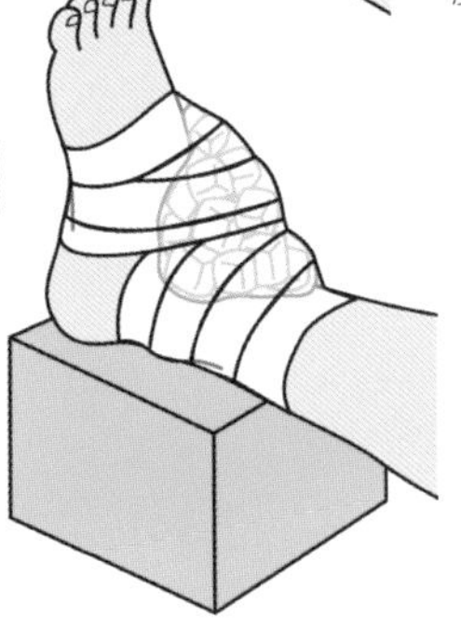

患部に弾性包帯などを氷のうの上から巻き、圧迫する。
固定（安静）の意味もある。
きつ過ぎないように注意する。

❹ Elevation（挙上）

患部を心臓よりも高い位置に保つ。
骨折などで患部や全身をあまり動かせない場合は、できる範囲で高い位置に挙上する。

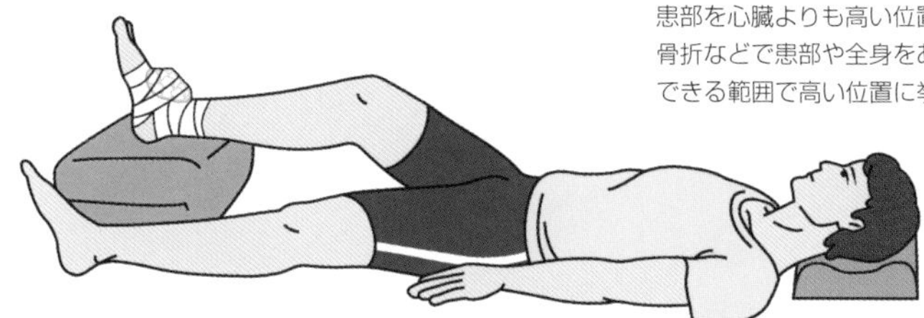

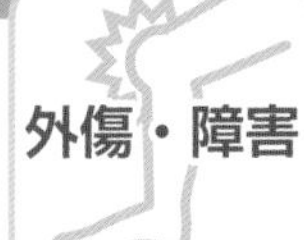

外傷・障害 捻挫の原因と対応

POINT
- ●関節が生理的範囲を超えて動いた結果、起こる外傷である。
- ●捻挫は足関節に多い。
- ●膝関節の靭帯損傷は重症になることが多い。

可動域を超えて関節が動く

関節がその生理的な可動域を超えて動かされた結果、関節包や靭帯が損傷したものを捻挫といいます。足関節に多く、強い痛みがあり、内出血や腫れが見られます。

関節が強制的に動いて靭帯が強く引っ張られた結果、靭帯が付いている骨が剝がれるように折れる剝離骨折を起こしている可能性もあり、検査が必要です。

靭帯損傷は、関節が過度に動かされた結果、靭帯の一部や全部が切れたりするものです。膝の前・後十字靭帯や外側・内側側副靭帯の損傷が多く、受傷時は強い痛みなど捻挫と同様の症状が現れます。その症状が治まっても、関節の動揺性が残ることがあります。また、重傷の場合は手術で靭帯の再建をする場合があります。

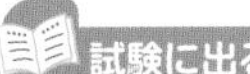

試験に出る語句

剝離骨折
靭帯や腱が強く引っ張られ、それらがついている骨が剝がれるように折れるもの。

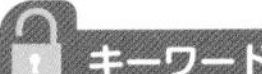

キーワード

前・後十字靭帯
膝関節の中にある靭帯。脛骨前方から後上方に向かうのが前十字靭帯で、脛骨後方から前上方に向かうのが後十字靭帯。

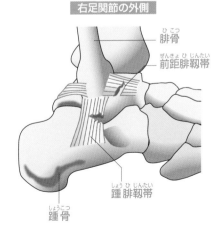

足関節の捻挫の靭帯損傷

足関節の捻挫

捻挫は足関節で頻発し、足が内反して外側の靭帯を傷めることが多い。
症状：痛み、内出血、腫れ

右足関節の外側

腓骨（ひこつ）
前距腓靭帯（ぜんきょひじんたい）
踵腓靭帯（しょうひじんたい）
踵骨（しょうこつ）

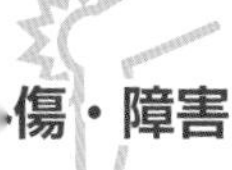

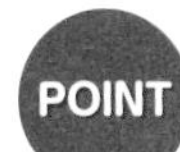

骨折・脱臼の原因と対応

POINT
- 強い外力で骨が折れるのが骨折、関節が外れるのが脱臼。
- 四肢の骨折では、上下の２関節を固定する必要がある。
- 脱臼は、そのままの形で固定して医師の診察を受ける。

骨や関節の構造が壊れる

骨に強い外力が加わった結果、骨にひびが入ったり折れたりするのが骨折です。衝突や転倒などのほか、ボールなどの硬いものが当たるなどしても折れます。強い痛みが生じ、患部を動かせなくなります。骨折部から出血してひどく腫れたり、皮膚が破れた開放骨折では外出血が見られたりします。四肢の骨折に対する救急処置では、添え木を当て、最低でも上下の２関節を固定する必要があります。

脱臼は関節を構成する骨が正常な位置から外れたもの。可動域が大きく、構造的にも弱い肩関節に多く発生します。関節部が変形して強い痛みが生じ、関節が動かせなくなります。無理に整復したりせず、そのままの形で固定して医師の診察を受ける必要があります。

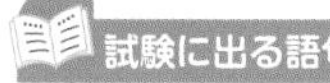

試験に出る語句

ひび
骨に亀裂が入ったものの、骨全体の形状はほとんど変化していない骨折。不完全骨折ともいう。

開放骨折
骨折した骨の断端が皮膚を突き破っているもの。救急処置では創傷の処置も必要になる。

骨折・脱臼

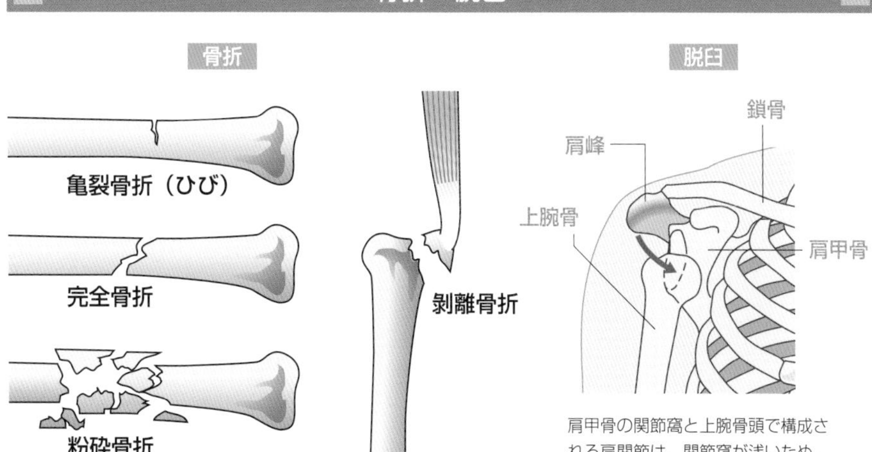

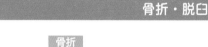

肩甲骨の関節窩と上腕骨頭で構成される肩関節は、関節窩が浅いため、可動域が大きいかわりに外れやすい。

肉離れ・腱断裂の原因と対応

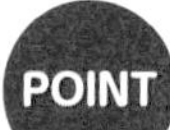

- ●肉離れは急な筋の収縮やストレッチで筋が損傷するもの。
- ●肉離れは再発しやすい。
- ●急な負荷に耐えられず腱が切れるのが腱断裂である。

筋や腱の一部や全部が切れる

肉離れは、急激に筋を収縮したりストレッチしたときに、筋組織や筋線維同士の間の結合組織が損傷するものです。患部に急に強い痛みが生じ、運動ができなくなります。大腿四頭筋やハムストリング、下腿三頭筋など下肢に多く、十分に治癒させないと再発しやすくなります。重傷の場合は損傷した部分が硬い瘢痕（はんこん）になることがあります。

急激な負荷がかかった際に、筋と腱の移行部や腱が引っ張られ、その力に耐えられずに切れるのが腱断裂です。下腿三頭筋のアキレス腱に多く、アキレス腱が完全に断裂すると、ふくらはぎに強い痛みが生じ、足関節の底屈ができなくなります。

いずれの場合も、運動を中止して医師の診察を受けることが大切で、注意深くリハビリを行なう必要があります。

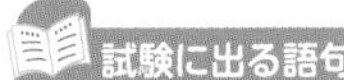

アキレス腱
ふくらはぎにある下腿三頭筋の腱で、踵骨に付く。

キーワード

結合組織
組織や細胞同士の間を埋めてつなげる組織などのこと。主な成分はコラーゲンなどのたんぱく質である。

瘢痕
傷が治る過程で、元通りにならず、硬い結合組織などに置き換わって傷痕が残ったもの。

肉離れ・腱断裂

肉離れ（大腿四頭筋）

筋組織が裂ける
縫工筋
大腿直筋
筋が断裂する
内側広筋

腱断裂（アキレス腱）

正常
アキレス腱断裂
アキレス腱
踵骨
距骨
断裂

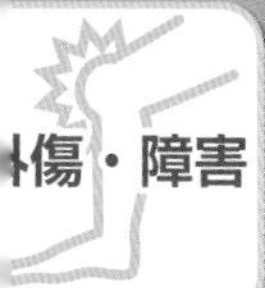

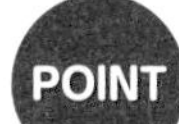

外傷・障害

疲労骨折の原因と対応

POINT
- 骨の同じ場所に繰り返し負荷がかかることで折れる。
- 骨への衝撃や、ねじるなどの外力が原因になる。
- 筋や腱の付着部が引っ張られるのも原因になる。

負荷が繰り返すことで起こる

疲労骨折は、骨の同じところに繰り返し負荷がかかることによって、その部分が折れてしまう障害です。走る、ジャンプするといった運動によって、筋や腱が付着する部位が引っ張られたり、骨にひねる力が加わったり、着地の衝撃が加わったりといった負荷が繰り返されるのが原因になります。したがって圧倒的に下肢の骨に多く発生します。特に脛骨と中足骨に多く、運動種目では陸上競技、バスケットボールなどで多発します。

主な症状は痛みで、軽度の場合は運動中のみ痛みますが、進行すると運動をしていなくても痛むようになります。

一般には、運動をせずにいれば治りますが、タイプや程度によっては手術が必要になる場合もあります。

試験に出る語句

疲労骨折
金属疲労からきた言葉。金属疲労とは、金属が同じ場所に繰り返し負荷がかかることで折れる現象のこと。

キーワード

脛骨
下腿の骨のうち内側の骨。平行して並ぶ腓骨は膝関節に直接参加していないため、運動による負荷は脛骨の方が大きく、疲労骨折も多い。

疲労骨折

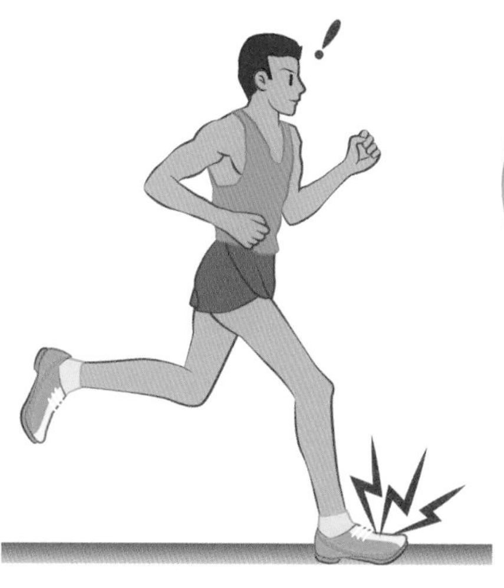

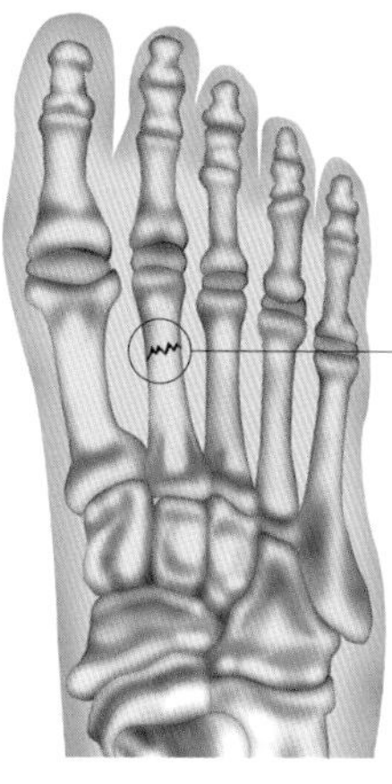

長時間のランニング動作の繰り返しや、過度な練習負荷によって、中足骨の疲労骨折を発症するランナーも多い。

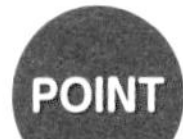

外傷・障害

関節炎の原因と対応

POINT
- スポーツ障害としての関節炎は使い過ぎが主な原因。
- 関節に痛みや可動域の制限などの症状が出る。
- 関節の痛みは炎症以外でも起こるので注意が必要。

安静時や運動時に関節が痛む

関節炎とは関節の炎症の総称です。関節炎には、加齢や感染、内科的な疾患によるものもありますが、スポーツ障害としては使い過ぎが主な原因で、肩や肘、股関節や膝関節など、四肢の関節に多く、脱臼などの外傷から炎症が起こることもあります。また、運動時に関節が痛む場合は、関節軟骨の損傷や腱の損傷などの可能性もあるので、医師の診察を受ける必要があります。

主な症状は痛みで、運動時（自動的にも他動的にも）または安静時にも痛みます。痛みのため関節可動域が制限され、また関節部が熱を持ち、腫れることがあります。

関節に痛みが生じた場合は運動を中止し、一定期間安静にします。痛みが軽減してから、関節可動域を広げたり、筋力を向上させるためのリハビリを開始するようにします。

試験に出る語句

炎症
ウイルスなどの感染や外傷、反復する外力などのストレスに対して免疫が働き、腫れ、痛み、発赤、発熱の４兆候（または機能障害を加えて５兆候）が起きるもの。

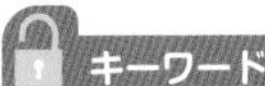

キーワード

関節可動域
関節が生理的に動く範囲のこと。関節をつくる骨同士の形や、関節に付く靱帯や腱などによって動く範囲が決まる。

関節炎

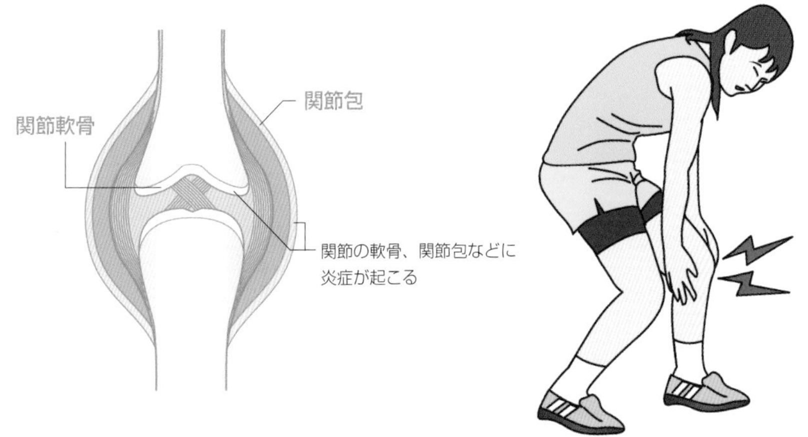

8章

トレーニングの基本と実践

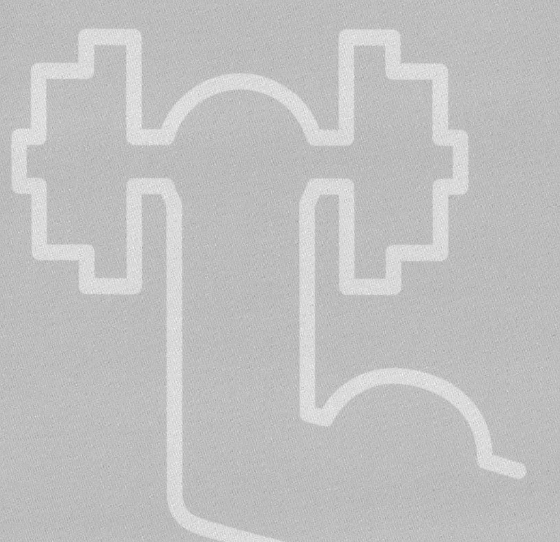

トレーニングの基本
トレーニングの原理・原則
ストレッチングの基本と注意

トレーニングの基本

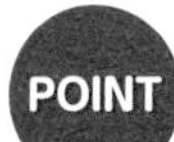

- ●トレーニングとは、筋力や持久力を鍛えることである。
- ●レジスタンストレーニングでは負荷をかけ運動を反復する。
- ●持久系トレーニングでは有酸素性運動を継続して行なう。

筋力トレーニングと有酸素運動

スポーツにおけるトレーニングとは、体を鍛えることです。適切な運動負荷と方法で運動を繰り返すことにより、ある運動で動員される筋線維数が増加（使われない筋線維が減少）し、筋断面積が増加、酸素摂取能力が向上して、その結果、スポーツパフォーマンスの向上や、スポーツ傷害の予防効果などが期待できるようになります。

トレーニング（体力トレーニング）は、筋力の向上を目的とするレジスタンストレーニングと、持久力（スタミナ）の向上を目指す持久系トレーニングに大別できます。

★レジスタンストレーニング

筋力トレーニングと呼ばれるもので、トレーニングマシン、ダンベルなどの重り、自分の体重などで負荷をかけて運動を反復し、筋を鍛えるトレーニングです。

レジスタンストレーニングでは、筋力、筋パワー、筋持久力などの向上や、筋の肥大が期待できます。トレーニングする人の筋力やトレーニングの目的に応じて、適切な重量と反復回数を設定する必要があり、負荷が大き過ぎると筋や関節などの故障につながります。

★持久系トレーニング

ウオーキング、ジョギング、水泳、自転車といった有酸素性運動を継続し、全身持久力を向上させるトレーニングのことです。運動の種類のほか、トレーニングの頻度、強度、継続時間を適切に設定する必要があります。特に強度は、十分な効果が得られる程度に強く、かつ一定時間続けることができる程度に適度でなければなりません。

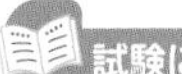
試験に出る語句

酸素摂取能力
体が酸素を取り込む能力のこと。体重1kg当たり、1分間にどのくらいの酸素を取り込めるかを示す最大酸素摂取量で評価する。

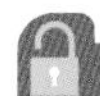
キーワード

レジスタンス
resistance。抵抗という意味。

メモ

高齢者の筋力トレーニング
高齢者でも、健康と日常生活動作の維持のためには、持久系トレーニングだけでなく、適度な筋力トレーニングも必要だと言われている。

レジスタンストレーニング

筋力の向上を目的としたトレーニングをレジスタンストレーニングといい、以下のようなトレーニングがある。

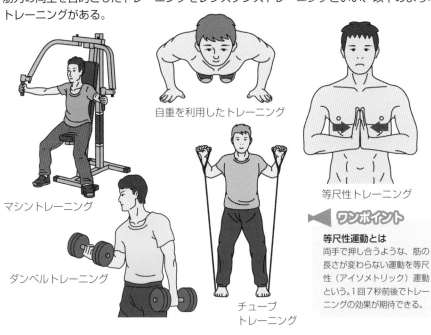

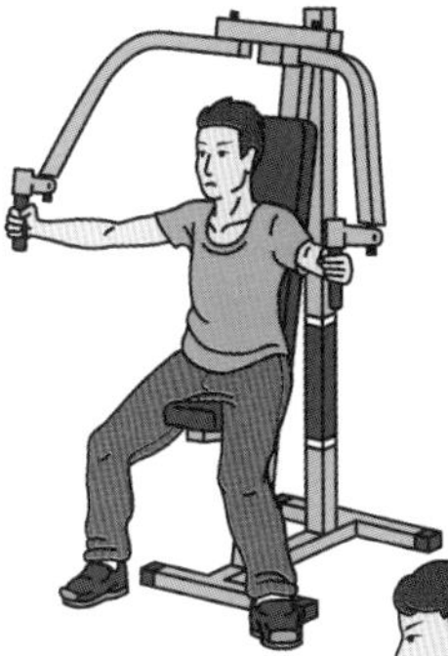

マシントレーニング

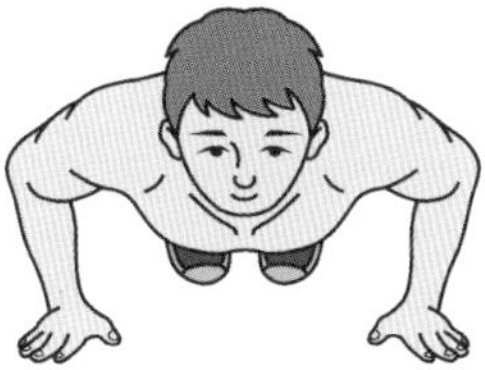

自重を利用したトレーニング

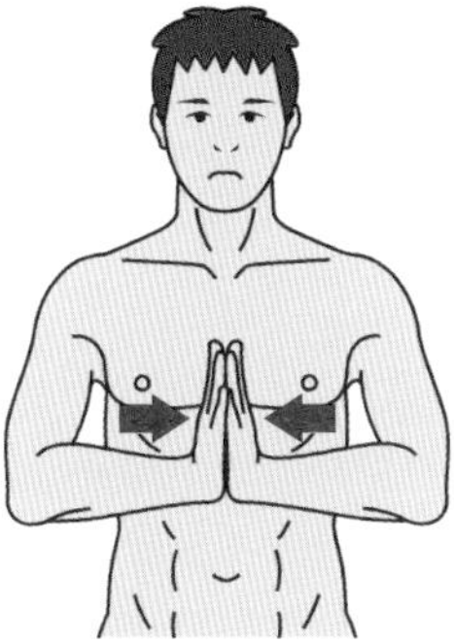

等尺性トレーニング

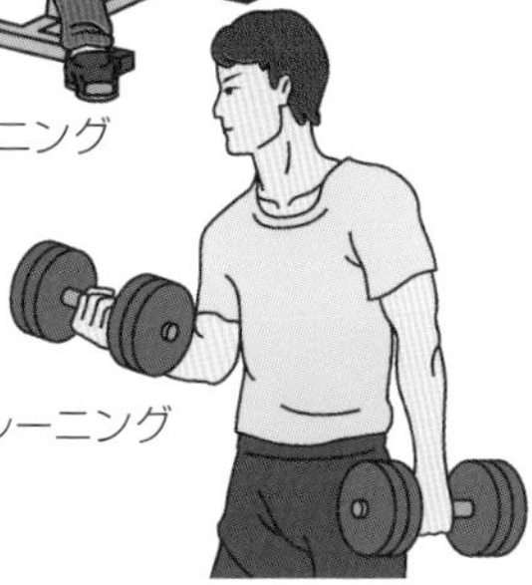

ダンベルトレーニング

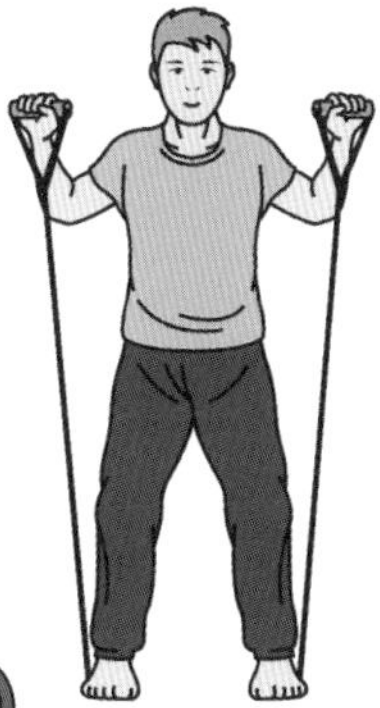

チューブ
トレーニング

ワンポイント

等尺性運動とは
両手で押し合うような、筋の長さが変わらない運動を等尺性（アイソメトリック）運動という。1回7秒前後でトレーニングの効果が期待できる。

持久系トレーニング

持久力の向上を目指すトレーニングには、以下のような運動が向いている。

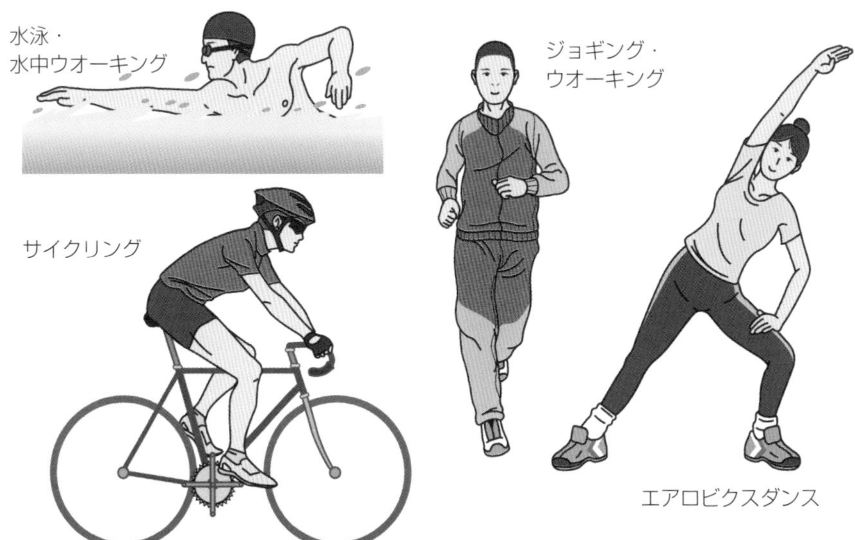
水泳・
水中ウオーキング
ジョギング・
ウオーキング
サイクリング
エアロビクスダンス

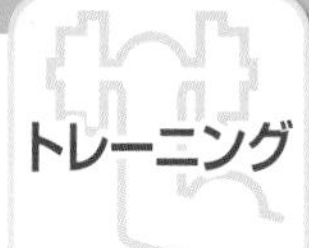

トレーニングの原理・原則

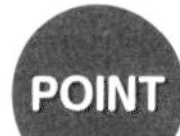

- ●トレーニングを効果的に行なうには原理・原則を守ること。
- ●過負荷・特異性・可逆性の三大原理。
- ●全面性・反復性・個別性・意識性・漸進性の五大原則。

効果的なトレーニングのための原理・原則

トレーニングはやみくもに行なっても効果がないばかりか、けがや障害を引き起こす危険性もあります。トレーニングを安全かつ効果的に続けるためには、以下に挙げる原理と原則に則ったプログラムにすることが大切です。

★トレーニングの三大原理

過負荷の原理：トレーニングのための負荷は、日常生活での負荷のレベルを超えなければなりません。

特異性の原理：ある体力要素を鍛えるには、それに合ったトレーニングをすることが大切です。筋力向上のためにウオーキングをしても効果は見込めません。

可逆性の原理：トレーニングで体力が向上しても、トレーニングをやめれば元に戻ってしまいます。

★トレーニングの五大原則

全面性の原則：すべての体力要素を、偏りなく満遍なく鍛えること。マラソン選手にも筋力トレーニングは必要。上半身だけなど偏ったトレーニングもいけません。

反復性の原則：1回だけトレーニングをしても効果はありません。トレーニングを継続することが大切です。

個別性の原則：体力や身体特性などには個人差があり、取り組む種目や目標も個々に違うので、それに合ったトレーニングをすることが大切です。

意識性の原則：トレーニングの目的や目標を自ら理解して取り組むこと。強制されても効果は上がりません。

漸進性(せんしんせい)の原則：トレーニングの負荷は徐々に上げていくこと。また急激に上げないことが大切です。

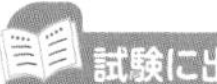

試験に出る語句

特異性
あるものの特殊性、そのものだけにある性質、“特有の”などの意味。抗体が特定の抗原にだけ選択的に反応することなども特異性という。

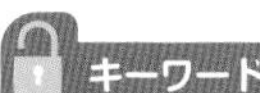

キーワード

原理
ものごとの根本的なしくみ。トレーニングの原理とは、認識しておかなければならない法則。

原則
多くの場合に当てはまる規則。トレーニングの原則とは、効果的に行なうための方法や決まり。

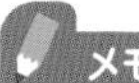

メモ

過負荷の原理と漸進性の原則
現状以上の負荷を加えないと体力は向上しない（過負荷の原理）ので、トレーニングで体力が向上したら、それに併せて負荷を高く（漸進性の原則）しないと、さらなる向上は見込めない。

トレーニングの三大原理

過負荷の原理	トレーニングは日常生活以上の運動ストレスを体に与えなければならない。
特異性の原理	ある体力要素を鍛えるためには、それに見合ったトレーニングを行ない、実施した部位・能力に効果が表れる。
可逆性の原理	トレーニングによって得た効果は永続的なものではなく、やめれば元に戻ってしまう。

トレーニングの五大原則

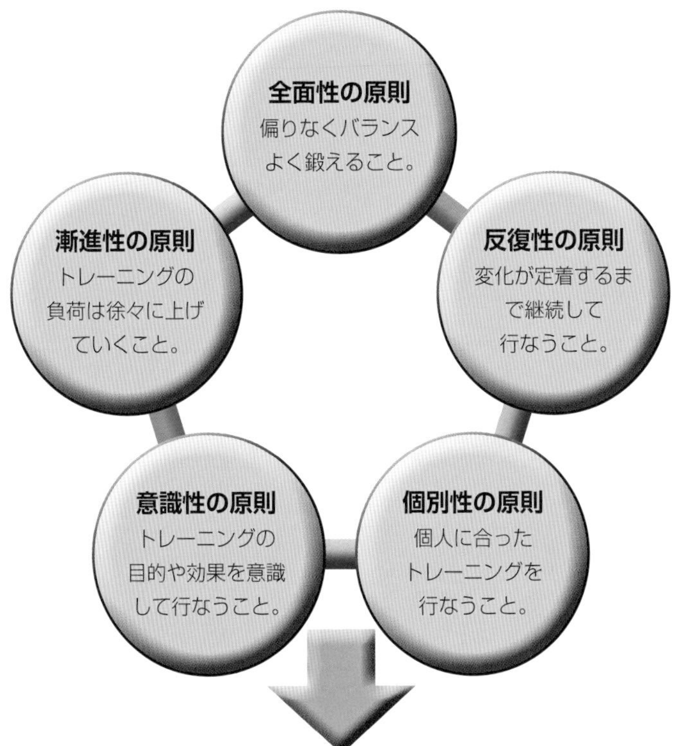
全面性の原則
偏りなくバランス
よく鍛えること。
反復性の原則
変化が定着するま
で継続して
行なうこと。
個別性の原則
個人に合った
トレーニングを
行なうこと。
意識性の原則
トレーニングの
目的や効果を意識
して行なうこと。
漸進性の原則
トレーニングの
負荷は徐々に上げ
ていくこと。

安全かつ効果的に成果を上げることができる

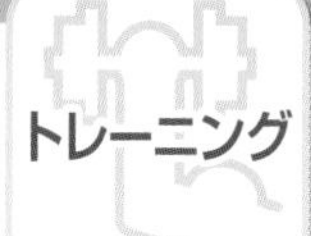

トレーニング ストレッチングの基本と注意

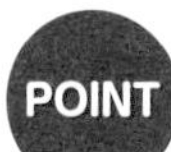

- ストレッチングは筋や関節を伸ばして柔軟性を高める方法。
- 静的ストレッチングは、静止した姿勢でじっくり行なう。
- 運動をしながら、または反動をつけて行なうものもある。

ストレッチングの種類

ストレッチングとは、筋や腱を伸ばすことです。筋や関節の柔軟性を高め、筋の血流量を増やす効果が期待できるため、スポーツのウオーミングアップやクーリングダウンのほか、日常生活の中でも肩こりや腰痛の改善などに利用されており、大きく以下の3種類に分類できます。

★静的ストレッチング

典型的なストレッチングの方法で、スタティックストレッチングともいいます。筋や腱が伸びるような姿勢を取り、筋などをじっくり伸ばしていく方法です。

筋は、急に引き伸ばされると伸張反射が起きて縮む性質を持っているので、反動をつけず、時間をかけてストレッチすることとされています。痛みが出ない範囲で行なうこと、呼吸を止めないこと、30～60秒程度の時間をかけることが大切です。

★動的ストレッチング

体を動かしながら筋や腱を伸ばす方法で、ダイナミックストレッチングともいいます。手足をグルグル回したり、関節を大きく動かしたりしながら運動を行なうことで、筋と腱の柔軟性を高めます。

★バリスティックストレッチング

反動をつけてリズミカルに動作を行ない、いわば強制的に筋や腱を伸ばす方法で、短時間で効果が得られると言われます。ラジオ体操の動作にも見られます。ただし反動が大き過ぎると、筋や腱、そして関節などを傷めることがあるので、十分な注意が必要です。

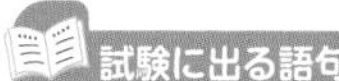

試験に出る語句

ストレッチング
伸ばすという意味の言葉。スポーツの場面では、ウオーミングアップやクーリングダウンなどで行なわれる体操のことを指す。

キーワード

スタティック（static）
静的な、静止した、という意味。

バリスティック（ballistic）
弾道、衝撃などの意味。

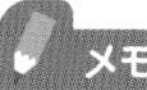

メモ

伸張反射と反動
従来、反動をつけると伸張反射によって筋が縮むため効果がないとされていた。しかし近年、正しい方法で行なえば、反動を利用して効果的に柔軟性を高めることができると言われるようになり、普及している。

ストレッチングの方法

静的ストレッチング

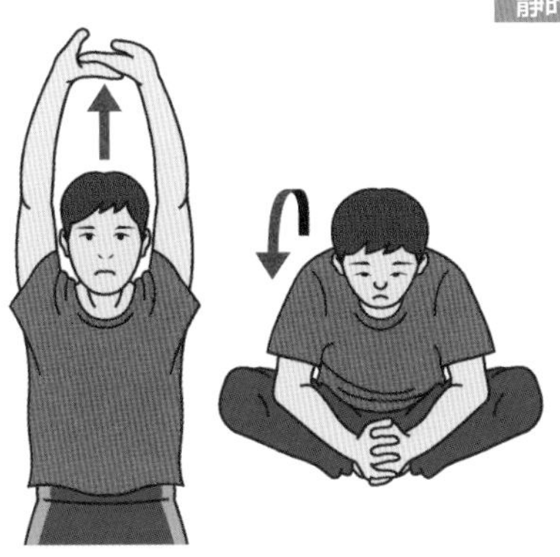

筋や関節が伸びる姿勢を取り、痛みが出る前のところで止め、30 ～ 60 秒キープする。呼吸を止めないように注意する。ゆっくりとした呼吸で、長く吐くことを意識する。全身満遍なく行なうこと。

動的ストレッチング

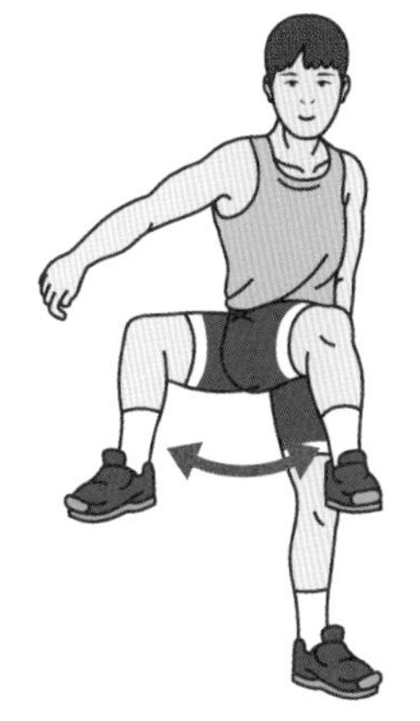

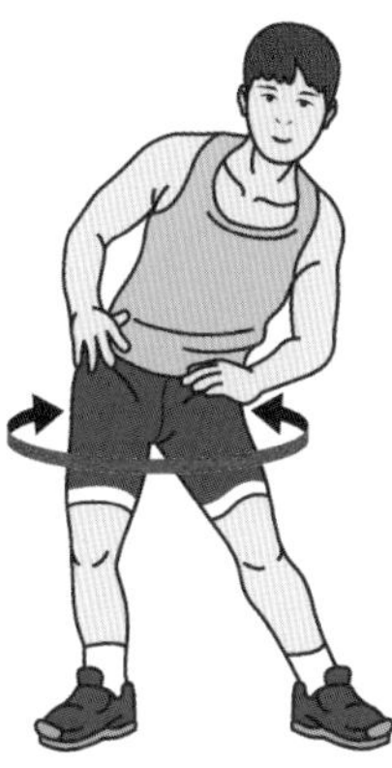

体を動かしながら柔軟性を高める。

バリスティックストレッチング

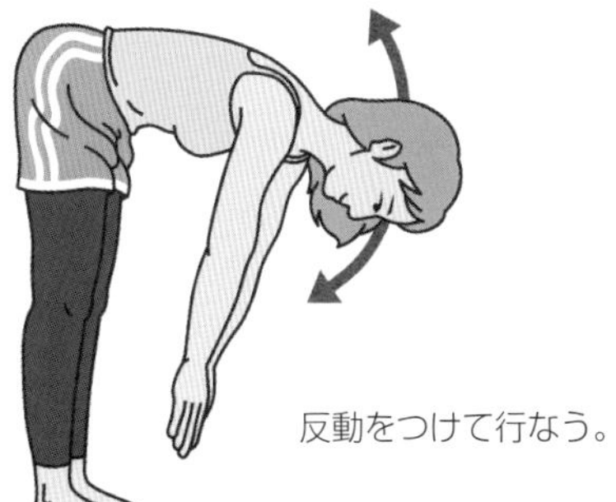

反動をつけて行なう。

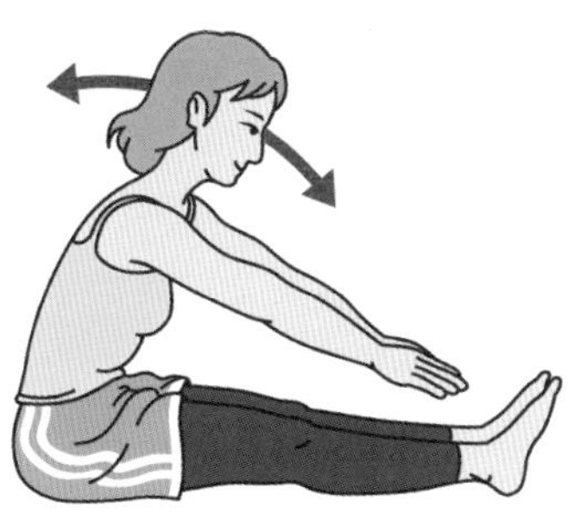

【付録】筋の起始・停止・作用・支配

上肢の筋

	筋名	起始	停止
上肢帯の筋	三角筋 (さんかくきん)	前部：①鎖骨の外側1/3の前縁 中部：②肩甲骨の肩峰 後部：③肩甲骨の肩甲棘下縁	上腕骨の三角筋粗面
上肢帯の筋	棘上筋 (きょくじょうきん)	肩甲骨の棘上窩	上腕骨の大結節上部、肩関節包
上肢帯の筋	棘下筋 (きょくかきん)	肩甲骨の棘下窩	上腕骨の大結節後中部、肩関節包
上肢帯の筋	小円筋 (しょうえんきん)	肩甲骨の外側縁	上腕骨の大結節下部、肩関節包
上肢帯の筋	大円筋 (だいえんきん)	肩甲骨の外側縁、下角	上腕骨の小結節稜
上肢帯の筋	肩甲下筋 (けんこうかきん)	肩甲骨前面(肩甲下窩)	上腕骨の小結節、肩関節包
上腕の屈筋	上腕二頭筋 (じょうわんにとうきん)	短頭：肩甲骨の烏口突起先端 長頭：肩甲骨の関節上結節	橈骨粗面、上腕二頭筋腱膜を介して前腕筋膜
上腕の屈筋	上腕筋 (じょうわんきん)	上腕骨(遠位2/3の前面)	尺骨の尺骨粗面
上腕の伸筋	上腕三頭筋 (じょうわんさんとうきん)	長頭：肩甲骨の関節下結節 内側頭：上腕骨後面(橈骨神経溝より内側) 外側頭：上腕骨後面(橈骨神経溝より外側)	尺骨の肘頭
前腕の屈筋	円回内筋 (えんかいないきん)	上腕頭：内側上顆・内側上腕筋間中隔 尺骨頭：鈎状突起内側	橈骨外側面の中央部
前腕の屈筋	橈側手根屈筋 (とうそくしゅこんくっきん)	上腕骨の内側上顆(共通屈筋起始部)	第2または第3中手骨底の掌側面
前腕の屈筋	長掌筋 (ちょうしょうきん)	上腕骨の内側上顆(共通屈筋起始部)、前腕筋膜	手掌筋膜

神経・生活動作（ADL）

	作用	支配神経	生活動作（ADL）
	肩関節の屈曲、内旋、外転、水平屈曲	腋窩神経(C5〜6)	・腕を前方や側方に持ち上げる。 ・側方にある物に手を伸ばす。 ・物を上に持ち上げる。
	肩関節の外転		
	肩関節の伸展、外旋、外転、水平伸展		
	肩関節の外転(三角筋の協力筋)	肩甲上神経(C5〜6)	・体の横で鞄などの荷物を保持する。 ・はたきで掃除をする。 ・棒を振り回す。
	上腕骨を関節窩に引き寄せて、肩関節を安定させる		
	(上部)肩関節の外転、外旋	肩甲上神経(C5〜6)	・髪を後ろにとく、かき上げるなどのブラッシング動作。
	(下部)肩関節の内転、外旋		
	肩関節の伸展、内転、外旋	腋窩神経(C5〜6)	・髪を後ろにとく、かき上げるなどのブラッシング動作。
	肩関節の伸展、内転、内旋	肩甲下神経(C5〜6(7))	・後ろのポケットに手を伸ばす。 ・トイレのときにお尻をふく。 ・お尻をかく。
	肩関節の内転、内旋	肩甲下神経(C5〜7)	・後ろのポケットに手を伸ばす。 ・トイレのときにお尻をふく。 ・お尻をかく。
	肘関節の屈曲、前腕の回外、肩関節の外転(長頭)、内転(短頭)	筋皮神経(C5〜6)	・物を拾い上げる。 ・食べ物を口に運ぶ。 ・肘を曲げて物を拾う。
	肘関節の屈曲	筋皮神経(C5〜6) しばしば橈骨神経からも	・食べ物を、皿から口に肘を曲げながら運ぶ。 ・腕を曲げて物を拾い上げる。
	肘関節の伸展、肩関節の固定	橈骨神経(C7〜8)	・物を投げる。 ・ドアを押し開ける。 ・頭上に重い物を押し上げる。
	肘関節の屈曲、前腕の回内	正中神経(C6〜7)	・ペットボトルなどの容器からジュースやお茶をコップに注ぐ。 ・ドアノブを回す。
	前腕の回内、手関節の掌屈、橈屈	正中神経(C6〜7(8))	・おのを振り下ろす。 ・綱引きで綱を手前に引く。
	手関節の掌屈	正中神経(C7〜T1)	・おのを振り下ろす。 ・綱引きで綱を手前に引く。

	筋名	起始	停止
前腕の屈筋	**尺側手根屈筋** （しゃくそくしゅこんくっきん）	上腕頭：上腕骨の内側上顆 尺骨頭：尺骨の肘頭と後面上部	豆状骨、豆中手靱帯、第5中手骨底
前腕の屈筋	**浅指屈筋** （せんしくっきん）	上腕尺骨頭：上腕骨内側上顆、尺骨粗面 橈骨頭：橈骨の上方前面	第2～5指中節骨底の両側
前腕の屈筋	**深指屈筋** （しんしくっきん）	尺骨前面、前腕骨間膜前面	第2～5指末節骨底の掌側
前腕の伸筋	**腕橈骨筋** （わんとうこつきん）	上腕骨外側下部	橈骨の茎状突起
前腕の伸筋	**長橈側手根伸筋** （ちょうとうそくしゅこんしんきん）	上腕骨の外側上顆（共通伸筋起始部）	第2中手骨底の背側面
前腕の伸筋	**短橈側手根伸筋** （たんとうそくしゅこんしんきん）	上腕骨の外側上顆、輪状靱帯	第3中手骨底の背側面
前腕の伸筋	**総指伸筋** （そうししんきん）	上腕骨の外側上顆・前腕筋膜（共通伸筋起始部）	中央は中節骨底、両側は末節骨底
前腕の伸筋	**尺側手根伸筋** （しゃくそくしゅこんしんきん）	上腕頭：上腕骨の外側上顆 尺骨頭：尺骨の後縁上部	第5中手骨底の背側面
前腕の伸筋	**回外筋** （かいがいきん）	上腕骨の外側上顆、肘関節の外側側副靱帯、橈骨輪状靱帯、尺骨の回外筋稜	橈骨の近位外側面
母指球の筋	**母指対立筋** （ぼしたいりつきん）	大菱形骨結節、屈筋支帯	第1中手骨体の橈側縁

下肢の筋

	筋名	起始	停止
下肢帯の筋（内寛骨筋）	**大腰筋** （だいようきん）	浅頭：第12胸椎～第4腰椎までの椎体および椎間板 深頭：全腰椎の肋骨突起	大腿骨の小転子
下肢帯の筋（内寛骨筋）	**腸骨筋** （ちょうこつきん）	腸骨内面の腸骨窩	大腿骨の小転子

	作用	支配神経	生活動作（ADL）
	手関節の掌屈、尺屈	尺骨神経(C(7)8～T1)	・おのを振り下ろす。 ・綱引きで綱を手前に引く。
	第2～5指の第1(DIP)関節の屈曲、手関節掌屈	正中神経(C7～T1)	・重たいスーツケースを運ぶ。 ・キーボードのタイピング。 ・ハンマーを振り下ろす。
	第2～5指の第1(DIP)・2(PIP)関節の屈曲、手関節掌屈	第2・3指：正中神経(C7～T1) 第4・5指：尺骨神経(C8～T1)	・重たいスーツケースを運ぶ。 ・キーボードのタイピング。 ・ハンマーを振り下ろす。
	肘関節の屈曲、前腕の回内(回外位から中間位に回旋)、回外(回内位から中間位に回旋)	橈骨神経(C5～6)	・食べ物を、皿から口に肘を曲げながら運ぶ。 ・腕を曲げて物を拾い上げる。
	手関節の伸展、橈屈	橈骨神経(C6～7)	・家の窓をふく。 ・タイピングの動作。
	手関節の伸展、橈屈	橈骨神経(C6～7)	・家の窓をふく。 ・タイピングの動作。
	第2～5指の中手指節間(MP)関節と第1(DIP)・2(PIP)関節の伸展、手関節の背屈	橈骨神経(C6～7)	・手のひらに物を載せて運ぶ。 ・手関節を背屈させる。 ・第2～5指のすべての関節を伸ばす。
	手関節の伸展、尺屈	橈骨神経(C6～7)	・家の窓をふく。 ・タイピングの動作。
	前腕の回外	橈骨神経(C5～7)	・ペットボトルなどの容器からジュースやお茶をコップに注ぐ。 ・ドアノブを回す。
	母指対立(母指の指腹をほかの指の指腹と接触させる動作)、母指手根中手(CM)関節の屈曲	正中神経(C8～T1)	・母指とほかの指で物をつまむ。 ・大豆や小豆など、小さな球状の物をつまむ。

	股関節の屈曲、外旋	腰神経叢の枝(L1～4)	・姿勢を維持する。 ・歩行・走行時に大腿を持ち上げる。 ・階段を上る。
	股関節の屈曲、外旋	腰神経叢の枝(L2～4)	・姿勢を維持する。 ・歩行・走行時に大腿を持ち上げる。 ・階段を上る。

筋名		起始	停止
下肢帯の筋（外寛骨筋）	**大殿筋** （だいでんきん）	腸骨翼の殿筋面（後殿筋線より後方）、仙骨、尾骨の外側縁、仙結節靭帯、胸腰筋膜	浅層：大腿筋膜の外側部で腸脛靱帯に移る 深層：大腿骨の殿筋粗面
	中殿筋 （ちゅうでんきん）	腸骨翼の殿筋面（前殿筋線と後殿筋線の間）、腸骨稜の外唇、殿筋筋膜	大転子の尖端と外側面
	小殿筋 （しょうでんきん）	腸骨翼の殿筋面（前殿筋線と下殿筋線の間、もしくは下殿筋線の下）	大転子の前面
	梨状筋 （りじょうきん）	仙骨の前面で第2～4前仙骨孔の間とその外側	大転子の尖端の後上縁
	上双子筋 （じょうそうしきん）	坐骨棘	転子窩
	内閉鎖筋 （ないへいさきん）	閉鎖膜内面とその周り	転子窩
	下双子筋 （かそうしきん）	坐骨結節	転子窩
	大腿方形筋 （だいたいほうけいきん）	坐骨結節	大腿骨の転子間稜
	大腿筋膜張筋 （だいたいきんまくちょうきん）	上前腸骨棘、大腿筋膜の内面	腸脛靱帯を介して脛骨外側顆の下方に付く
大腿の伸筋	**縫工筋** （ほうこうきん）	上前腸骨棘	脛骨内側面上部
大腿の伸筋（大腿四頭筋）	**大腿直筋** （だいたいちょっきん）	腸骨の下前腸骨棘、寛骨臼上縁	膝蓋靱帯となり、脛骨粗面に付着
大腿の伸筋（大腿四頭筋）	**外側広筋** （がいそくこうきん）	大腿骨の大転子の基部、粗線外側唇	膝蓋骨の外側もしくは上縁、脛骨粗面
大腿の伸筋（大腿四頭筋）	**中間広筋** （ちゅうかんこうきん）	大腿骨体の上部前面	膝蓋骨の底、脛骨粗面
大腿の伸筋（大腿四頭筋）	**内側広筋** （ないそくこうきん）	大腿骨転子間線の下部及び大腿骨粗線内側唇	膝蓋骨の上縁及び内側縁、脛骨粗面

	作用	支配神経	生活動作（ADL）
	股関節の伸展(特に屈曲位からの伸展)、外旋、膝関節の伸展	下殿神経(L4～S2)	・歩く。 ・階段を上る。 ・正座した状態から立ち上がる。
	股関節の外転、(前部)内旋・(後部)外旋	上殿神経(L4～S1)	・横に踏み出す。 ・歩く。 ・直立のときに骨盤を支える。
	股関節の外転、わずかな内旋	上殿神経(L4～S1)	・横に踏み出す。 ・歩く。 ・直立のときに骨盤を支える。
	股関節の外旋	仙骨神経叢(S1～2)	・オートバイや自転車などから降りるときに片足を踏み出す。 ・乗馬で馬から降りる。
	股関節の外旋	仙骨神経叢の枝(L4～S2)	・オートバイや自転車などから降りるときに片足を踏み出す。 ・乗馬で馬から降りる。
	股関節の外旋	仙骨神経叢の枝(L4～S2)	・オートバイや自転車などから降りるときに片足を踏み出す。 ・乗馬で馬から降りる。
	股関節の外旋	仙骨神経叢の枝(L4～S2)	・オートバイや自転車などから降りるときに片足を踏み出す。 ・乗馬で馬から降りる。
	股関節の外旋	仙骨神経叢の枝(L4～S2)	・オートバイや自転車などから降りるときに片足を踏み出す。 ・乗馬で馬から降りる。
	股関節の外転、屈曲、内旋、膝関節の伸展、大腿筋膜の緊張	上殿神経(L4～S1)	・歩くときや走るときに腿を真っすぐ持ち上げる。 ・段差を乗り越える動作。
	股関節の屈曲、外転、外旋及び、膝関節の屈曲、内旋	大腿神経(L2～3)	・あぐらをかく。 ・乗馬で馬から降りる。 ・オートバイなどから降りる。
	膝関節の伸展、股関節の屈曲	大腿神経(L2～4)	・正座した状態から立ち上がる。 ・歩行・走行時に膝を伸ばす。 ・階段を上る。
	膝関節の伸展	大腿神経(L2～4)	・正座した状態から立ち上がる。 ・歩行・走行時に膝を伸ばす。 ・階段を上る。
	膝関節の伸展	大腿神経(L2～4)	・正座した状態から立ち上がる。 ・歩行・走行時に膝を伸ばす。 ・階段を上る。
	膝関節の伸展	大腿神経(L2～4)	・正座した状態から立ち上がる。 ・歩行・走行時に膝を伸ばす。 ・階段を上る。

	筋名	起始	停止
大腿の内転筋	**恥骨筋** (ちこつきん)	恥骨上枝(恥骨櫛)	大腿骨(恥骨筋線)
	長内転筋 (ちょうないてんきん)	恥骨結節の下方	大腿骨の後面中央(内側唇の中部1/3)
	短内転筋 (たんないてんきん)	恥骨下枝の下部	大腿骨粗線の内側唇上部1/3
	大内転筋 (だいないてんきん)	恥骨下枝、坐骨枝、坐骨結節	大腿骨粗線の内側唇・内側上顆(内転筋結節)
	薄筋 (はっきん)	恥骨結合の外側	脛骨の内側面
	外閉鎖筋 (がいへいさきん)	閉鎖膜外面とその周り	大腿骨の転子窩
大腿の屈筋	**大腿二頭筋** (だいたいにとうきん)	長頭：坐骨結節 短頭：大腿骨の粗線外側唇下方1/2	腓骨頭、下腿筋膜
	半腱様筋 (はんけんようきん)	坐骨結節の内側面	脛骨粗面の内側
	半膜様筋 (はんまくようきん)	坐骨結節	脛骨内側顆の下方
下腿の伸筋	**前脛骨筋** (ぜんけいこつきん)	脛骨の外側面、下腿骨間膜	内側楔状骨、第1中足骨底
	長趾伸筋 (ちょうししんきん)	腓骨体前面・脛骨上端の外側面・下腿骨間膜の下部	第2～5趾の中節骨・末節骨
	長母趾伸筋 (ちょうぼししんきん)	下腿骨間膜・腓骨体前面中央	母趾の末節骨底
下腿の屈筋	**腓腹筋** (ひふくきん)	内側頭：大腿骨の内側上顆 外側頭：大腿骨の外側上顆	踵骨隆起(停止腱はアキレス腱)
	ヒラメ筋 (ひらめきん)	腓骨頭、腓骨と脛骨の間のヒラメ筋腱弓、脛骨後面のヒラメ筋線と内側縁	踵骨隆起(停止腱はアキレス腱)

	作用	支配神経	生活動作（ADL）
	股関節の内転、屈曲、外旋	大腿神経(L2〜4)、閉鎖神経(L2〜3)	・真っすぐな線の上を歩く。 ・腰を回転させる。 ・歩幅を最大にして歩く。
	股関節の内転、屈曲	閉鎖神経(L2〜3)	・大腿を引きつけて閉じる動作で働き、腰の回転に影響する。
	股関節の内転、屈曲、外旋	閉鎖神経(L2〜3)	・大腿を引きつけて閉じる動作で働き、腰の回転に影響する。
	股関節の内転、(前部)屈曲、(後部)伸展	閉鎖神経(L3〜4) 脛骨神経(L4〜5)	・歩行時に骨盤を安定させる。
	股関節の内転、膝関節の屈曲、下腿の内旋	閉鎖神経(L2〜4)	・正座する。 ・真っすぐな線の上を歩く。 ・足を交差させる。
	股関節の外旋	閉鎖神経(L3〜4)	・オートバイや自転車などから降りるときに片足を踏み出す。 ・乗馬で馬から降りる。
	股関節の伸展、膝関節の屈曲、膝屈曲時に下腿を外旋させる	長頭：脛骨神経(L5〜S2) 短頭：総腓骨神経(L4〜S1)	・股関節の安定を保ち、膝を曲げたり外旋させたりする。 ・歩行時に体幹が前方に曲がるのを防ぐ。
	膝関節の屈曲、膝屈曲時に下腿を内旋、股関節の伸展	脛骨神経(L4〜S2)	・あぐらや正座から立ち上がる。 ・歩行時に体幹が前方に曲がるのを防ぐ。 ・直立時は下腿を内旋させる。
	膝関節の屈曲、膝屈曲時に下腿を内旋、股関節の伸展	脛骨神経(L4〜S2)	・あぐらや正座から立ち上がる。 ・歩行時に体幹が前方に曲がるのを防ぐ。 ・直立時は下腿を内旋させる。
	足関節の背屈、足の内反、足底のアーチの維持	深腓骨神経(L4〜S1)	・歩行時に足底が地面をたたくのを防ぐ。 ・歩行時につま先を地面に擦らないように持ち上げる。
	足関節の背屈、足の外反、第2〜5趾の伸展(第1(DIP)・2(PIP)・中足指節間(MP)関節)	深腓骨神経(L4〜S1)	・階段などで、つま先が段差を越えるときに働く。 ・起伏のある地面を歩く。
	足関節の背屈、足の内反、母趾の伸展(第1(IP)関節)	深腓骨神経(L4〜S1)	・階段などで、つま先が段差を越えるときに働く。 ・起伏のある地面を歩く。
	膝関節の屈曲、足関節の底屈	脛骨神経(L4〜S2)	・高い所にある物を、つま先立ちになって取る。 ・ジャンプ動作。
	足関節の底屈	脛骨神経(L4〜S2)	・高い所にある物を、つま先立ちになって取る。 ・姿勢維持や長時間の起立で働く。

筋名		起始	停止
下腿の屈筋	後脛骨筋（こうけいこつきん）	下腿骨間膜・脛骨後面と腓骨の内側面	舟状骨、全楔状骨、立方骨、第2～3(4)中足骨底
	長趾屈筋（ちょうしくっきん）	脛骨の後面	第2～5趾骨の末節骨底
	長母趾屈筋（ちょうぼしくっきん）	腓骨体後面の下方2/3、下腿骨間膜の後面	母趾の末節骨底
腓骨筋	長腓骨筋（ちょうひこつきん）	腓骨頭、腓骨外側面（近位2/3）	内側楔状骨、第1中足骨底
	短腓骨筋（たんひこつきん）	腓骨の外側面（遠位1/2）	第5中足骨粗面

体幹の筋

●頸部の筋

頸部浅層の筋	胸鎖乳突筋（きょうさにゅうとつきん）	胸骨頭：胸骨柄の上縁 鎖骨頭：鎖骨内方の1/3	側頭骨乳様突起・後頭骨上項線の外側部
斜角筋	前斜角筋（ぜんしゃかくきん）	C3～6の椎体の横突起前結節	第1肋骨の前斜角筋結節
	中斜角筋（ちゅうしゃかくきん）	C2～7の椎体の横突起後結節	第1肋骨鎖骨下動脈溝の後方の隆起
	後斜角筋（こうしゃかくきん）	C4～6の椎体の横突起の後結節	第2肋骨の外側面

●胸部の筋

浅胸筋	大胸筋（だいきょうきん）	①鎖骨の内側半分 ②胸骨前面、第1～7肋軟骨 ③腹直筋鞘の前葉	上腕骨の大結節稜
	前鋸筋（ぜんきょきん）	第1～8(9)肋骨（前外側面）	肩甲骨の内側縁（上角・下角を含む）
	外肋間筋（がいろっかんきん）	上位肋骨の下縁	下位肋骨の上縁

	作用	支配神経	生活動作（ADL）
	足関節の底屈、足の内反	脛骨神経（L5～S2）	・つま先で立つ。 ・自転車のペダルを踏み込む。 ・ジャンプ動作。
	足関節の底屈、足の内反、第2～5趾の屈曲（第1（DIP）・第2（PIP）・中足趾節間（MP）関節）	脛骨神経（L5～S2）	・つま先で立つ。 ・砂浜を裸足で歩く。 ・芝生の上を裸足で歩く。
	足関節の屈曲、足の内反、母趾の屈曲（第1（IP）関節）	脛骨神経（L5～S2）	・つま先で立つ。 ・砂浜を裸足で歩く。 ・芝生の上を裸足で歩く。
	足関節の底屈、足の外反	浅腓骨神経（L5～S1）	・起伏のある地面を歩く。 ・砂利道を歩く。 ・砂浜を歩く。
	足関節の底屈、足の外反	浅腓骨神経（L5～S1）	・起伏のある地面を歩く。 ・砂利道を歩く。 ・砂浜を歩く。

	頭部を反対側に斜めに回旋、頭を後屈・前下方に引く。胸骨と鎖骨を挙上	副神経・頸神経叢（C2～3）	・仰向けに寝た状態から頭を起こす。 ・首をすくめてあごを突き出す。 ・激しく呼吸する。
	第1肋骨の挙上。肋骨を固定するときには頸椎の前屈、側屈	頸神経叢及び腕神経叢の枝（C4～6）	・息を吸うときに胸郭を広げる。 ・深呼吸をする。 ・首を前や横に傾ける。
	第1肋骨の挙上。肋骨を固定するときには頸椎の前屈、側屈	頸神経叢及び腕神経叢の枝（C2～8）	・息を吸うときに胸郭を広げる。 ・深呼吸をする。 ・首を前や横に傾ける。
	第2肋骨の挙上。肋骨を固定するときには頸椎の前屈、側屈	腕神経叢の枝（C8）	・息を吸うときに胸郭を広げる。 ・深呼吸をする。 ・首を前や横に傾ける。

	肩関節の内転、内旋、屈曲、水平屈曲。また、吸気を助ける	内側及び外側胸筋神経（C6～T1）	・手をついて上半身を固定する。 ・大きな物を胸の前で両手で抱える。 ・ロープを上方から下方へ引っ張る。
	肩甲骨の前進（外転）。上部は肩甲骨の下方回旋、下部は上方回旋。肩甲骨を固定したときの肋骨の挙上	長胸神経（C5～7（8））	・辛うじて届く物に手を伸ばす。 ・物を前に押し出す。 ・深く息を吸うとき肋骨を持ち上げる。
	肋骨を挙上、胸郭の拡大（胸式呼吸）	肋間神経（T1～11）	・息を吸うときに胸郭を広げる。 ・深呼吸をする。

分類	筋名	起始	停止
深胸筋	**内肋間筋** (ないろっかんきん)	下位肋骨の上縁・肋軟骨	上位肋骨の下縁・肋軟骨

●腹部の筋

分類	筋名	起始	停止
腹部の筋	**腹直筋** (ふくちょくきん)	恥骨の恥骨稜、恥骨結合前面	第5～7肋軟骨、剣状突起、肋剣靱帯
	外腹斜筋 (がいふくしゃきん)	第5～12肋骨の外面	腸骨稜の外唇前半、鼠径靱帯、腹直筋鞘前葉
	内腹斜筋 (ないふくしゃきん)	鼠径靭帯、腸骨稜中間線、胸腰筋膜深葉	第10～12肋骨の下縁、腹直筋鞘
	腹横筋 (ふくおうきん)	第6～12肋軟骨、胸腰筋膜深葉、鼠径靭帯、腸骨稜	腹直筋鞘、白線、恥骨
	腰方形筋 (ようほうけいきん)	腸骨稜、腸腰靭帯	第12肋骨、L1～4の肋骨突起

●背部の筋

分類	層	筋名	起始	停止
背部浅層の筋	浅背筋第1層	**僧帽筋** (そうぼうきん)	上部線維:後頭骨上項線、外後頭隆起、項靭帯を介して頸椎の棘突起	鎖骨外側1/3
			中部線維:T1～6の棘突起、棘上靭帯	肩甲骨の肩峰
			下部線維:T7～12の棘突起、棘上靭帯	肩甲棘
		広背筋 (こうはいきん)	①T6(7)～L5の棘突起(胸腰筋膜を介して)	上腕骨の小結節稜
			②正中仙骨稜	
			③腸骨稜の後方、第9～12肋骨、肩甲骨下角	
	浅背筋第2層	**肩甲挙筋** (けんこうきょきん)	C1～4の横突起	肩甲骨の上角、内側縁上部
		小菱形筋 (しょうりょうけいきん)	C6～7(もしくはC7・T1)の棘突起	肩甲骨の内側縁上部
		大菱形筋 (だいりょうけいきん)	T1～4(もしくはT2～5)の棘突起	肩甲骨の内側縁下部

作用	支配神経	生活動作（ADL）
肋骨を下制、胸郭を狭める（強制呼気）	肋間神経（T1〜11）	・息を吸うときに胸郭を広げる。 ・深呼吸をする。

作用	支配神経	生活動作（ADL）
胸郭前壁の引き下げ、体幹の屈曲、腹腔内圧の拡大	肋間神経（T5〜12） 腸骨下腹神経（L1）	・腹圧を高める排便や分娩、嘔吐、くしゃみ、咳をするときに働く。
体幹（脊柱）の前屈、側屈（同側）、体幹反対側回旋、胸郭引き下げ、腹腔内圧拡大	肋間神経（T5〜12） 腸骨下腹神経（L1）	・腹圧を高める排便や分娩、嘔吐、くしゃみ、咳をするときに働く。 ・体幹を前や側方に曲げる。
体幹の屈曲、側屈、同側回旋、腹腔内圧拡大	肋間神経（T5〜12） 腸骨下腹神経（T12〜L1） 腸骨鼠径神経（L1〜2）	・腹圧を高める排便や分娩、嘔吐、くしゃみ、咳をするときに働く。 ・体幹を前や側方に曲げる。
下位肋骨を下に引き、腹腔内圧拡大	肋間神経（T7〜12） 腸骨下腹神経（T12〜L1） 腸骨鼠径神経（L1）	・腹腔の容量を小さくし、排便、嘔吐、くしゃみ、咳をするときに働く。 ・分娩時に働く。
腰椎の伸展・側屈、第12肋骨の下制	腰神経叢（T12〜L3）	・床に座った状態から側屈して物を拾い上げる。 ・体を側屈させる。

作用	支配神経	生活動作（ADL）
肩甲骨の後退（内転）、挙上、上方回旋。頭頸部の伸展	副神経（外枝） 頸神経叢の筋枝（C2〜4）	・肘を浮かせて文字を書く。 ・重い物を持つときに肩甲骨が下がるのを防ぐ。
肩甲骨の後退（内転）		
肩甲骨の後退（内転）・下制・上方回旋		
肩関節の伸展（後方挙上）、内転、内旋	胸背神経（C6〜8）	・腕を後方または下方に引く。 ・トイレでお尻をふく。 ・松葉杖で歩行する。
肩甲骨の挙上、下方回旋	肩甲背神経（C2〜5）	・重い鞄などを持つ。 ・肩をすくめる。
肩甲骨の後退（内転）、挙上、下方回旋	肩甲背神経（C4〜6）	・物を自分に引き寄せる。 ・タンスの引き出しを手前に引く。 ・縄やひもを自分の方に引き寄せる。
肩甲骨の後退（内転）、挙上、下方回旋	肩甲背神経（C4〜6）	・物を自分に引き寄せる。 ・タンスの引き出しを手前に引く。 ・縄やひもを自分の方に引き寄せる。

筋名			起始	停止
背部浅層の筋	板状筋	**頭板状筋** (とうばんじょうきん)	C3〜T3椎骨の棘突起・項靭帯	側頭骨の乳様突起、後頭骨の上項線の外側部
		頸板状筋 (けいばんじょうきん)	T3〜6椎骨の棘突起	C1〜3椎骨の横突起後結節
固有背筋	腸肋筋	**腰腸肋筋** (ようちょうろくきん)	腸骨稜、仙骨、下位腰椎の棘突起、胸腰筋膜	第7〜12肋骨の肋骨膜の下縁
		胸腸肋筋 (きょうちょうろくきん)	第7〜12肋骨(肋骨角の内側)	第1〜6肋骨の肋骨角
		頸腸肋筋 (けいちょうろくきん)	第1〜6肋骨(肋骨角より内側)	C4〜6椎骨の横突起
	最長筋	**胸最長筋** (きょうさいちょうきん)	腸骨稜、仙骨の後面、腰椎の棘突起	(内側腱列)全腰椎の副突起、胸椎の横突起、(外側腱列)全腰椎の横突起、第3〜5以下の肋骨
		頸最長筋 (けいさいちょうきん)	T1〜5椎骨の横突起	C2〜6椎骨の横突起
		頭最長筋 (とうさいちょうきん)	C3〜T3椎骨の横突起	側頭骨の乳様突起
	棘筋	**頸棘筋** (けいきょくきん)	C6〜T3(4)椎骨の棘突起	C2〜5椎骨の棘突起
		胸棘筋 (きょうきょくきん)	C7〜L2(3)椎骨の棘突起	T2〜T9(10)椎骨の棘突起
	半棘筋	**頭半棘筋** (とうはんきょくきん)	C3〜T7(8)椎骨の横突起	後頭骨の上項線と下項線の間
		頸半棘筋 (けいはんきょくきん)	T6(7)〜C7椎骨の横突起	C2〜6椎骨の棘突起
		胸半棘筋 (きょうはんきょくきん)	T6(7)〜T11(12)椎骨の横突起	C6〜T3(4)椎骨の棘突起

	作用	支配神経	生活動作（ADL）
	頭部の伸展、側屈、回旋	脊髄神経の後枝(C1～5)	・首を反らせる。 ・首を回す。 ・首を側方に傾ける。
	頸部の伸展、側屈、回旋	脊髄神経の後枝(C1～5)	・首を反らせる。 ・首を回す。 ・首を側方に傾ける。
	腰椎の伸展、側屈	脊髄神経の後枝(C8～L1)	・首と体幹を伸展する。 ・体を側方に反らせる。
	腰椎の伸展、側屈	脊髄神経の後枝(C8～L1)	
	腰椎の伸展、側屈	脊髄神経の後枝(C8～L1)	
	脊椎の伸展、側屈	脊髄神経の後枝(C1～L5)	・首と体幹を伸展する。 ・体を側方に反らせる。
	頸椎の伸展、側屈	脊髄神経の後枝(C1～L5)	・首と体幹を伸展する。 ・体を側方に反らせる。
	頭部の伸展、側屈、回旋	脊髄神経の後枝(C1～L5)	・首と体幹を伸展する。 ・体を側方に反らせる。
	脊髄の伸展、側屈	脊髄神経の後枝(C2～T10)	・首と体幹を伸展する。 ・体を側方に反らせる。
	脊髄の伸展、側屈	脊髄神経の後枝(C2～T10)	
	頭部の伸展、回旋(対側)、側屈(同側)	脊髄神経の後枝(C1～T7)	・体を後ろに反らせる。 ・体を側方に反らせる。 ・頭部を支え、頭部や脊柱を反らせる。
	頸椎の伸展、回旋(対側)、側屈(同側)	脊髄神経の後枝(C1～T7)	・体を後ろに反らせる。 ・体を側方に反らせる。 ・頭部を支え、頭部や脊柱を反らせる。
	脊椎の伸展、回旋(対側)、側屈(同側)	脊髄神経の後枝(C1～T7)	・体を後ろに反らせる。 ・体を側方に反らせる。 ・頭部を支え、頭部や脊柱を反らせる。

索引

さ

た

な

は

ま

や

ら

わ

【監修者紹介】

村岡 功（むらおか いさお）

1950年生まれ。早稲田大学教育学部卒業。順天堂大学大学院（修士課程）修了。医学博士。順天堂大学体育学部（運動生理学教室）助手、早稲田大学教育学部専任講師、人間科学部助教授・教授を経て、2003年4月より早稲田大学スポーツ科学部教授。2021年4月より早稲田大学名誉教授。同年4月より東京医療学院大学客員教授。専門分野は運動生理学。主な著書に『運動生理学』（共著、建帛社）。『高地トレーニング』（共著、日本体育協会）、『スポーツ指導者に必要な生理学と運動生理学の知識』（編著、市村出版）、『新・スポーツ生理学』（編著、市村出版）などがある。

【監修協力】

土屋 純（つちや じゅん）

1963年生まれ。早稲田大学教育学部卒業。東京大学大学院修士課程修了。早稲田大学人間科学部スポーツ科学科専任講師等を経て、2011年4月より早稲田大学スポーツ科学学術院教授。専門分野はスポーツ科学。著書に『トップパフォーマンスへの挑戦』（共著、ベースボールマガジン社）など。

中村千秋（なかむら ちあき）

1957年生まれ。順天堂大学体育学部卒業。順天堂大学大学院修士課程修了。アリゾナ州立大学、リベラル・アーツ＆サイエンス大学卒業。順天堂大学体育学部助手、早稲田大学スポーツ科学部専任講師を経て、2006年より早稲田大学スポーツ科学学術院准教授。2019年より駿河台大学現代文化学部非常勤講師。専門はアスレティックトレーニング。編著書に『身体運動の機能解剖』（共訳、医道の日本社）、『ファンクショナルトレーニング』（編集、文光堂）など。

編　集	有限会社ヴュー企画
カバーデザイン	伊勢太郎（アイセックデザイン）
本文デザイン・DTP	中尾剛（株式会社バズカットディレクション）
執筆協力	清水一哉　鈴木泰子
イラスト	青木宣人　池田聡男　神林光二

運動・からだ図解　新版　筋肉・関節・骨の動きとしくみ

2023年10月25日　初版第1刷発行

監　修　村岡 功
発行者　角竹輝紀
発行所　株式会社マイナビ出版
〒101-0003
東京都千代田区一ツ橋2-6-3 一ツ橋ビル2F
電話　0480-38-6872（注文専用ダイヤル）
03-3556-2731（販売）
03-3556-2735（編集）
URL　https://book.mynavi.jp

印刷・製本　シナノ印刷株式会社

ISBN978-4-8399-8411-3